AF317384

FORMULAIRE

DE

MÉDECINE PRATIQUE

PAR

Le Dr E. MONIN

Secrétaire général de la Société française d'Hygiène
Chevalier de la Légion d'honneur
Officier de l'instruction publique

(SIXIÈME ÉDITION, REVUE, CORRIGÉE ET AUGMENTÉE)

« Sæpe, premente deo, fert deus alter opem. »
OVIDE.

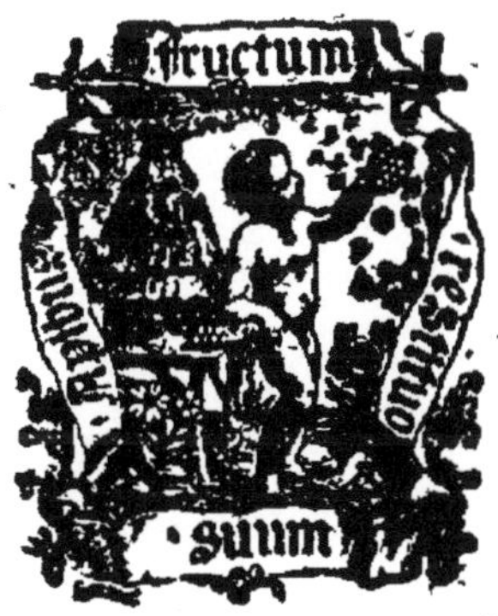

PARIS
SOCIÉTÉ D'ÉDITIONS SCIENTIFIQUES
PLACE DE L'ÉCOLE DE MÉDECINE
4, RUE ANTOINE-DUBOIS, 4

FORMULAIRE

DE

MÉDECINE PRATIQUE

DU MÊME AUTEUR

ENVOI *franco* CONTRE MANDAT-POSTE

Adressé à la *Société d'Editions scientifiques*

(4, rue Antoine-Dubois)

La santé de la femme..................... Prix 4 fr.
Hygiène et traitement curatif des troubles digestifs.. 4 »
Les Remèdes qui guérissent (cures rationnelles des maladies).............................. 4 »
Hygiène et traitement des maladies de la peau.. 3 »
Hygiène et traitement du diabète (3e édition)..... 3 »
Hygiène et médecine journalières.............. 3 50
La Lutte pour la santé....................... 3 50
Misères nerveuses (4e édition)................ 3 50
L'Hygiène de la beauté (8e édition).............. 4 »
L'Hygiène de l'estomac (8e édition)............ 4 »
L'Hygiène des sexes (5e édition)................ 4 »
L'Hygiène des riches (3e édition).............. 4 »
L'Hygiène du travail.......................... 4 »
La Santé par l'exercice (5e édition)............ 4 »
L'Alcoolisme 3 50
Les Maladies épidémiques..................... 1 »
Les Odeurs du corps humain (2e édition)......... 2 »
Les Propos du docteur (4e édition).............. 3 50
Précis élémentaire d'hygiène pratique (en collaboration avec le Dr Dubousquet)............... 6 »
Esquisses d'hydrologie clinique (Royat, Châtel-Guyon, La Bourboule, Carabana, Hunyadi Janos, Pougues, Schinznach, Rubinat, La Réveille).

FORMULAIRE

DE

MÉDECINE PRATIQUE

BIBLIOTHÈQUE ... R.F. ... INFIRMIÈRES

PAR

Le Dr E. MONIN

Secrétaire général de la Société française d'Hygiène
Chevalier de la Légion d'honneur
Officier de l'Instruction publique

(SIXIÈME ÉDITION, REVUE, CORRIGÉE ET AUGMENTÉE)

« Sæpe, premente deo, fert deus alter opem. »
OVIDE.

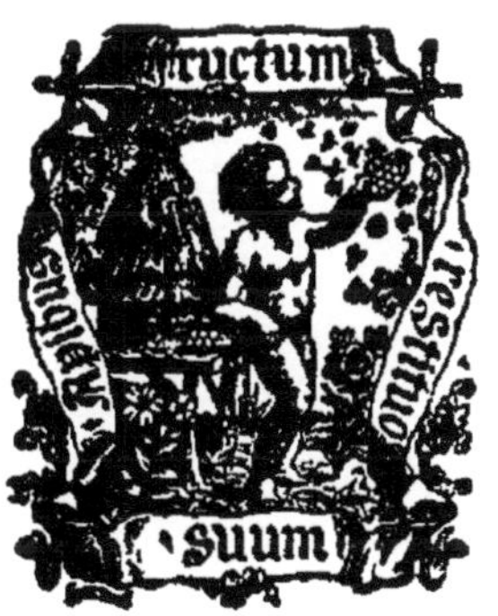

PARIS
SOCIÉTÉ D'ÉDITIONS SCIENTIFIQUES
PLACE DE L'ÉCOLE DE MÉDECINE
4, RUE ANTOINE-DUBOIS, 4

14
e
142

AVANT-PROPOS DE LA SIXIÈME ÉDITION

Le professeur Peter, de si regrettée mémoire, dans la Préface dont il voulut bien honorer la première édition de ce *Formulaire*, démontrait, en ces termes, pourquoi *ce livre est un bon livre :*

« *D'abord, il est, dit-il, remarquablement, essen-*
« *tiellement pratique : car, après quelques détails sur*
« *l'hygiène générale des malades, vous y dressez les*
« *indications cliniques et donnez les formules qui*
« *correspondent aux diverses variétés morbides ainsi*
« *qu'aux symptômes ;*

« *De plus, vous ne vous montrez pas partisan*
« *quand même des nouveaux remèdes ; vous recher-*
« *chez, au contraire, dans la tradition clinique fran-*
« *çaise, ce qu'il y a de meilleur, et vous efforcez, de*
« *la sorte, à remettre à la mode des médications dé-*
« *modées, bien que salutaires*

« *On ne saurait trop proclamer l'utilité de sembla-*
« *bles ouvrages pour les praticiens déroutés par le*
« *Laboratoire et ses prétentions toujours crois-*
« *santes.* »

Le succès matériel n'a point tardé à ratifier le jugement de notre savant maître, qui pouvait paraître, sinon partial, du moins bienveillant, suivant l'antique usage des préfaces et des préfaciers !

C'est ce qui a surtout engagé l'auteur, profondément reconnaissant de l'accueil fait à son travail, à en compléter, le plus possible, la valeur pratique, afin d'assurer, d'une manière durable, l'existence de ce *Formulaire*.

Le lecteur trouvera donc, dans notre nouvelle édition, un plus grand nombre de formules variées et choisies, comme les précédentes, parmi les ordonnances les plus efficaces, en dehors de tout esprit de système :

Et quoniam variant morbi, variabimus artes :
Mille mali species, mille salutis erunt.

Dr E. MONIN.

40, rue du Luxembourg.

TABLEAU

DES PRINCIPALES INCOMPATIBILITÉS MÉDICAMENTEUSES (LAUTISSIER)

Alun. — Sels de plomb, sels de chaux, borax.

Ammoniaque. — Acides, sels métalliques.

Acétate d'ammoniaque. — Alcalis et acides.

Chlorhydrate d'ammoniaque. — Acétate de plomb, azotate d'argent.

Oxyde blanc d'antimoine. — Chlorures solubles, acides.

Protochlorure d'antimoine. — Eau.

Antipyrine. — Sa solution aqueuse à 15 p. 100 donne précipité avec : solutions aqueuses d'acide phénique, de tannin, d'hydrate de chloral, de bichlorure de mercure, de salicylate de soude, de résorcine, de teinture de cachou ; donne coloration : jaune avec eau de laurier-cerise, jaune avec limonade nitrique, jaune-brun avec solution de perchlorure de fer, brun-rouge avec sirop d'iodure de fer.

Azotate d'argent. — Chlorures, bromures, iodures, alcalins, sulfates, phosphates, acide chlorhydrique, matières organiques, lumière.

Acide arsénieux. — Eau de chaux.

Arséniate de soude. — Eaux calcaires, magnésie et ses sels, oxydes de fer et leurs sels.

Azotate de bismuth. — Kermès.

Borate de soude. — Sels de magnésie, alun.

Cachou. — Emétique, sels de fer, alcaloïdes.

Carbonate de chaux. — Acides.

Chlorhydro, lacto et biphosphate de chaux. — Sels alcalins, bicarbonate de soude, sulfates solubles.

Calomel. — Acides, alcalis et carbonates alcalins, bromures, iodures solubles, kermès, acide cyanhydrique, alcaloïdes, iodoforme à la lumière.

Camphre. — Chloral hydraté, naphtol (sous forme de paquets).

Hydrate de chloral. — Antipyrine (sous forme de paquets), alcalis et carbonates, hypnone.

Chlorate de potasse. — Soufre, charbon, tannin, acide salicylique, salol, thymol, benzoate de soude, saccharine.

Créosote. — Eau albumineuse.

Sulfate de cuivre. — Sels de plomb.

Cyanure de potassium. — Sels de fer, de zinc, de cuivre et de mercure.

Emétique. — Acides et alcalis, carbonates, sulfates alcalins, infusions astringentes (quinquina, rhubarbe, cachou), tannin.

Fer. — Tannin, écorce de chêne, cannelle, quinquina, cachou, ratanhia.

Chlorure ferreux. — Alcalis et carbonates alcalins.

Chlorure ferrique. — Infusés astringents, tannin, gomme, mucilages, sels de mercure et d'argent, arséniates et arsénites, kermès, émétique.

Citrates, lactate, sulfate, tartrate de fer. — Alcalis, astringents végétaux.

Glycérine. — Permanganate de potasse, acide chromique.

Gomme arabique. — Perchlorure de fer, alcool.

Goudron. — Eau commune.
Iode — Gomme, amidon.
Alcool. — Gomme, sels oxygénés, permanganate de potasse, acide chromique.
Iodure et bromure de potassium. — Bichlorure de mercure, acides, sels, graisse rance, chlorate de potasse.
Kermès. — Acides, sulfates et chlorures solubles, bismuth.
Permanganate de potasse. — Alcool, glycérine, sucre.
Azotate mercureux. — Alcalis, iodures, bromures, émétique, eau de chaux, substances organiques.
Moutarde. — Chaleur supérieure à 40°, alcalis, alcool.
Noix de galle. — Fer, albumine.
Opium. — Alcalis, tannin, iode.
Tannin. — Alcaloïdes, émétique, sels métalliques.

Il faut aussi se garder des incompatibilités physiques, qui ressortissent à trois phénomènes : la miscibilité, l'hygroscopie et la précipitation par un véhicule.

Enfin le chlorate de potasse, le permanganate de potasse, l'acide chromique, le brome, l'iode et l'acide azotique peuvent, par leur mélange avec certaines substances, donner naissance à de véritables explosions. Il est donc utile d'appeler l'attention du médecin sur ces associations qui, malheureusement, se répètent trop souvent.

FORMULAIRE

DE

MÉDECINE PRATIQUE

ABATTEMENT

Voyez: *Adynamie* et *Asthénie*.

ABSINTHISME

Voyez: *Alcoolisme* (pour toutes les questions relatives à l'*Alcoolisme*, consulter notre ouvrage sur ce sujet).

ACESCENCE

Voyez : *Pyrosis, Dyspepsie*, etc...

ACÉTONÉMIE

Voyez : *Diabète*.

ACHROMIE

Frictions excitantes, douches simples et

Pate de Lassar antiacnéique

℞	Craie blanche préparée..............	5 gr.
	Naphtol camphré....................	20
	Vaseline jaune......................	10
	Savon vert	10
	Soufre.............................	50

Ne laisser qu'un quart d'heure en place.

Formule contre l'acné vulgaire rebelle (Izaac)

℞	Résorcine........................		3 à 5 gr.
	Poudre d'amidon...........	āā	5
	Oxyde de zinc.............		
	Vaseline........................		15

Appliquer cette pommade sur l'acné pendant la nuit ; le matin, on l'enlève avec de l'huile d'olive et de la ouate. Cette pâte à la résorcine ne produit aucune irritation, et l'effet s'en fait sentir souvent au bout de trois jours.

Ne pas oublier l'ancien proverbe des Latins : *Matrimonio curat varus* (*Varus* était l'acné).

En même temps, recommander de s'abstenir de bière, de vin, de liqueurs et d'aliments graisseux.

Traiter la diathèse : *Scrofule, Arthritis, Syphilis.*

Voyez aussi : *Couperose.*

Acné syphilitique (Hébra)

Lotions fréquemment répétées avec :

℞ Emulsion d'amandes amères	....	400 gr.
Teinture d'ambre gris	....	20
Sublimé corrosif	....	0,10

M. S. A.

Acné confluente (Monin)

1° Matin et soir, onctions avec la mixture suivante :

℞ Glycérine	....	40 gr.
Oxyde de zinc	....	5
Teinture de savon	....	10
Alun de potasse	....	2

M. S. A.

2° Tous les deux jours, prendre, le matin à jeun, une cuillerée à soupe du mélange suivant :

℞ Huile de ricin.................. } āā p. æ.
Glycérine très pure............. }
M.

Acné varioliforme

Attention à la contagion. Percer chaque pustule, puis la badigeonner d'iodure d'argent (Brame).

Mixture contre l'acné (Vigier)

℞ Eau distillée de roses	....	100 gr.
Sulfure de potasse	....	1
Teinture de benjoin	....	XX gtt.

M.

Acné de la face

℞ Iodure sulfureux	....	6 décigr.
Lanoline	....	30 gr.

Employer cet onguent 2 fois par jour, en lavant au préalable les points malades avec de l'eau chaude savonneuse.

LOTION D'HILLAIRET

℞	Eau distillée	240 gr.
	Ether sulfurique	10
	Borate de soude	10
	M. S. A.	

(Contre la séborrhée et l'acné punctata.)

Voir en outre, notre ouvrage pratique : *Hygiène et traitement des maladies de la peau.*

ACONIT (Empoisonnement par)

Vomitif à l'apomorphine (5 à 10 milligr. en inject. hypod.). — Une cuillerée à soupe toutes les cinq minutes de:

℞	Eau distillée	180 gr.
	Sirop qcq	45
	Acide tannique	4
	M.	

Lit chaud, compresses chaudes, frictions. Infusion de digitale à 10 centigr. — Respiration artificielle.

Potion éthérée ammoniacale. Révulsifs.

(Agir très vite, l'intoxication étant rapidement mortelle.)

Injection sous-cutanée d'éther, 50 centig. à 1 gramme.

ACRODYNIE

Pilules d'extrait thébaïque. Champagne frappé, comme boisson. Frictions excitantes sur les extrémités et vésicatoire volant sur le rachis.

Métallothérapie (Burq et Bouchut).

ACTINOMYCOSE

2 à 3 gr. d'iodure de potassium par jour (Nocard).

Injections locales avec le violet de méthyle.

ADÉNITE CHRONIQUE

Compression, massage, opérations (ponction, incision). A l'intérieur, h. de f. de morue, sirop d'iodure de fer, etc...

Comme topiques : emplâtre de Vigo, coton iodé.

Pommade fondante (N. G. de Mussy)

℞	Axonge	30 gr.
	Chlorure d'ammonium	5
	Camphre	2
	M.	

Autre formule

℞	Axonge benzoïnée	15 gr.
	Iodure de potassium	1,50
	Extrait de belladone	1
	Essence de bergamote	X gtt.

Voir : *Scrofule, Syphilis, Bubon.*

ADÉNOMES

Ablation.

Voyez : *Lymphadénomes, Leucocytose.*

ONCTIONS CONTRE L'ADÉNOME MAMMAIRE (J. Chéron)

℞	Extrait de digitale	4 gr.
	Savon mou de potasse	15
	Axonge	45

M. S. A.

ADÉNOPATHIES STRUMEUSES INFANTILES

SOLUTION RÉSOLUTIVE (Descroizilles)

℞	Eau distillée	150 gr.
	Chlorure de sodium	40
	Sulfate de magnésie	15
	Teinture d'iode	1

M. S. A.

(En compresses.) Huile de foie de morue iodée à l'intérieur.

ADÉNOPATHIE CERVICALE (Reboul)

Comme modificateur topique, une des meilleures formules est la suivante :

℞	Teinture d'iode	2 gr.
	Collodion riciné	30

M.

Voyez : *Scrofule.*

Dans l'*adénopathie bronchique*, donner, tous les jours, de 5 à 25 centigrammes d'iodure d'ammonium ou de calcium et faire des pointes de feu interscapulaires. Eaux chlorurées arsénicales.

Adénopathie syphilitique

Voyez : *Syphilis.*

Adénopathie tuberculeuse

Voyez : *Tuberculose.*

ADYNAMIE

Voir : *Asthénie, Atonie.*

Potion antiadynamique (Carrière)

♃ Liqueur d'Hoffmann		4 gr.	
Teinture de cannelle		8	
Esprit de Minderer		10	
Sirop diacode	āā	30	
— de gomme			
Glycérine neutre	āā	40	
Vieux rhum			
Eau de fleurs d'oranger		90	

M. S. A.

par cuillerées à soupe d'heure en heure.

Vin cordial (Monin)

♃ Vieil alicante		1 litre.
Quinquina gris		10 gr.
Feuilles de coca		12
Cannelle		5
Muscade	āā	6
Gingembre		
Lavande		
Menthe	āā	2
Mélisse		
Vanille	āā	1
Capsicum		

F. S. A. pour macération prolongée.

AGALACTIE

Tisane de jaborandi. Cataplasmes de feuilles de ricin fraîches.

Alimentation adipogène : surtout lentilles, morue salée, bonne bière, lait, œufs, viandes faites, volailles, sagou, salep, soupe au poisson, panais, navets, avoine, pommes de terre, farine Nestlé, fenouil, chocolat, galéga, *stout*, etc.

Electrisation des mamelons ; leur succion méthodique.

Repos physique et moral, air de la campagne.

Poudre pour augmenter la sécrétion lactée (Bouchut)

℞ Semences d'anis	ãã	20 gr.
— de fenouil		
— de nigelle	ãã	10
Ecorces d'oranges amères		
Trochisques de craie		
Yeux d'écrevisses	ãã	15
Carbonate de magnésie		
Sucre de lait		30

M. S. A. et pulvérisez.

Une cuillerée à café matin et soir, dans une infusion de cumin.

Sirop des nourrices (Carron)

℞ Sirop de badiane		400 gr.
Extrait aq. de galéga		
Lacto-phosphate de chaux	ãã	10
Teinture de fenouil		

M.

4 à 8 cuillerées à soupe dans un peu de bière de malt.

TEINTURE GALACTAGOGUE COMPOSÉE (Monin)

℞ Teinture de galéga............	ãã 10 gr.
— d'utricaire...........	
— d'ortie blanche........	
— de badiane...........	
Essence de cumin..............	ãã X gtt.
— de fenouil.............	
M. S. A.	

Vingt gouttes trois fois par jour dans un peu de tisane d'orge.

AGE CRITIQUE

(Pour l'hygiène de l'âge critique, voyez notre *Hygiène des sexes.*)
(Voir aussi : *Ménopause.*)

AGRYPNIE

Voyez : *Insomnie.*

AIGREURS

Voyez : *Pyrosis, Dyspepsie.*

Bien mâcher ; remplacer le vin par la bière ; frictions sèches au gant de crin sur l'abdomen. Vichy Célestins.

Un gramme de *poudre de craie composée* (de la pharmacopée britannique).

Une ou deux cuillerées à soupe de *sirop de chaux de Trousseau.*

Tablettes de bicarbonate de soude et de borate de soude comprimés sans sucre.

Charbon de peuplier pulv., trois à quatre cuillerées à café par jour (dans très peu d'eau). Digestine pepsique Dalloz.

Eaux minérales naturelles alcalines, gazeuses froides de Pougues-Saint-Léger.

Voir : *Dr E. Monin* : Hygiène et traitement des troubles digestifs.

ALBUMINURIE COMMUNE

Voyez : *Mal de Bright, Scarlatine.*

Albuminurie gravidique

Ventouses scarifiées lombaires, — huile de ricin, — limonade nitrique, étuve sèche, — hygiène sévère. Purgatifs salins à petites doses fréquemment répétées (Janos).

Régime lacté (Tarnier) : le premier jour, 1 litre de lait et 2 portions d'aliments ; le 2e jour, 2 litres de lait et 1 portion ; le 3e jour, 3 litres et 1/2 portion ; le 4e jour, lait à discrétion sans autre aliment ni boisson ; soupe au lait et à l'oignon (Voir mon livre: *L'Hygiène des riches*).

Traitement de l'albuminurie (Monin)

℞ Eau distillée de fleurs d'oranger....		500 gr.
Phosphate de soude..........	} ãã	10
Chlorure de sodium...........		
Iodure —		
Bromure —		

M. S. A.

Une cuillerée à soupe trois fois par jour dans une tasse de lait.

Matin et soir l'une de ces pilules :

℞	Tannin pur (procédé Pelouze)	0,20
	Extrait de quinquina	0,10
	Fuchsine	0,05
	M.	

On peut prescrire aussi le lactate de strontiane en solution : 6 à 8 gr. par jour (C. Paul).

ALCALIS CAUSTIQUES (Empoisonnement par)

℞	Eau	1 litre.
	Acide tartrique	10 gr.
	M.	

Un verre immédiatement ; puis, toutes les cinq minutes, une cuiller à café d'huile à manger et cinq cuillers à café de la solution (Schlosser).

Faire respirer de l'acide acétique, inhaler des vapeurs de vinaigre. Au besoin, faire avaler du vinaigre, du jus de citron, de l'acide sulfurique dilué ; puis faire rejeter le tout.

Continuer longuement l'usage des boissons mucilagineuses et albumineuses.

Injections hypod. de morphine contre la douleur.

ALCOOLISME AIGU

Faire vomir. Donner du café additionné

de 4 gr. d'acétate d'ammoniaque et quinze gouttes de laudanum. Mettre le malade dans un lit chaud. En cas d'ivresse comateuse, appliquer le marteau de Mayor et faire avaler au malade, dès qu'il le peut, vingt gouttes du mélange suivant (Monin) :

℞ Teinture de capsicum	....	10 gr.
Eau de laurier-cerise	....	5
M.		

Delirium tremens (voir ce mot). — Isolement dans un local capitonné. Bains tièdes, purgations. Toutes les heures, dix gouttes de laudanum jusqu'à complète accalmie (Paul). Contre la soif, limonade sulfurique ou eau chloroformée, Koumys ou Kéfir. Point de camisole de force ni de thalamofixation ; cabanon capitonné (Magnan).

ALCOOLISME CHRONIQUE

Suppression brusque du poison. Veiller à l'eupepsie.

PILULES DE JOHN GRAY

℞ Extrait de noix vomique	} āā	0,40
Chlorhydrate de potasse	}	
Pipérine		0,50
Hyosciamine		0,15
M. pour 30 pilules.		

Une toutes les trois heures (œnomanie). Cesser toute libation. Donner du vin de quinquina et des toniques. Hydrothérapie, amers, stimulants diffusibles (pour les détails, voir notre livre sur l'*Alcoolisme*).

FORMULES DE MONIN (ouvrage sur l'*Alcoolisme*)

℞ Poudre de fèves Saint-Ignace......... 3 gr.
— de chlorhydr. de morphine } āā 0,05
— de chlorhydr. de cocaïne.. }
M. F. divisez en 12 cachets.

Trois par jour.

℞ Elixir parégorique............... }
Teinture de Baumé.............. } āā p. æ.
— de capsicum............. }
F. S. A.

Vingt gouttes trois fois par jour dans une infusion de menthe poivrée.

DYSPEPSIE DES ALCOOLIQUES (Monin)

℞ Vin de gentiane.................... 300 gr.
Acide bromhydrique dilué.......... 20
Essence de gingembre............. XX gtt.
M.

Une cuillerée à soupe dans un demi-verre d'eau à l'issue des repas. — L'acide bromhydrique a la propriété de calmer l'éréthisme du plexus solaire et d'empêcher l'atrophie graisseuse des glandes à pepsine, qui prépare la cirrhose et entretient la dyspepsie.

℞ Vin de quinquina............... }
— de colombo............... } āā 200 gr.
— de gentiane.............. }
Teinture de cannelle.......... } āā 15
— de noix vomique..... }
— de musc.................. 10
— d'opium................... 5
M. S. A.

Quatre à six cuillerées par jour.

℞ Sirop de tolu	⎫	
— de fleurs d'oranger	⎬ ãã	100 gr.
Eau de laurier-cerise..........	⎫	
Teinture de valériane..........	⎬ ãã	15
Bromure d'ammonium		12
M. S. A.		

Par cuillerées à soupe (crampes nocturnes de l'absinthisme).

ALGIDITÉ

Repos au lit, boissons chaudes, boules et briques chaudes, frictions alcooliques, électricité. Si algidité fébrile, drap mouillé. Voyez *Choléra*.

Chez le nouveau-né, enveloppement ouaté, couveuse. Voyez *Sclérème*.

ALIÉNATION MENTALE

Traitement moral : isolement, distractions, travaux. Douches froides ou bains prolongés.

Saignées, dans la *manie aiguë* (voir ce mot).

Injections s.-cut. de morphine (A. Voisin).

Vésicatoires à la nuque ; purgatifs drastiques ; calomel ; lavements de chloral.

Alimentation à la sonde œsophagienne ou par le nez. Sétons et cautères à la nuque ; pointes de feu le long du rachis. Voyez : *Hypochondrie*, *Hystérie*, *Delirium*, etc.

LAVEMENT CALMANT

℞ Décoction de lin			300 gr.
Jaunes d'œufs			n° 2
Musc	}	ãã	1 gr.
Camphre	}		
Extrait de valériane	}		

M. S. A.

Interdire le vin, l'alcool et le tabac ; prescrire la diète lactée, le régime végétal. Bien visiter tous les appareils organiques et remédier à leurs souffrances (*folies sympathiques*).

ACCÈS D'ALIÉNATION (Berthier)

℞ Infusion de café léger	60 gr.
Extrait alc. de cannabis	0.25
Sucre	Q. s.

M.

Une cuillerée à bouche d'heure en heure. (Voir aussi notre ouvrage: *Misères nerveuses*.)

ALOPÉCIE

FORMULE EXCITANTE CONTRE LA CHUTE DES CHEVEUX COMMENÇANTE (Hôpital Saint-Louis)

℞ Alcool camphré	100 gr.
Essence de térébenthine	25
Ammoniaque	3

Faire usage de ce mélange pour frictions quotidiennes sur le cuir chevelu. Quand les cheveux commencent à repousser, substituer à cette préparation la solution dite n° 2, dont voici la formule :

℞ Alcool camphré		100 gr.
Essence de térébenthine		10
Ammoniaque		4

ou encore :

3° Alcool à 90°		200 gr.
Essence de bergamote		10
Ammoniaque		4

(Pour détails, voir notre *Hygiène de la beauté* et ses formules variées.)

Friction de Brocq

℞ Liniment savonneux		100 gr.
Extrait fluide de jaborandi	} āā	25
Teinture de cantharides au 10e.	}	
M.		

Injections sous-cutanées de nitrate de pilocarpine (Pick) : elles agissent, à la fois, contre la calvitie et contre la *canitie*.

Alopécie (Steege)

℞ Beurre de cacao	16 gr.
Huile d'olives	8
Tannin	3
Quinine	0, 10
Esprit de Sylvius	3
M. S. A. pour frictions.	

Autre formule (Monin)

℞ Fausse essence d'aspic	40 gr.
Acide salicylique	5
M.	

pour badigeonnages matin et soir (très actif).

Brillantine de P. Vigier

℞ Pétrovaseline (vaseline liquide inodore)	300 gr.
Pilocarpine	0,50

Faire dissoudre à une légère chaleur. Parfum *ad libitum*.

ALOPÉCIE SYPHILITIQUE (Mauriac)

℞ Moelle de bœuf		30 gr.
Sulfate de quinine	āā	0,50
Turbith minéral		
M.		

Tous les deux jours, alterner avec des lotions de :

℞ Eau distillée		100 gr.
Carbonate de soude	āā	1
Borax		
M.		

Il est bon de couper les cheveux ras.

CHUTE DES CHEVEUX CHEZ LES CONVALESCENTS (Barré)

℞ Alcoolé de citron	150 gr.
Acide chlorhydrique	4
M. S. A.	

en lotions matin et soir.

ALOPÉCIE (Lassar)

℞ Alcool	100 gr.
Naphtol	0,50

Frotter avec ce liquide, le cuir chevelu, préalablement passé au savon de goudron, puis lavé avec la liqueur de van Swieten.

ALOPÉCIE (Lesley)

℞ Acide phénique	2 gr.
Teinture de noix vomique	8
— de quinquina	30
— de cantharides	2
Eau de Cologne	60
Huile de coco	60
F. S. A.	

S'enduire tous les jours le cuir chevelu de cette préparation.

ALOPÉCIE PAR PELADE (Monin)

℞	Alcool camphré	60 gr.
	Essence de pin autrich	10
	Menthol crist	4
	Essence de cannelle	8
	Bi-iodure d'hydragyre	0,05

M. S. A. (avec brosse douce).

ALOPÉCIE ATROPHIQUE (Monin)

℞	Lanoline	40 gr.
	Huile de paraffine	30
	Extrait sec de quinquina	5
	Teinture de cantharides	8
	Huile de bouleau	3
	Essence de santal	2

M.

En onctions matin et soir sur le cuir chevelu, sans aucune crainte d'irritation ni de dermite (neuf fois sur dix, action très efficace).

Voyez aussi : *Calvitie.*

ALOPÉCIE (Monin)

℞	Teinture de jaborandi	ãã	10 gr.
	— de cantharides		
	— de savon		
	— de Fioravanti		
	— de pyrèthre		
	Alcoolature de citron	ãã	5
	Teinture de tolu		
	— de vanille		

M. S. A.

En frictions matin et soir sur le cuir chevelu.

AUTRE FORMULE (Brinton)

℞ Eau de roses.................. } Alcool à 80°.................. }	āā	100 gr.
Glycérine..........................		20
Sulfate de quinine..................		4
Teinture de capsicum......... } — de cantharides....... } Esprit arom. d'ammoniaque.... }	āā	15
Parfum *ad libit.*		
M.		

En frictions tous les soirs en se couchant. Se laver le matin avec le savon de goudron.

ALOPÉCIE NERVEUSE (Monin).

℞ Lanoline pure......................	40 gr.
Teinture de jaborandi...............	15
Huile de croton tiglium..............	1
Chlorure de zinc....................	2
Vanilline...........................	0,50
M. S. A.	

Pour frictions 3 fois par jour, cheveux ras.

AMAIGRISSEMENT

Voyez : *Maigreur.*

AMAUROSE

Courants continus, vésicatoires volants. Séton à la nuque. Drastiques. Injections sous-cutanées de strychnine ou de pilocarpine. Collyres à l'ésérine et à l'atropine. Elongation du nerf optique (de Wecker).

Voir *Diabète, Syphilis,* etc.

AMBLYOPIES ALCOOLIQUE, NICOTINIQUE OU TOXIQUE

Voyez : *Nicotinisme* et *Alcoolisme*.

AMBLYOPIE NICOTINIQUE (Buxton)

℞	Liqueur de sublimé corrosif (P. B)...	10 gr.
	Iodure de potassium..................	1
	Eau distillée........................	15
	M.	

Donner en même temps, trois fois par jour, une pilule ainsi composée :

℞	Extrait de noix vomique..............	0,03
	— de jusquiame..................	0,05
	M.	

Supprimer l'alcool et le tabac : courants continus ; piqûres de strychnine.

AMBLYOPIE ALBUMINURIQUE

Traiter le *mal de Bright* (voir ce mot).

AMBLYOPIE HYSTÉRIQUE

Electricité statique. Bromure d'or à l'intérieur.

AMBLYOPIE SATURNINE

Voir : *Saturnisme*.
Voyez aussi : *Amaurose*.

AMÉNORRHÉE

Examen attentif des parties génitales

afin de traiter les lésions. Donner des pédiluves sinapisés ; traiter la chloro-anémie. Tisanes d'armoise, safran, absinthe. Hydrothérapie, bains de mer. Eaux minérales ferrugineuses naturelles. En cas d'atrésie du col utérin, dilater ou débrider. Redresser les déviations utérines. Traitement moral, si l'aménorrhée est de cause psychique (émotion, peur de grossesse, etc.).

AMÉNORRHÉE CONSTITUTIONNELLE (Nisato)

Quatre injections vaginales par jour avec :

℞ Décoction d'orge		400 gr.
Mucilage de gomme		20
Ammoniaque liquide		XL gtt
M. S. A.		

Faire prendre à l'intérieur, en trois fois, cette potion du formulaire des hôpitaux de Lyon :

℞ Eau distillée d'armoise		120 gr.
Sirop de safran		30
Eau de fleurs d'oranger		15
Huile essentielle de rue	ãã	VI gtt.
— — de sabine		
M.		

Apiol (50 centigr. par jour, en 2 capsules).

Le climat de la Riviera et les bords de la mer en général sont essentiellement emménagogues.

POUDRE DE FOUQUIER

℞ Carbonate de fer..................... 2 gr.
Poudre de cannelle.................. 0,50
Extrait de quinquina................ 1 gr.
M. S. A.

En quatre paquets, à prendre tous les jours.

Bouchut conseille aussi : deux gouttes de sulfure de carbone dans de l'eau de gruau sucrée et des fumigations stimulantes sur les parties sexuelles avec :

℞ Absinthe grande............... } āā 20 gr.
Armoise incisée............... }
Eau bouillante...................... litre.
M.

Bonne hygiène générale, équitation, jardinage. Faradisation.

Voir : *Dysménorrhée.*

AMPOULES

La formule suivante est très employée dans l'armée allemande pour le traitement des ampoules aux pieds, produites par les marches excessives :

℞ Savon noir.......................... 52 gr.
Eau................................. 27
Vaseline............................ 15
Oxyde de zinc....................... 6

On parfume à l'essence de lavande.

Ce liniment est aussi employé contre les

excoriations chez les cavaliers et contre la sueur des pieds.

POMMADE DES RÉSERVISTES POUR GUÉRIR LES PLAIES OCCASIONNÉES PAR LA MARCHE

℞	Tannin	8 gr.
	Camphre	8
	Sous-acétate de plomb cristallisé	15
	Onguent populeum	250

M. S. A.

AMYGDALES (Hypertrophie des)

Cautérisations au galvano-cautère (Krishaber), suivies de pulvérisations d'eaux sulfureuses. Excision.

Auparavant, traitement pharmaceutique, consistant en iodures à l'intérieur et en collutoires divers :

TOPIQUE DE FAUVEL

℞	Eau	100 gr.
	Chlorure de zinc	1

M.

Solutions d'alun, de nitrate d'argent, d'iode ioduré.

Poudres de bicarbonate de soude, de chlorate de potasse, de borax, d'acide borique, de gaïac, etc...

TOPIQUE DE MACKENSIE

℞	Glycérine	10 gr.
	Sulfate de zinc	0, 10

M. S. A.

Gargarismes astringents, détersifs, etc...
Tels que :

℞ Alun calciné			4 gr.
Alcool	}	ãã	10
Glycérine pure	}		
Eau distillée			300
M. S. A.			

Collutoires au tannin, à l'extrait de ratanhia, à la cocaïne, etc...

Voyez : *Amygdalites*.

AMYGDALITES

Dans la forme aiguë, 4 gr. de salol dans les vingt-quatre heures (Gougenheim).

Repos au lit, régime lacté, sulfate de quinine. Vomitifs. Pédiluves. Cataplasmes sinapisés sur le cou. Gargarismes avec eau d'orge, thé, miel rosat, borate de soude, etc.

Dans la forme infectieuse, badigeonnages au naphtol camphré. Toutes les 2 heures, l'un des paquets suivants :

℞ Salol pulv	1 gr.
Sulfate de quinine	0,20
M. S. A.	

Contre les amygdalites *aiguës* et même l'hypertrophie tonsillaire, recommandons une excellente méthode, celle des insufflations de bicarbonate de soude (Giné).

Au début, pastilles de Morel-Mackensie,

renfermant 20 centigr. de résine de gaïac ; badigeonnages cocaïnés au dixième ; purgation avec Hunyadi-Janos.

POTION CONTRE AMYGDALITE (Ferrand)

℞	Sirop de tolu	100 gr.
	Eau de chaux	50
	Chlorate de potasse	4
	M.	

A prendre dans vingt-quatre heures.

GARGARISME (H. ROUSSEAU)

℞	Décoction de quinquina	ãã	100 gr.
	Infusion de roses rouges		
	Glycérine pure	ãã	20
	Miel rosat		
	Borate de soude	ãã	3
	Chlorate de soude		
	M. S. A.		

Contre l'amygdalite phlegmoneuse, ouvrir l'abcès, puis pratiquer des irrigations antiseptiques avec l'eau phéniquée au centième.

AMYGDALITE CASÉEUSE

Evider les cryptes, les cautériser au galvano-cautère, puis user du gargarisme suivant :

℞	Infusion de thym	ãã	p. æ.
	Liqueur de van Swieten		
	M.		

ou encore (Ferrand) :

℞ Feuilles de coca.................... 2 gr.
Eau bouillante...................... 200
Ajoutez : Miel rosat...................... 20
Cocaïne chlorhydrate............... 0,50
M. S. A.

Voir : *Angines, Diphtérie.*

ANAPHRODISIE

Continence, alimentation excitante, vin de coca Mariani, douches froides, frictions, massage, électricité. Préparations de phosphore (voyez : *Rachitisme*). Voyez aussi : *Diabète, Impuissance, Dysménorrhée.*

Lire mon livre : L'*Hygiène des Sexes.*

POUDRE DE FONSSAGRIVES

℞ Poudre de vanille................	ãã	0,30
— de cannelle..............		
— de gingembre.............	ãã	0,10
— de macis.................		
— de poivre noir...........	ãã	0,05
— de noix vomique..........		
— de carbonate de fer............		0,02

M. S. A.

Pour une dose, à prendre avant les repas.

PILULES APHRODISIAQUES (Monin)

℞ Aloès succotrin........................ 0,05
Tannate de cannabine.................. 0,05
Chlorhydrate de cocaïne............... 0,05
Rouge de kola......................... 0,10
M. S. A.

pour une pilule. — 3 par jour.

MIXTURE APHRODISIAQUE (Monin)

℞	Extrait fluide de kola...............		300 gr.
	Teinture de sanguinaire........	āā	20
	— de damiana..........		
	— de mastic............		
	— de cantharides............		5
	M.		

Une cuiller à café après chaque repas dans un verre à Bordeaux de vin de Chypre.

Frictions et électrisations le long de la colonne vertébrale. Traitement moral de la timidité ou de l'accoutumance.

PILULES APHRODISIAQUES

℞	Extrait de feuilles de coca..............	0,75
	Phosphore..............................	0,01
	Extrait de noix vomique................	0,15
	Bromure de fer.........................	0,75

Pour faire 30 pilules enduites de baume de tolu.

A prendre une pilule le soir, dans une tasse d'infusion de *daucus de Crète*.

ANASARQUE

Voyez : *Cardiopathies*, *Mal de Bright*, *Cirrhose*, etc...

Tisane de chiendent nitré à 4 gr. Vin diurétique hydragogue. Eau de Carabana.

Pilules et préparations drastiques. Sirop des cinq racines. Oxymel scillitique.

CONTRE L'ANASARQUE ALBUMINEUSE (Duboué)

℞	Sirop de quinquina.............	āā	60 gr.
	Eau distillée....................		
	Tannin très pur (procédé Pelouze)..		5
	M.		

Pilules de sulfate de spartéine à 2 centigr. (deux à cinq par jour dans de la tisane de caïnca ou de genièvre).

Granules de digitaline amorphe à 1 milligr. (deux par jour).

Diète lactée ; bière diurétique anglaise (pharmacopée brit.).

Tous les jours, 3 pilules de spartéine à 0.05.

MIXTURE DE RUST

℞ Rob de genièvre..............	}	
Rob de sureau.................	}	āā 60 gr.
Sirop de nerprun..............	}	
M.		

Une cuiller à café, toutes les deux heures, dans de la tisane d'asperges sucrée avec la lactose ou sucre de lait, diurétique efficace.

POMMADE CONTRE L'ANASARQUE (Pécholier)

℞ Vératrine...........................	1 gr.
Iodure de potassium..................	2
Axonge...............................	30
F. S. A.	

En frictions.

ANASARQUE PAR PARÉSIE VASCULAIRE (Mosler)

℞ Eau de chiendent..................	100 gr.
— de fleurs d'oranger	20
Sirop d'œillets rouges..............	30
Acide gallique......................	2
M. S. A.	

Par cuillers à soupe toutes les heures, dans une infusion de fleurs de genêts.

Doux massages, mouchetures.

ANÉMIE

Séjour à la campagne, insolation; chambre à coucher bien aérée. Douches froides, aliments réparateurs : viandes noires, beef-tea, lait, beurre, huile de foie de morue, sang de veau ; jaunes d'œufs ; vins généreux ; frictions avec la brosse de caoutchouc ; bains de mer. Eaux minérales ferrugineuses, chlorurées, arsenicales. Saison à Pougues. Traiter la *dyspepsie* et la *gastralgie*. Cures de petit-lait et de raisin. Vins de quinquina, de coca ; anisette à la glycérine ; élixir de kola Natton ; sirop de phosphate et d'hypophosphite de chaux ; bière noire anglaise ; inhal. d'oxygène et pneumothérapie. (Il existe des *pseudo-anémies* parasitaires, justiciables des anthelmintiques. Andrew Clarke a décrit aussi, après Duclos, une anémie *fécale*, ou *coprohémie*, résultant d'une auto-intoxication chez les constipés habituels : dans ces cas, Hunyadi-Janos.)

Legroux conseille, contre l'anémie, l'hydrothérapie et le fer sous la forme des pilules suivantes :

℞	Tartrate de fer et de potasse........	15 gr.
	Rhubarbe..........................	5
	Sirop de gomme....................	Q. s.
	Pour 100 pilules.	

(Nous commençons par une ou deux pilules chaque jour, et nous allons progressivement jusqu'à trois ou quatre.)

Trois granules de dioscoride, tous les matins, dans une tasse de lait, ou bien une cuillerée à soupe de la solution de lactophosphate ou de chlorhydrophosphate calciques du Codex.

Hémoglobine Dalloz.

PILULES FERRO-MANGANIQUES (Vigier)

℞	Protochlorure de fer...............	0,025
	Chlorure de manganèse.............	0,025
	Extrait de gentiane.................	0,0075
	Poudre de réglisse.................	0,005
	F. S. A. une pilule.	

A prendre de deux à quatre pilules au commencement de chaque repas.

℞	Liqueur de Fowler............	ãã 10 gr.
	Tartrate ferrico-potassique	
	M.	

Dix gouttes avant le repos.

ANÉMIE PERNICIEUSE PROGRESSIVE

Voir : *Ankylostome*, *Ténia*.

Liqueur de Fowler, cinq gouttes trois fois par jour, ou en injections hypodermiques. Hémoglobine Dalloz.

SIROP TONI-HÉMATIQUE (Monin)

℞	Sirop d'iodure de fer	300 gr.
	Extrait de noix vomique	0,30
	M. S. A.	

Une cuillerée à dessert avant chaque repas. L'addition strychnée facilite la tolérance de l'iodure et son assimilation, en même temps qu'elle empêche toute gastralgie et tout trouble dans les fonctions intestinales.

Hydrothérapie et inhal. d'oxygène. Stations hivernales, voyages en mer, climats d'altitude.

ANÉMIE CÉRÉBRALE

Dujardin-Beaumetz conseille, après chaque repas, une cuillerée à soupe de sirop d'iodure de fer, dans un peu d'eau de Seltz ; 2 gr. de bromure en se couchant ; deux bains sulfureux par semaine, suivis de douches froides de 30 secondes.

DRAGÉES DE BRETONNEAU

℞	Extrait de quinquina	āā 0,05
	— de rhubarbe	
	Sulfate de quinine	āā 0,01
	Poudre de gingembre	
	Fer réduit	
	Aloès du Cap	
	M. pour une pilule.	

Trois par jour.

On prescrit aussi : le sesqui-bromure de

fer de Hecquet, dans les anémies nerveuses, le peptonate de fer de Robin ; le citrate; le malate et le lactate, l'iodure et le phosphate de fer (surtout le pyrophosphate de fer et de soude), le valérianate de fer, le vin de quinquina, le vin de coca Mariani, etc...

Voyez : *Chlorose*.

ANÉMIE DES NOURRISSONS

Traiter les causes (*Gastro-entérite, syphilis, rachitisme*).

ANESTHÉSIE

Voir : *Hystérie*.

ANÉVRISMES

Le traitement médical consiste surtout : dans les iodures de potassium et de sodium ; l'alimentation réduite suivant la méthode de Valsalva (diète abstinentielle, *cura famis*) ; repos absolu, abstention du vin. Saignées répétées. Iodure de potassium, 1 à 2 gr. par jour au moins. Éviter les efforts, les changements météoriques (voyez : *Cardiopathies*).

POTION DANS L'ANÉVRISME DE L'AORTE (Monin)

℞ Sirop diacode.................	ãã	100 gr.
— de digitale..............		
Teinture d'écorces d'oranges.......		20
Iodure de sodium..................		20
M. S. A.		

Une cuillerée à soupe avant chaque repas.)
Glace. Compression. Injections de perhlorure de fer coagulantes, suivant la méhode de Broca.
Torsion, ligature, opérations (*électrolyse* recommandée de préférence

ANGINE

Voyez : *Amygdalite, Syphilis, Rhumatisme*, etc...
Les vomitifs et la quinine s'imposent ans la plupart des angines aiguës.
Voyez aussi : *Diphtérie, Angor pectoris.*

Angine glanduleuse (Coupard)

Pour pulvérisations, en cas de laryngite catarrhale et même granuleuse, ainsi qu'en cas de pharyngite :

℞ Fluorhysilicate de soude....	1 gr.
Acide phénique floconneux.	1 gr. à 1 gr. 50
Eau distillée...............	1 litre.
M. S. A.	

Pastilles de borax, capsules d'eucalyptol.

Traitement de l'angine granuleuse

Trois granules de dioscoride chaque matin dans du lait ; bain sulfureux tous les deux jours ; badigeonnage quotidien avec la mixture de Mandl :

℞ Glycérine			100 gr.
Iodure de potassium			4
Acide phénique	}	ãã	1
Iodure métallique	}		

M. S. A.

Eaux minérales sulfureuses naturelles en pulvérisations (pulvérisateur Rainal frères), inhalations et boissons. Bains sulfureux suivis de frictions sèches au gant de crin. Repos vocal. *Suppression du tabac et de l'alcool.*

Tous les jours, un gramme de benzoate de soude dans une potion.

Gargarisme au chlorate de soude (2 p. 100).

Pulvérisations à la résorcine à 2 p. 100.

En cas d'échec, ignipuncture ou grattage.

Angine phlegmoneuse

Pulvérisations d'eau phéniquée au 100e (L. Barbon).

Vomitifs répétés, scarifications, ponction, suivis de gargarismes antiseptiques.

Si la douleur est considérable, appliquer 5 ou 6 sangsues à l'angle de la mâchoire. Faire sucer de la glace et donner d'heure en heure trois des paquets suivants (Capart) :

℞ Salol pur	}	ãã	2 gr.
Sucre de lait	}		

En outre, se gargariser toutes les heures avec :

℞ Acide salicylique .... 1 gr.
Acétate de soude 0,50
Eau distillée 270
Sirop de rose 30

A. Ménorrhagique. — Sinapismes aux mollets ; aloès à l'intérieur (Jaccoud), ou Hunyadi-Janos, deux verres.

ANGINE GANGRÉNEUSE (Green)

℞ Eau distillée .... 150 gr.
Sirop simple 20
Alcoolé de lavande .... } ãã 12
— de myrrhe .... }
— de capsicum 6
Créosote 1
M.

En gargarisme ou au pinceau.

COLLUTOIRE CONTRE L'ANGINE (H. Rousseau)

℞ Borate de soude .... } ãã 2 gr.
Chlorate de soude .... }
Glycérine pure 8
Miel rosat 4
F. S. A. 1 collutoire.

Avec un pinceau trempé dans ce mélange, on touche le fond de la gorge, cinq ou six fois par jour, dans les cas d'amygdalite et d'angine inflammatoire.

ANGINE ÉRYTHÉMATEUSE (Monin)

℞ Borate de soude .... 15 gr.
Salicylate de soude 10
Acide borique 5
M. S. A. pour un litre d'eau bouillie.

En gargarisme toutes les heures.

ANGINE CATARRHALE (Souligoux)

℞ Poudre de belladone............. } āā 0,05
Extrait de belladone.............. }
M. pour 5 pilules.

Une chaque soir en se couchant.

ANGINE ULCÉREUSE

℞ Ether sulfurique.................... 100 gr.
Iodoforme 1
Baume du Pérou................... 2
M. S. A. pour pulvérisations.

Tous les matins à jeun, une cuiller à café de poudre de soufre lavé, dans une tasse de lait chaud. Toutes les heures, badigeonner la gorge avec le jus de citron, puis se gargariser au thé vert.

ANGINE PULTACÉE (Monin)

℞ Eau de menthe poivrée............. 400 gr.
Elixir parégorique................. 30
Acide phénique cristallisé........... 3
Essence de menthe................. XV gtt
M.

En gargarisme toutes les trois heures.

ANGINE DE POITRINE

Voir : *Angor*.

ANGIOCHOLITE

Potion avec 2 gr. d'acide salicylique et 2 gr. de benzonaphtol. (Voir : *Calculs biliaires*.)

ANGIOLEUCITE

Voyez : *Lymphangite.*

ANGIOME

Badigeonnage quotidien (Fiorani)

℞ Collodion .... 20 gr.
Sublimé 2
M.

Vacciner la tumeur ; la scarifier, puis la badigeonner à l'alcoolé de tannin ou avec cette mixture (Monin) :

℞ Collodion riciné .... 10 gr.
Chrysarobine 1
M. S. A.

— Compression avec de l'amadou imprégné d'extrait de saturne.

Injections avec la liqueur de Piazza, une ou deux gouttes tous les huit jours :

℞ Eau distillée .... 60 gr.
Perchlorure de fer 25
Chlorure de sodium 16
M. S. A.

ANGOR PECTORIS

Suppression absolue du tabac. Eviter le vent, la marche sur un plan incliné. Diète lactée et végétale. Thalassothérapie. — Eaux minérales ferrugineuses et arsenicales. — Massages, électricité statique, métallothérapie. Courants continus (dans les formes névralgiques). Eviter l'alcool, le vin blanc, le café, les fatigues, les émotions, le froid humide, les excès alimentaires, le jeu, l'équitation et tout ce qui peut troubler l'impulsion circulatoire. Boire du lait au repas. Aloès, tous les 8 jours, au coucher.

Pendant l'accès, inhal. de nitrite d'amyle. Injection hypod. avec 1/2 Pravaz du mélange de Dujardin-Beaumetz :

℞	Eau de laurier-cerise	23 gr.
	Alcool à 86°	1,50
	Bromhydr. de cicutine	0,50
	M. S. A.	

Saignée du bras, ventouses scarifiées précordiales, sinapismes aux membres inférieurs. Lavement de chloral. Potion avec un centigramme de morphine et dix gouttes de teinture de vératre vert.

En dehors des accès : Tous les jours, dix gouttes de la solution alcoolique au centième de trinitrine, et deux cuillerées à soupe de la solution suivante (Huchard) :

℞	Eau distillée	300 gr.
	Iodure de sodium	20
	M. S. A.	

ou encore :

℞	Iodure de sodium	4 gr.
	Poudre de digitale	2
	M.	

Pour 40 pilules (4 par jour pendant 10 jours).

On peut aussi essayer le sulfate de quinine, la belladone, les bromures, et, avant les repas, dix gouttes de :

℞ Liqueur de Fowler............. } āā p. æ.
Teinture de malate de fer....... }
M. S. A.

ANGUILLULES INTESTINALES OU STERCORALES

Régime lacté prolongé (Beaumetz). Voyez : *Oxyures*.

ANKYLOSTOME DUODÉNAL

15 à 30 gr. par jour (en trois fois) d'ext. éthéré de fougère mâle (Perroncito).

Trois capsules de térébenthine au milieu de chaque repas (Griesinger).

Changement de climat, toniques.

Traitement de Parona. — Purgation et mise à la diète la veille. Le lendemain matin :

℞	Hydrolat de fenouil..................	100 gr.
	Sirop de gomme....................	40
	Extrait de fougère..................	10
	M.	

A prendre en deux fois à deux heures d'intervalle dans un 1/2 verre de vin de Porto.

ANOREXIE

Anorexie chez les enfants (Archambault)

℞	Eau de fenouil	80 gr.
	Sirop d'écorces d'oranges	25
	Teinture de rhubarbe	10
	Sulfate de magnésie, 15 à 30 gr. (selon l'âge).	

Une cuiller à café toutes les quatre heures.

En cas d'acidité gastrique, donner, à une heure d'intervalle, une cuiller à café de :

℞	Sirop de fleurs d'oranger	30 gr.
	Bicarbonate de soude	1
	Ether sulfurique	III gtt.
	M.	

Anorexie des adultes (Guibout)

℞	Eau gommeuse	120 gr.
	Sirop de menthe	15
	Arséniate de strychnine	0,02
	M. S. A.	

Cuiller à dessert avant le repas.

Anorexie estivale ou des pays chauds (Monin)

℞	Phosp. tribasique de chaux pulv.	ãã 60 gr.
	Quinquina calisaya pulv.	
	M.	

Une cuiller à café avant le repas.

Anorexie des phtisiques (Monin)

℞	Eau distillée de camomille	300 gr.
	Teinture de Baumé	8
	Arséniate de soude	0,10
	M. S. A.	

Une cuiller à dessert avant chaque repas.

Voyez : *Tuberculose*.

On emploie encore contre l'anorexie: la macération de quassia, celles d'aunée, de quinquina, de gentiane, le vin de colombo; la rhubarbe (30 centigr. aux repas) ; le jus de cresson, les eaux minérales de Pougues, la bière *aux repas* ; les divers condiments alimentaires, les *eupeptiques* (élixir d'absinthe de Gendrin, vin de coca Mariani, alcalins à faible dose, bouillon froid, une heure avant le repas ; coto et cotoïne ; diastase et maltine ; fiel de bœuf ; tisane de houblon, de centaurée, de lichen, de pensée sauvage), les ferments digestifs (pancréatine, papaïne, pepsine, trypsine).

CACHETS APÉRITIFS (Monin)

℞ Carbonate de magnésie	0,05
Quassine amorphe	0,02
Poudre de vanille	0,03
Sulfate de quinine	0,02
Poudre d'ignatia	0,03
— de gingembre	0,05
— de capsicum	0,03
Chlorhydrate de cocaïne	0,01

M. S. A. pour 1 cachet.

(A prendre avant le repas.)

Alimentation excitante et raffinée, mets de haut goût (voir notre *Hygiène de l'estomac*).

ANOSMIE

1° Deux fois par semaine, attouchement

de la muqueuse nasale avec une solution de chlorure de zinc à 1/10e ;

2° Pendant huit jours de suite, priser quatre ou cinq fois par jour la poudre suivante :

℞	Acétaniline	5 gr.
	Iodol	5
	Oxychlorure de bismuth	15

Parfumer au benjoin.

Puis alterner pendant les huit jours suivants avec :

℞	Sulfate neutre de strychnine	o gr.	08
	Tabac pulvérisé	āā 6	
	Oxychlorure de bismuth		
	Poudre de benjoin de Siam	o	40

Poudre à priser plusieurs fois par jour, à intervalles réguliers.

Huit jours après, reprendre la première poudre, et ainsi de suite (Ragoneau).

ANTHRAX

Traitement abortif : badigeonnage iodé ; tous les jours, dix à vingt gouttes de teinture d'iode en potion (Blanquinque) ; sangsues, pulvérisations de liq. de van Swieten ou d'eau phéniquée à 3 p. 100.

Pommade de Kuss

℞	Axonge purifiée	30 gr.
	Chlorate de potasse	5
	Extrait de belladone	1,50

M. S. A.

POMMADE DE SCHMALTZ

℞ Lanoline		15 gr.
Eulyptol	āā	1
Menthol		
M.		

Prophylaxie par les bains sulfureux, le traitement du diabète et de l'uricémie, les déplacements, les cures d'eaux minérales appropriées, l'antisepsie interne par le benzo-naphtol et la poudre de soufre lavé (ââ 0.25 en un cachet *ante cibum*) ; les lavages locaux avec la liqueur van Swieten.

POMMADE DE FÉLIX

℞ Ichthyol	3 gr.
Cérat camphré	15
M.	

En applications épaisses trois fois par jour et recouvrir d'ouate antiseptique.

Introduire dans tous les petits points blancs de suppuration la pointe d'un crayon de nitrate (Nélaton). Pansements à l'huile phéniquée (Périer).

Ponction, curage. — Ablation comme une tumeur (Broca).

S'abstenir de toute intervention chirurgicale (Desprès).

Injection sous-cutanée de glycérine phéniquée au dixième (Lande).

Incision cruciale au bistouri ou au thermo-cautère, ou mieux encore avec flèches de Canquoin.

Voir aussi : *Furoncle.*

ANTIMONIAUX (Empoisonnement par)

EMPOISONNEMENTS PAR TARTRE STIBIÉ, KERMÈS, ETC.

Eau tiède en abondance pour faciliter les vomissements naturels.

Antidote chimique : tannin (acide gallique, cachou, ratanhia).

Donner des acides végétaux et des stimulants diffusibles, du café noir avec de l'huile de ricin.

ANURIE

Diagnostiquer la cause exacte de ce symptôme.

Voyez : *Dysurie, Pyélo-néphrite.*

Cataplasmes chauds, boissons diurétiques.

VIN DIURÉTIQUE DE BOUYER (d'Angoulême)

℞ Vin blanc léger	800		
Sirop des cinq racines	130		
Acétate de potasse	15		
Ecorces moyennes de sureau.	50	}	macérés dans
Feuilles sèches de digitale.	8	}	alcool. q. s.
M. S. A.			

Deux à six cuillerées par jour (anurie des hydropiques).

Les capsules d'éthérolé de genièvre et les gouttes de Haarlem réussissent fréquemment dans l'anurie des néphro-cystites.

ANUS

Voir : *Fissure* et *Fistule*.

AORTITE

Vésicatoires, ventouses scarifiées, pointes de feu, au niveau de l'origine de l'aorte. Injections à faible dose de chlorhydrate de morphine au moment des accès, — inhalations de nitrite d'amyle. Iodure de sodium (dragées Foucher).

Hygiène sévère ; éviter les efforts, les fatigues, les excès. Tous les soirs, une cuillerée à soupe de la potion suivante (Monin) :

℞		
Sirop de chloral	ãã	100 gr.
— de quinquina		
— de gentiane		
Bromure de potassium	ãã	4
— de sodium		
— d'ammonium		
Iodure de potassium		
— de sodium		
— d'ammonium		
M. S. A.		

En outre, il faut *badigeonner trois fois par jour* la région douloureuse avec le topique suivant (Monin) :

℞		
Teinture thébaïque	ãã	40 gr.
— de benjoin saturée		
— éthérée de digitale		
Chlorhydrate de morphine		1
M.		

Puis recouvrir d'ouate hydrophile salicylée.

Voyez : *Angor pectoris*, *Anévrysme aortique* et *Cardiopathies*.

APHONIE

Voyez : *Laryngites* et *Angines*.

Gargarisme toutes les deux heures avec :

℞	Eau de menthe poivrée............	1 litre.
	Sulfate de zinc.....................	10 gr.
	M. S. A.	

ou bien avec :

℞	Décocté de ronces.................		200 gr.
	Miel rosat....................	ãã	10
	Ammoniaque....................		
	M. S. A.		

On peut aussi faire des gargarismes astringents avec la liqueur de Pagliari étendue d'eau, l'infusion de roses additionnée d'acide tannique, la décoction d'orge et l'alun, etc.

Dans l'*aphonie syphilitique*, fumer les

CIGARETTES MERCURIELLES DE TROUSSEAU

℞	Sublimé........................	ãã	1 gr.
	Acide nitrique................		
	Eau..............................		20

M. S. A. et étendez sur du papier non collé.

Dans l'aphonie *nerveuse*, électricité, hydrothérapie, bromures.

APHRODISIE

Efforts physiques et intellectuels, douches froides de toute nature.

Administrer le lupulin, le camphre, les bromures ; faire de l'hydrothérapie et le traitement moral (voir, pour détails, notre *Hygiène des sexes*, ainsi que les mots *Nymphomanie* et *Satyriasis*).

APHTES

Rechercher leur origine (lait altéré, arthritis, etc.).

S'ils sont confluents, gargarismes émollients opiacés ou cocaïnés. Quinine à l'intérieur.

Toucher l'aphte avec une goutte d'éther. — Purgatifs salins légers. — Boissons alcalines (lait bicarbonaté à 5 gr. par litre).

Collutoire (Monin)

℞ Glycérine pure	ãã	30 gr.
Eau de menthe		
Benzoate de soude	ãã	2
Bicarbonate de soude		
Borate de soude		
Extrait de Kino		1,50

M.

On peut encore conseiller les pastilles de chlorate de potasse ou de borax comprimées, les caustiques légers (alun, sulfate de cuivre, crayon mitigé), la cocaïne, le collutoire suivant :

℞ Glycérine	15 gr.
Salol	0,25
Chlorhydrate de cocaïne	0,50

M. pour attouchements au pinceau.

Voyez aussi : *Angines* et *Stomatites*.

APOPLEXIE

Pour l'apoplexie des nouveau-nés, voir le mot *Asphyxie*.

Adultes : Déshabiller le sujet, éloigner les étrangers ; asseoir le malade, le cou bien dégagé, dans une chambre très aérée. Vider la vessie.

Frictions mercurielles, si l'âge adulte ou les commémoratifs font soupçonner la syphilis. Hunyadi-Janos.

Compresses froides sur la tête ; sinapismes sur les membres ; sangsues anales ou mastoïdiennes. Repos au lit. Ensuite, administrer le lavement suivant :

℞	Infusion d'arnica....................	300 gr.
	Sulfate de soude....................	15
	Emétique..........................	0,30
	M.	

et donner, à l'intérieur, des pilules de coloquinte et de gomme-gutte, du sirop d'éther.

Injections sous-cutanées d'éther.

Potion antiphlogistique (Ewald)

℞	Eau d'orge..........................		180 gr.
	Sirop de cerises....................		80
	Nitrate de potasse.............	āā	2,50
	Eau de laurier-cerise..........	āā	2,50
	M.		

A prendre par cuillerées.

Dès que le malade est hors de danger, lui faire prendre, tous les jours, avant chaque repas, dans une tasse de lait, une cuillerée à soupe du sirop suivant (Monin) :

℞	Sirop de badiane..................	300 gr.
	Teinture de rhubarbe...............	20
	— de digitale................	10
	Iodure de sodium	15
	M. S. A.	

Pour le régime des sujets prédisposés à l'apoplexie, voir notre *Hygiène des Riches*. (Un régime sévère, des drastiques, les iodures et le repos physico-mental constituent la base de cette hygiène préventive.)

APTYALIE

Un gramme d'iodure d'ammonium, tous les jours, dans une infusion de jaborandi à 4 gr.

ARGENT (Empoisonnement par sels d')

℞	Eau	250 gr.
	Sel de cuisine.....................	20
	M.	

A prendre la moitié d'abord, puis par cuillerées à soupe toutes les demi-heures, alternant avec :

℞	Emulsion gommeuse............	āā 125 cc.
	— huileuse	
	M. (Schlosser).	

ARSENIC (Empoisonnement par l')

Faire vomir avec sulfate de zinc, 0,05, et titillation de la luette. — Antidotes chimiques ; magnésie hydratée, fer dialysé additionné d'ammoniaque.

Injections sous-cutanées de morphine. Boissons mucilagineuses, purgatifs légers (h. de ricin).

Mixture anti-arsenicale

℞	Magnésie calcinée	12 gr.
	Perchlorure de fer	30
	Eau distillée	240
	M. S. A.	

Toutes les quinze minutes, deux cuillerées à soupe.

ARTÉRIOSCLÉROSE

Régime des goutteux : diurétiques, drastiques, frictions, préparations iodées et arsenicales. Voir : *Arthritis*.

ARTHRITES

Pour les arthrites *médicales*, voyez : *Rhumatisme*, *Goutte*, *Blennorrhagie*.

Collodion de Helbing

℞	Collodion		30 part.
	Ether sulfurique	āā	4
	Salol		
	M.		

En applications contre l'arthrite rhumatismale.

Repos absolu, compression ouatée, pointes de feu.

ARTHRITIS ou ARTHRITISME

Voyez : *Goutte*, *Rhumatisme*.

Sobriété, exercice, vie en plein air, frictions, massages, électricité. Régime plus végétal qu'animal : lait, légumes verts, fruits, eaux alcalines de Pougues. Bains avec 500 gr. de gélatine et 2 gr. d'arséniate de soude (G. de Mussy).

VIN D'ANDURAN

℞ Malaga............................ 300 gr.
Teinture d'aconit.................. 8
— de digitale................ 5
Bulbes de colchique.. } āā 3 gr. (macérés dans
Feuilles de frêne..... } alcool Q. s.)
M. S. A.

Trois à quatre cuillerées par jour.

PILULES DE G. DE MUSSY

℞ Benzoate de lithine.............. }
Poudre de jaborandi.............. } āā 0,10
Extrait de gaïac.................. }
M. pour une pilule.

2 à 3 à chaque repas.

Prendre matin et soir, dans une tasse légère d'infusion de feuilles de genêt, une cuillerée à café du mélange suivant :

℞ Iodure de sodium.................. 4 gr.
Benzoate de soude................ 1
Eau distillée...................... 100
M. S. A.

On peut aussi donner : les granules de colchicine et de digitaline à 1 milligr. (un ou deux par jour) ; les tisanes de gaïac, de sarracenia, de café vert, d'alkékenge ; l'iode et les iodures, les salicylates et les benzoates de soude ou de lithine, les pilules de sulfate de quinine et de quinium, etc...

LINIMENT DE HOME

℞ Savon noir........................... 30 gr.
Baume nerval......................... 15
Essence de térébenthine............ 10
Camphre.............................. 1
Carbonate d'ammonium.............. 1
M. S. A.

PILULES CONTRE LES ACCIDENTS NERVEUX DES ARTHRITIQUES
(Legendre)

℞ Arséniate de strychnine............. 0,001
Valérianate de quinine............... 0,10
Benzoate de lithine.................. 0,10
Extrait de gentiane.................. Q. s.
Pour une pilule.

On en prendra quatre à six par jour en deux ou trois fois.

ASCARIDES LOMBRICOIDES

Lavements calcaires, aloétiques, arsenicaux, mercuriels.

Enfant de trois ans et au-dessous :

℞ Santonine............................ 0,10
Calomel à la vapeur,................. 0,20
M. et divisez en 8 paquets.

Enfant de trois à douze ans :

℞ Santonine........................... 0,20
Calomel.............................. 0,40
M. et divisez en 8 paquets.

Adulte :

℞ Santonine........................... 0,40
Calomel.............................. 0,10
Jalap pulv........................... 0,20
M. et divisez en 8 paquets.

Un paquet tous les matins dans une cuillerée à café de miel ; boire ensuite une infusion de menthe poivrée. Le quatrième jour, huile de ricin (Baylet) ou mieux Hunyadi-Janos.

ELIXIR DE BOULLAY

℞ Sirop de sucre...................... 100 gr.
Vin blanc............................ 25
Mousse de Corse...................... 30
Alun................................. 0,10
Cochenille........................... 0,05
M.

Deux cuillerées à soupe le matin dans du lait.

LOOCH ANTHELMINTHIQUE (Audhoui)

℞ Huile d'amandes douces........ } āā 15 gr.
Gomme arabique pulv.......... }
Sirop de gomme....................... 20
— de limon........................... 10
Eau de fleurs d'oranger......... } āā 50
Eau de tilleul.................. }
Mousse de Corse pulvérisée........ 4
M.

En trois ou quatre doses (pour les petits enfants). Régime tonique, tisanes amères.

LAVEMENT ANTHELMINTHIQUE

℞	Décocté de racine de grenadier....	300 gr.
	Glycérine pure	20
	Extrait d'absinthe.................	0,50
	Gomme-gutte........................	0,50
	Jaune d'œuf........	n° 1
	M. S. A. (adultes).	

Le faire précéder de lavement simple, — le prendre toujours froid et couché.

Voir : *Oxyures*.

ASCITE

Maintenir l'abdomen par une ceinture.

Diagnostiquer l'origine (cardiaque, rénale, hépatique, cachectique, paludéenne, etc...) afin d'établir le traitement. Voir : *Cardiopathie, Mal de Bright*, etc. Diète lactée, vin diurétique, poudre de digitale. Paracentèse, en cas d'échec médical.

CONTRE L'ASCITE (Sasaki)

℞	Crème de tartre..................	10 gr.
	Eau distillée...............	100
	Sucre.............................	4
	Essence de citron................	Q. s.

F. S. A. — A prendre en trois fois, dans le courant de la journée, après avoir bien agité chaque fois le flacon.

Ascite dans la cirrhose (Duffin)

℞ Hydr. laurier-cerise...........	}	āā	30 gr.
Baume copahu.................	}		
M.			

Treize gouttes trois fois par jour dans du lait.

(Voyez aussi : *Cirrhose.*)

Courants continus le long des parois abdominales (Alvarenga), frictions d'huile camphrée, eau de Carabana.

Ascites cachectiques. — Quinquina, toniques, fer, calomel.

Ascites paludéennes. — Sulfate de quinine, iodure de fer, acide arsénieux, douches, vésicatoires volants.

Diurétiques et drastiques dans l'ascite *cardiaque* ; sudorifiques (jaborandi, poudre de Dower) dans l'ascite *rénale.*

Frictions contre l'ascite (Carceller)

℞ Onguent mercuriel.............	}	āā	30 gr.
Pommade belladonée...........	}		
Axonge fraîche................	}		
Poudre de scille....................			15
Camphre..........................			12
M. S. A.			

Pour frictions trois fois par jour, suivies d'un cataplasme de pariétaire cuite. Le camphre associé à l'onguent mercuriel prévient la salivation.

Voyez : *Cardiopathies, Impaludisme* et *Anasarque.*

ASPHYXIE

Chercher la cause, enlever l'obstacle (trachéotomie, tubage).

Chambre très aérée, tête haute, éviter les constrictions. Respiration artificielle, ventouses sèches.

Faire respirer de l'ammoniaque, de l'oxygène ; pratiquer l'électrisation du thorax, le marteau de Mayor, les injections d'éther ou de caféine.

Par submersion. — Couper les vêtements, coucher le malade sur le côté droit, le réchauffer avec des briques chaudes, le frictionner avec de l'ammoniaque ; lui faire respirer des sels anglais ; respiration artificielle, insufflation d'air de bouche à bouche. Vomitif. Lavement avec 5 gr. de tabac.

Par strangulation. — Desserrement des liens, saignée, etc...

Par gaz irrespirables. — Si c'est l'ammoniaque, inhalations de chlorure de chaux ; si c'est le chlore ou l'hydrogène sulfuré, inhal. d'ammoniaque. Injections hypod. d'éther.

Voyez : *Oxyde de carbone*, *Asthme*, *Bronchites*.

ASPHYXIE SYMÉTRIQUE DES EXTRÉMITÉS

Bains d'oxygène (Léon-Labbé).

Toutes les deux heures, un des paquets suivants, dans une gorgée d'eau vineuse (Chivé) :

℞	Seigle ergoté finement pulvérisé........	0,25
	Cannelle en poudre..................	0,50
	M. pour 25 paquets.	

Sulfate de quinine, 1 gr. par jour, en deux fois.

Courants continus sur la moelle épinière.

ASPHYXIE OU APOPLEXIE DES NOUVEAU-NÉS

Laisser couler deux cuillerées de sang par le cordon ; enlever les mucosités de la gorge ; frictions vigoureuses, flagellation, eau fraîche au visage, insufflation de bouche à bouche, exposition au feu, inhal. d'oxygène, bain de vin aromatique chaud.

ASTHÉNIE

Climat d'altitude ou climat maritime, suivant qu'il y a anémie simple ou lymphatisme.

Aliments réparateurs sous le plus petit volume : beef-tea, poudre de viande ; vin de Banyuls ; élixir de Garus, cordiaux ; suralimentation, lavements de peptone ; hydrothérapie et électricité statique, frictions, massages. Eaux minérales reconstituantes ; amers, quinquina, arsenicaux ; vanille, cannelle, tannin (pour détails, voyez à toutes les maladies chroniques).

Voir aussi : *Adynamie* et *Atonie*.

POTION CORDIALE (Beaumetz)

℞ Vin de Banyuls		90 gr.
Sirop d'écorces d'oranges		20
Alcoolé de mélisse		30
Teinture de cannelle		10
Extrait de quinquina		4
M.		

Trois à quatre cuillerées à soupe par jour.

POTION CORDIALE AROMATIQUE (Audhoui)

℞ Sirop d'œillet rouge		30 gr.
Alcoolat de cannelle		15
Confection d'hyacinthe		5
Eau de menthe poivrée	āā	60
Eau de fleurs d'oranger		
F. S. A.		

Même emploi.

ASTHÉNIE DES CONVALESCENTS (Capitan)

℞ Eau		100 gr.
Phosphate de soude	āā	10
— de potasse		
Arséniate de soude		0,12

Une cuillerée à café pendant le dîner ; aller progressivement jusqu'à deux cuillerées à café, si besoin est.

Le malade doit être prévenu qu'il devra cesser, s'il éprouve du mal de cœur ou une sensation de gonflement après le repas, et revenir, après quelques jours de repos, à une dose moindre.

POUDRE ZOOTROPHIQUE DE POLLI

♃ Hypophosphite de chaux.....	ãã	10 part.
Phosphate tribasique de chaux.		
Carbonate de chaux..........		
Chlorure de sodium.........		
Oxyde de fer...............		
Phosphate de soude.........	ãã	15 p.
Hyposulfite de magnésie......		
Bicarbonate de potasse......		
Oxyde de manganèse.........	ãã	2 1/2
Silicate de potasse..........		

M. S. A. intimement.

Un à deux grammes à chaque repas.

(C'est une formule commode d'huile de foie de morue d'été.)

Une ou deux après chaque repas.

PILULES TONIQUES DE MOSCOU

♃ Extrait de colombo..............	ãã	0,50
— de gentiane...............		
— de quassia...............		
— de fiel de bœuf...........		
Racine de gentiane pulvérisée.........		Q. s.

Maragliano recommande pour combattre la tuberculose pulmonaire la formule suivante :

♃ Phosphate de calcium...... ..	ãã	25 ctg.
Menthol......................		
Bicarbonate de soude...............		20
Poudre de noix vomique........	ãã	5
Lactate de fer................		

M.

Pour un paquet. A prendre 4 paquets par jour pendant le repas.

ASTHÉNOPIE

Repos des yeux, bon éclairage ; éviter le travail du soir.

℞		
Baume Fioravanti	} āā	30 gr.
Alcoolé de lavande		
Ether sulfurique		4
Camphre		1

M. (Gallois.)

Pour frictions péri-orbitaires trois fois par jour. Douches froides générales.

Traiter l'hypermétropie, porter des verres prismatiques (de Graefe) ou concaves faibles (Testelin). Couvrir un des yeux par un bandeau ; ténotomiser le droit externe (de Graefe).

ASTHME

Tisane de quebracho. Ventouses sèches sur le thorax. Pulvérisations et badigeonnages pharyngo-pituitaires avec une solution de cocaïne à un pour vingt. Injections de morphine.

Le vomitif enraie souvent les accès ; l'usage hebdomadaire des drastiques est aussi favorable.

Pilules de Dieulafoy

℞ Poudre de feuilles de belladone...	ãã	0,20
Extrait de belladone..............		
M. pour 20 pilules.		

Une chaque matin.

Interdire les altitudes élevées ; chercher e climat qui convient le mieux au malade. (Variabilité extrême à cet égard.)

Pneumothérapie, eaux minérales sulfu-euses et arsenicales. Air des forêts.

Examiner toujours l'état des fosses nasales et analyser les urines.

Potion de Huchard

℞ Eau distillée........................		300 gr.
Iodure de potassium..........	ãã	10
Teinture de lobélie..........		
— de polygala..........		
Extrait thébaïque....................		0,10
M.		

Une cuillerée matin et soir.

Pilules antiasthmatiques (Aulde)

℞ Sulfate de strychnine..........	0,010 à 0,020
Poudre d'ipéca................	0,80
Poivre noir en poudre........	0,30
Extrait de gentiane...........	1,20
Essence de wintergreen.......	I gtt.
Mêlez et F. S. A. 20 pilules.	

Prendre une pilule après chaque repas. n administrera en outre, en cas de consti-ation, des purgatifs salins (Hunyadi-Janos).

Solution de Trousseau

℞ Eau distillée	100 gr.
Arséniate de soude	0,05
Teinture de cochenille	XX gtt.
M.	

Une cuiller à café avant chaque repas.

Porter habituellement de la flanelle et prendre toutes les semaines un bain sulfureux ; éviter la distension gastrique et les écarts de régime. Eviter les vicissitudes atmosphériques, les odeurs, les poussières.

Traitement de l'accès (G. Sée)

1° *Pyridine*, pour prendre une aspiration trois fois par jour dans une assiette chaude ; en mettre une cuillerée à café. Aspirer pendant vingt minutes.

2° Aussitôt après chaque aspiration, prendre une grande cuillerée à bouche de la solution suivante :

℞ Sirop de tolu	ãã	250 gr.
— diacode		
Iodure de potassium		25

Poudre antiasthmatique (Cléry)

℞ Poudre de feuilles de stramoine	30 gr.
— de feuilles de belladone	30
— de nitrate de potasse	5
— d'opium	2

Mêlez. Faire brûler cette poudre sur une pelle rougie et aspirer la fumée.

ASTHME D'ORIGINE NASALE

Insufflations nasales fréquentes avec :

℞ Sulfate de quinine	5 gr.	
Poudre de benjoin	0	

M. S. A. porphyr.

CACHETS CONTRE L'ASTHME

℞ Phénacétine	4 gr.	
Sulfate de quinine	2	
Chlorhydrate d'ammoniaque	6	
Poudre de capsicum	0	25
Sulfate de strychnine	0	06

Mêlez et divisez en 32 cachets. A prendre 4 cachets par jour.

ASTHME ARTHRITIQUE (Monin)

℞ Sirop de café	300 gr.
Alcoolature d'aconit	XX gtt.
Iodure de lithium	10 gr.

M. S. A.

Une cuillerée à soupe avant le dîner et une dans la nuit.

CIGARETTES ANTIASTHMATIQUES (Hirtz)

℞ Extrait de datura	5 gr.
Alcool à 40°	50
Feuilles de tabac	100
Nitre } āā	5
Iodure de potassium } āā	5

F. S. A. 100 cigarettes.

Sirop d'éther, une cuillerée à café, de quart d'heure en quart d'heure, pendant les accès.

Asthme cardiaque (Sée)

℞	Sulfate de spartéine	0,50
	Sucre de lait	5 gr.
	Sirop simple	Q. s.

M. et diviser en 50 pilules de 1 centigramme.

De cinq à dix par jour.

Pilules de Latham

℞	Poudre de Dower	0,20
	— de scille	0,05
	Calomel	0,05
	Gomme ammoniaque	0,05

M. pour une pilule.

De trois à six par jour.

Pilules de Grasset

℞	Terpine	0,20
	Codéine	0,01

M. pour une pilule.

Faire 60 pilules semblables.

4 à 6 par jour.

Quinze à vingt gouttes d'extrait fluide de grindelia robusta de Derbecq dans une infusion d'hysope ou de lierre terrestre.

Un à trois grammes de teinture de quebracho dans de l'infusion d'érysimum ou de chou rouge.

Deux à cinq pilules de Morton tous les jours.

Cigarettes et poudre Espic.

LOOCH BALSAMIQUE (Beaumetz)

℞ Eau distillée de fleurs d'oranger....	110 gr.
— de laurier-cerise........	10
Baume du Pérou..................	2
Sirop d'orgeat......	30
Gomme arabique..................	5
M.	

A prendre par cuillerées à soupe.

Pointes de feu thoraciques superficielles.

ASTHME DES ENFANTS

Tient souvent à l'adénopathie bronchique et guérit par conséquent par l'huile de foie de morue, l'iode, l'arsenic. Rechercher toujours les polypes et les végétations adénoïdes naso-pharyngiennes.

Contre les accès, verser, quatre fois par jour, cinq gouttes de pyridine sur un mouchoir placé devant la poitrine et attaché au cou.

Dix à trente gouttes de mixture antiasthmatique de Boerhaave, dans une infusion de douce-amère.

℞ Miel blanc........................	80 gr.
Fleur de soufre....................	5
M.	

Une cuiller à café matin et soir.

Donner l'huile de foie de morue eucalyptée, l'iodure de fer.

ASTHMES THYMIQUE ET DE MILLAR

Voyez : *Spasme de la glotte.*

Cigarettes contre l'asthme.

On allume la cigarette, avant l'accès, et on aspire la fumée (quatre ou cinq aspirations par fumigation, avant ou après les repas indifféremment).

CIGARETTES ESPIC

℞	Belladone (feuilles)	0,30
	Stramonium id	0,15
	Jusquiame id	0,05
	Phellandrium (semences)	0,06
	Extrait d'opium	0,013

POUDRE ANTIASTHMATIQUE (Espic)

Formule : Mélange exact des mêmes plantes composant les cigarettes Espic :

Verser quelques cuillerées dans une soucoupe, allumer et aspirer largement.

ASTHME DE FOIN

Voir : *Fièvres, Rhinite.*

ASTIGMATISME

Verres cylindriques et bicylindriques montés toujours sur des lunettes (pour plus de fixité).

ASYSTOLIE

Eviter les efforts ; asseoir le sujet dans son lit. Déplétion sanguine par sangsues ou ventouses.

S'il y a lieu, paracentèse et scarification des œdèmes. Administrer 30 grammes d'eau-de-vie allemande dans du café ou du thé sucrés. Régime lacté. Assurer la diurèse et l'excrétion alvine (vin diurétique, eau-de-vie allemande).

Inhalations de nitrite d'amyle.

Injections sous-cutanées d'éther ou d'ammoniaque. Frictions avec le liniment ammoniacal.

PILULES DE LANCEREAUX

℞ Scammonée pulvérisée	}	
Scille	} ãã	0,05
Digitale	}	
M.		

De quatre à six par jour.

Un granule d'acide arsénieux et un de digitaline (à 1 millig.), deux fois par jour, dans un verre de lait. On peut prescrire aussi la strychnine, la caféine, la convallamarine et la spartéine.

POTION DE HECKEL

℞ Eau distillée	} ãã	25 gr.
Sirop de quinquina	}	
Teinture de kola		10
— de vanille		1
M. S. A.		

A prendre en trois fois.

Voyez aussi : *Cardiopathies*.

ATAXIE LOCOMOTRICE

Tous les huit jours, une douzaine de pointes de feu profondes le long de la colonne vertébrale. Bains sulfureux. Pendant quinze jours, 2 gr. d'iodure de potassium et pendant les quinze jours qui suivent, 2 centigr. de nitrate d'argent, quotidiennement (Hardy). — Hydrothérapie l'été, électrothérapie l'hiver (Zenner).

Interdire le café, le thé fort, l'alcool, les rapports sexuels, les bains de vapeur, les eaux thermales trop fortes. Comme électrothérapie, courants continus (trois séances par semaine). En cas de syphilis, frictions hydrargyriques.

Suspensions, par la méthode de Motchukowsky (d'Odessa).

Pulvérisations d'éther et douches froides sur le rachis.

Injections Brown-Séquard ???

PILULES DE MULLER

℞ Nitrate d'argent		0,30
Ergotine pure		3
Poudre de quassia	ãã	Q. s.
Extrait de quassia		

Pour 30 pilules.

Une trois fois par jour ; augmenter jusqu'à neuf et diminuer (surveiller les gencives).

Tous les jours, trois granules d'arséniate de strychnine à 1 milligr. — On peut aussi essayer l'antipyrine (2 grammes par jour), le phosphure de zinc, le bromure de camphre, l'antifébrine ou acétanilide (50 centigr. à 1 gr.). Combattre les douleurs fulgurantes par les injections de morphine.

PILULES DE MÉRAT

℞	Extrait aqueux d'opium...............	2 gr.
	Poudre de camphre.................	3
	Musc tonkin.........................	1
	Nitrate d'argent cristallisé...........	0,15
	Sirop d'anis.........................	Q. s.
	F. S. A. 48 pilules.	

(Progressivement de une à huit par jour.)

Contre les douleurs fulgurantes, faire des injections hypodermiques d'antipyrine; donner, d'heure en heure un cachet de 30 centigr. de phénédine ou phénacétine.

ATHREPSIE

Voyez: *Diarrhée infantile* et *Muguet.*

Supprimer tous les aliments, hors le lait maternel. Si l'enfant est trop faible pour téter, lui faire prendre du lait glacé, additionné d'élixir de pepsine ou de phosphate de chaux des Frères Maristes.

Réchauffer l'enfant par linges chauds, frictions, bains sinapisés (Parrot).

Soigner l'érythème par la poudre de lycopode iodoformée à un pour cent.

Lorsque l'athrepsie est à son comble, il faut « enterrer » l'enfant dans du sable chaud, ou lui donner des bains de son grillé. La couveuse rendra aussi des services.

Potion cordiale des bébés (Bouchut)

℞ Eau de menthe.................	}	
— mélisse.................	} ãã	p. æ.
— cannelle...............	}	

M.

Frictions excitantes

℞ H. de camomille camphrée......	}	
Essence de lavande............	} ãã	p. æ.
— de romarin............	}	

M.S. A.

Injecter du lait dans le pharynx (ou dans le nez, avec une sonde en gomme).

ATONIE EN GÉNÉRAL

Voyez : *Adynamie* et *Asthénie.*

Frictions contre l'atonie féminine (Monin)

℞ Alcool à 90°........................	300 gr.
Tannin pulvérisé....................	100
Essence de Wintergreen............	30

M.

A l'aide de la brosse de flanelle, matin et soir.

Contre la mollesse et le relachement des muqueuses (Monin)

℞ Eau de Pagliari.....................		200 gr.
Teinture de ratanhia...........	} ãã	20
— de gaultheria..........	}	
— de capsicum		10
Essence de néroli.....................		4

M. S. A.

A employer, pure ou coupée d'eau de camomille, en lotions, injections, lavages.

PILULES TONIQUES (Hugo Engel)

℞	Fer réduit par hydrogène	0,05
	Acide arsénieux	0,001
	Extrait de gentiane	0,05
	— de noix vomique	0,01
	— de quinquina	0,10
	Gomme et glycérine	Q. s.
	Pour 1 bol.	

Trois par jour.

SÉRUM ARTIFICIEL (Chéron)

℞	Sulfate de soude	8 gr.
	Phosphate de soude	4
	Chlorure de sodium	2
	Acide phénique neigeux	1
	Eau distillée stérilisée	100

On fait en général une injection de 5 à 10 grammes que l'on peut renouveler plusieurs fois et à plusieurs reprises. Le point d'élection est la région antérieure de la cuisse ou bien encore la région fessière.

VIN PHOSPHATÉ (Beaumetz)

℞	Banyuls vieux	200 gr.
	Sirop d'écorce d'oranges	60
	Phosphate de soude	6
	— de potasse	1
	M.	

Un verre à liqueur après chaque repas.

Glycéro-phosphate de chaux granulé Dalloz.

ATONIE GASTRO-INTESTINALE

1° Avant chaque repas, une demi-cuiller à café de :

℞	Craie lavée	} āā	30 gr.
	Magnésie calcinée		
	Poudre de colombo	} āā	2 gr.
	— de vanille		

2° A chaque repas dix gouttes de :

℞	Liqueur de Fowler	} āā	5 gr.
	Alcoolat d'aconit		
	Teinture de badiane		
	— de fèves de Calabar		
	M.		

3° Douches sulfureuses chaudes. Faradisation épigastrique (Sée).

Voir : *Tympanisme*, *Dyspepsie*, *Constipation*.

Régime de l'atonie gastro-intestinale. — Herbes, poulet, poisson, pâtes, sauces grasses, café et thé au lait. Eviter les drastiques; employer les grands lavements chauds, l'hydrothérapie, le massage, la gymnastique médicale. Attitude accroupie et non assise pendant la défécation (Malibran). Trois heures après chaque repas, un demi-verre à bordeaux de l'infusion suivante (Neftel) :

℞	Eau		240 gr.
	Rhubarbe	} āā	4
	Cardamome		
	M.		

Ou un verre à liqueur de vin de Chassaing.

Voyez : *Dyspepsie, Constipation, Anorexie,* etc.

Voir aussi notre ouvrage : *Hygiène et traitement des troubles digestifs.*

ATROPHIE MUSCULAIRE PROGRESSIVE

Bains sulfureux, douches froides, iodure potassique. Electricité. Vésicatoires volants sur le rachis et les gros troncs nerveux.

Pointes de feu le long du rachis. Repos musculaire.

Acupuncture. Eaux minérales hyperthermales, sulfureuses et chlorurées.

Avant chaque repas, 1 milligr. d'arséniate de strychnine, ou 5 centigr. d'ergotine.

Massages réguliers et méthodiques, exercices de gymnastique suédoise et graduée.

A chaque repas, une cuiller à soupe de :

℞ Sirop d'écorces d'oranges.......	300 gr.
Extrait hydralcoolique de kola..	10
Liq. de Fowler.................	LXXX gtt.

M. S. A. (Grasset).

Frictions excitantes (Monin)

℞ Teinture d'arnica...............	āā p. æ.
Alcoolé de mélisse............	
Alcool camphré................	
Essence de térébenthine........	
Baume Fioravanti..............	
Teinture de noix vomique.......	

M. S. A.

ATROPHIE PAPILLAIRE

Voyez : *Amaurose, Ataxie.* — Eviter le traitement mercuriel et ioduré, qui accélère la cécité (Wecker).

ATROPINE (Empoisonnement par)

Injection hypod. de pilocarpine à 3 milligr. (Voir : *Belladone.*)

AVORTEMENT

Repos horizontal, le bassin élevé ; compresses d'eau froide sur la vulve, les cuisses et l'abdomen. Lavements avec quinze gouttes de laudanum, toutes les 3 heures.

En cas de rétention du placenta, *attendre*, tout en tamponnant l'hémorragie. Si le col est fermé, le rouvrir avec le doigt imprégné d'extrait de belladone, et administrer, à l'intérieur, le seigle ergoté.

CONTRE LES MENACES D'ACCOUCHEMENT PRÉMATURÉ
(Cuzzani)

℞ Asa fœtida pulvérisé	}	ãã 6 gr.
Sirop de codéine	}	

Pour 60 pilules.

Donner d'abord une pilule par jour, et augmenter d'une, tous les deux ou trois jours, pour prévenir l'avortement à répétition (chez les femmes sujettes à l'accouchement prématuré). Traiter la syphilis.

AVORTEMENT IMMINENT (Richardson)

℞ Hydrate de chloral.................... 0,60
Extrait fluide de viburnum............. X gtt.
M.

A prendre toutes les demi-heures, dans un peu d'eau sucrée.

BALANITE, BALANOPOSTHITE

Placer entre le prépuce et le gland un peu d'ouate hydrophile imbibée de nitrate d'argent au trentième, — ou bien injecter la même solution.

Voir : *Diabète, Chancres, Syphilis, Blennorrhagie.*

Les grands bains et le repos, les injections sous-préputiales d'eau de guimauve et de pavots, avec un peu de poudre de calomel en suspension, permettent d'attendre patiemment la guérison.

(Ne jamais opérer le phimosis, s'il y a balanoposthite et chancres suspects.)

Vaucaire recommande les pansements avec l'oxyde de zinc en suspension dans le rétinol.

BALLONNEMENT

Voyez : *Tympanite, Pneumatose, Dyspepsie*, etc.

BARYTE (Empoisonnement par la)

Voyez : *Saturnisme aigu* (même traitement).

60 gr. de sulfate de magnésie dans un litre d'eau ; un verre toutes les heures.

BATTEMENTS ARTÉRIELS

Laxatifs. Perles d'éther ou de chloroforme. Bromure de camphre. Hydrothérapie.

Voyez : *Anémie, Nervosisme, Cardiopathie.*

BATTEMENTS DE CŒUR

Voyez : *Cardiopathie, Palpitations.*

BATTEMENTS ÉPIGASTRIQUES (Monin)

℞	Alcoolé de lavande	50 gr.
	Teinture éthérée de digitale	30
	— d'opium	20
	Ammoniaque	5
	M.	

pour frictions avec l'ouate hydrophile.

BÉGAIEMENT

Gymnastique orthophonique par les méthodes de Colombat ou de Chervin. Parfois, opérations chirurgicales.

BELLADONE (Empoisonnement)

Voyez : *Atropine*, *Solanées*.

BÉRI-BÉRI

Eloignement des régions équatoriales ; saine hygiène physique et morale. Hydrothérapie, électricité. Avant chaque repas, dix gouttes de la mixture suivante (Couto) :

℞ Extrait fluide d'ergot............	ãã p. æ.
Teinture de noix vomique........	
M.	

A prendre dans une infusion d'eucalyptus.

Le Dr Evezard préconise les courants continus, les drastiques et la potion suivante (à prendre en trois fois, dans la journée) :

℞ Eau	90 gr.
Gin	15
Acétate de potasse..................	0,25
M.	

Eviter l'usage du riz. Boire de la tisane de cainca, faire des frictions et du massage généralisés. Electrisations, bains de mer, phosphure de zinc.

BILIAIRES (Infections)

Commencer par 1 gr. de calomel. Le

lendemain, donner 3 fois par jour, un paquet avec 50 centigr. de salol et 25 centigr. de bétol et de benzonaphtol ; un grand lavement froid avec 1 litre de saponaire et 4 gr. de salicylate de soude. Voir: *Angiocholite*.

BLENNORRHAGIE CHEZ L'HOMME

Période aiguë. — Antiphlogistiques ; éviter les excitations sexuelles, l'équitation, la danse, la machine à coudre ; porter un suspensoir. Cesser l'usage du vin pur, de la bière, des liqueurs, des asperges et des fruits acides.

Cinq ou six gr. de salol à l'intérieur pour aseptiser les urines (Dreyfous). Tisanes d'uva-ursi, de stigmates de maïs, d'arenaria rubra, etc.

Faire porter un suspensoir à sous-cuisses ; purgation saline légère fréquemment et des bains alcalins amidonnés sont indiqués (eau de Carabana comme purgatif).

Conseils. — Uriner toujours avant chaque injection et maintenir sur le méat urinaire un peu d'ouate hydrophile salicylée, légèrement humectée. Pendant la période aiguë, boire du lait et de la tisane d'orge, avec poudres diurétiques, tempérantes et rafraîchissantes, de l'eau de goudron, de l'eau de Pougues-Saint-Léger. Mettre dans le lit de la poudre de camphre et prendre un grand bain tiède, tous les deux jours environ.

Quand l'écoulement devient muqueux, *balsamiques* : capsules d'extrait de cubèbe, de copahu, de goudron, de térébenthine, de pepto-santal Vicario, de Kava, de tolu, Pérou, matico, romarin, gurjum ou wood-oil...

Capsules de Raquin au copahivate de soude.

℞	Baume de Gurjun	10 gr.
	Gomme...........................	10
	Sirop de gomme..................	30
	Eau de menthe...................	50

A prendre en trois fois dans la journée.

Tenir compte de l'état diathésique (iodure de fer, arsenicaux).

Contre les érections, deux ou trois cuillerées par jour du sirop de Mauriac dans de l'infusion de nymphœa :

℞	Sirop de digitale	ãã 50 gr.
	— de morphine	
	Bromure de potassium..............	20
	M. S. A.	

Sirop de Leber antiblennorrhagique

℞	Sirop de cachou....................	120 gr.
	Essence de santal	9
	— de menthe poivrée.........	1
	M.	

Trois cuillerées à soupe par jour.

SIROP DE RICORD

℞ Sirop de baume du Pérou...........		500 gr.
Carbonate de fer.............	ãã	10
Extrait de ratanhia............		
M.		

Quatre cuillerées à soupe par jour.

LAVEMENT CONTRE LES ÉRECTIONS (Hôpitaux)

℞ Eau..............................	260 gr.
Jaune d'œuf......................	nº 1
Camphre..........................	0,50
Extrait d'opium..................	0,05
M	

OPIAT BALSAMIQUE

℞ Baume du Pérou..................	100 gr.
Copahu...........................	150
Tourteau d'amandes douces pulv....	Q. s.

pour un électuaire, à diviser en vingt-cinq doses ; de trois à six par jour (Bouchardat).

URÉTHRITE AIGUE (Hamonic)

℞ Eau distillée de roses..............	130 gr.
Salicylate de bismuth...............	5
Sulfate de quinine..................	1
M. (Agitez).	

Trois injections par jour.

S'abstenir de tout aliment irritant et des boissons alcooliques ; continence absolue ; éviter les excitations des sens ; boire du lait coupé avec une eau minérale diurétique.

INJECTION ANTIBLENNORRHAGIQUE (Meyer)

℞	Salol	10 part.
	Gomme arabique	5
	Eau distillée	200

M. S. A. pour une émulsion.

BLENNORRHAGIE AVEC PRIAPISME (Mauriac)

℞	Eau bouillie	150 gr.
	Glycérine pure	10
	Bromure de potassium	6
	Laudanum Rousseau	2

M.

en injections, quatre fois par jour.

Traitement abortif de Diday. — Il consiste en une seule injection de nitrate d'argent à 5/100. L'injection, faite par le médecin, doit aller jusque dans la fosse naviculaire, point d'élection du microbe, et ne pas dépasser vingt secondes.

La douleur produite est assez vive ; aussi il serait bon de faire ensuite une injection d'huile d'amandes douces et de donner un bain tiède. Il faudra, pendant quelque temps, éviter le coït et prendre un peu de camphre pour empêcher les pollutions nocturnes.

Les *formules d'injections* sont innombrables. Elles sont *astringentes* (tanniques, sels de plomb ou de zinc), *caustiques* (nitrate d'argent, acide chromique), *isolantes* (craie, bismuth, oxyde de zinc), *détersives* (vin), *calmantes* (laudanum), *anti-*

septiques (chloral, créosote, sublimé, permanganate).

BLENNORRHAGIE (Mauriac)

℞ Liqueur de Van Swieten		10 gr.
Eau distillée		100
M. S. A.		

On ajoute à la solution une petite quantité d'acide tartrique (5 grammes par litre) qui a pour propriété d'empêcher la précipitation de la solution.

Cette injection agit beaucoup mieux tiède que froide. Elle est, avec celle de permanganate au cinq centième, la meilleure à diriger contre l'uréthrite aiguë. On peut essayer aussi l'*injection de Schwimmer* :

℞ Eau distillée		100 gr.
Salicylate de mercure		0.01
M. S. A.		

BLENNORRHAGIE CHRONIQUE OU BLENNORRHÉE

Traiter toujours le rétrécissement concomitant.

(Dilatation progressive ; quelquefois électrolyse.)

SIROP DE RICORD

℞ Sirop de tolu		500 gr.
Carbonate de fer	ãã	10
Extrait de ratanhia		
M.		

quatre cuillerées par jour.

Bols de Zeissl

℞ Protoiodure de fer .... 1 gr.
Essence de térébenthine 0,50
Extrait de gentiane .... Q. s.
Pour 1 bol.

En prendre trois par jour.

Injection de Monin

℞ Eau gommeuse .... 350 gr.
Salinaphtol 5
Iodoforme porph .... 1 gr. 50
Chlorhydrate de cocaïne 0 60
Saponine .... Q. s.
M.

Agita ante usum.

On peut employer les bougies imprégnées de pommade au précipité blanc, à l'iodoforme, au sulfate de zinc, au glycérolé tannique, au liniment oléo-calcaire saturné et opiacé ; faire des instillations de nitrate ou de *grands lavages* permanganatés, etc.

Traitement de la blennorrhagie chronique
(W. Fleiner)

℞ Azotate d'argent 0,06
Lanoline .... 3 gr.
Huile d'olive 1,20
M. S.

Pour injections intra-uréthrales.

Dissolvez l'azotate d'argent dans une minime quantité d'eau avant de l'incorporer aux autres corps constituants de la solution.

BLENNORRHAGIE FÉMININE

Traitement de G. Sée. — Tampon de ouate assez gros, lié au milieu avec un fil servant à le retirer, et saupoudré de colophane porphyrisée (le renouveler trois fois par jour).

Traitement de Horand. — Irrigations boriquées chaudes au millième, suivies d'insufflations d'iodoforme. Tous les quatre ou cinq jours, badigeonner le vagin au nitrate d'argent, solution au cinquantième.

Traitement de Martineau. — Injection avec solution de chlorure de zinc au millième.

INJECTIONS DE BOYS

℞	Eau distillée........................	150 gr.
	Glycérine..........................	30
	Teinture d'iode....................	3
	Acide phénique....................	1 gtt.
	M. S. A.	

On peut aussi employer : l'eau blanche, l'alun, le chlorure de soude, l'acétate de zinc, l'acide borique, le vin aromatique, l'infusion de roses rouges, etc.

Toniques généraux, reconstituants et antiscrofuleux. Bains salés et sulfureux. Air marin. Pepto-santal de Vicario.

Voir : *Vaginite.*

Rhumatisme blennorrhagique

On donne trois fois par jour dix à quinze gouttes d'essence de wintergreen dans de l'infusion de saponaire (Taylor). Pointes de feu, puis compression ouatée. Iodures à l'intérieur (Mauriac).

Injection intra-articulaire contre l'arthrite blennorrhagique

Le Dr Pétrone emploie la solution suivante :

℞	Eau distillée....................	1.000 part.
	Permanganate de potasse........	0,25
	M.	

En même temps, il prescrit :

℞	Essence de térébenthine...........	5 gr.
	Acide phénique.....................	1
	Eau distillée........................	140
	Sirop simple.........................	60

A prendre par cuillerée à bouche toutes les deux heures.

Voyez : *Rhumatisme.* Voyez aussi : *Ophtalmie.*

BLÉPHARITES

Dans la période aiguë, cataplasmes émollients, lotions avec l'eau de sureau boriquée; compresses avec :

℞	Infusion de camomille.......	1 verre (tiède)
	Glycérine pure..............	2 cuillerées.
	Salicylate de soude..........	2 gr.

POMMADE ANTISEPTIQUE

℞	Vaseline.........................	10 gr.
	Paraffine........................	5
	Iodol............................	0,25
	Eucalyptol.......................	0,10

M. S. A. en onctions.

Eviter les adhérences et les déchirures ciliaires. Traiter l'état général (scrofule, herpétisme).

BLÉPHARITE CILIAIRE

FORMULE DE VIDAL

℞	Axonge très fraîche................	4 gr.
	Précipité jaune.....................	0,40
	Teinture de benjoin................	VII gtt.

M.

Eviter les poussières, la lumière vive, les frottements, les régimes trop excitants.

Verres coquilles fumés.

Compresses avec sulfate de zinc à 4 p. 1000.

Je conseille aussi avec succès, contre le pityriasis séborrhéique des paupières :

℞	Lanoline pure......................	10 gr.
	Eau de laurier-cerise...............	5
	Microcidine.........................	2

M. S. A.

Matin et soir, gros comme une lentille le long des bords ciliaires (Monin).

FORMULE DE GALEZOWSKI ET DE WECKER

℞ Précipité rouge 0,01
Acétate de plomb cristallisé........... 0,005
Axonge benzoïnée........................ 4 gr.
Huile de noisette....................... V gtt.
M.

(Même emploi.) Lavage préalable des yeux à l'infusion de thé vert.

Rafraîchir toujours les cils en en coupant l'extrémité (jamais d'épilation) et faire tomber les croûtes (avec les cataplasmes de fécule et les compresses de camomille chaude).

Enfants lymphatiques. — H. de morue l'hiver ; vin de Girard iodé, l'été.

Attention à la phthiriase !

POMMADE DE HUBERT

℞ Vaseline............................. 10 gr
Précipité blanc .... } āā 0,10
Oxyde de zinc................... }
Huile de bouleau..................... XII gtt.
M.

POMMADE DE GUÉPIN

℞ Axonge fraîche....................... 15 gr.
Carbonate de plomb 0,30
Calomel............................. 0,10
M.

BLÉPHARITE CILIAIRE (Monin)

℞ Cold-cream .... 10 gr.
Précipité blanc................. }
Résorcine .... } āā 0 gr. 10
Baume du Pérou.................. }
M.

En frictions gros comme un grain de chénevis sur le bord libre des paupières, principalement contre l'acné méiboméen.

BLÉPHAROSPASME

Massage de l'orbiculaire des paupières. Bandeau métallique. Supprimer les causes d'excitation nerveuse. — Vésicatoire temporal pansé avec la pommade belladonée.

BLESSURES

Voyez : *Plaies*.

BORBORYGMES

Voir : *Dyspepsie, Diarrhée, Tympanisme*, etc.

Le Dr J. Williams recommande contre les borborygmes l'huile essentielle de rue, à la dose d'une goutte dans une pilule trois fois par jour, après le repas.

BOTHRIOCÉPHALE

Voyez : *Ténia*.

BOULIMIE

Une goutte de laudanum aux moments des accès.

Voyez : *Dyspepsie*.

BOUTONS D'ALEP, DE BISKRA, etc.

Cautériser, de suite, au fer rouge.

BROMHIDROSIS PEDUM AUT CORPORIS

Voyez : *Hyperhidrose* et *Sueurs.*

Sueur des pieds (Legoux)

℞	Glycérine	10 gr.
	Perchlorure de fer liquide	30
	Essence de bergamote	XX gtt.

Badigeonner les pieds, matin et soir, avec un pinceau trempé dans cette mixture.

Bromhidrosis pedum (Monin)

℞	Eau distillée	200 gr.
	Bichromate de potasse	30
	Essence de lavande	2
	M. S. A.	

Pour badigeonnages interdigitaux matin et soir. Voir mon livre : *les Odeurs du corps humain, etc.*

Sueurs odorantes (Vieusse)

Poudrez les régions du corps qui dégagent de l'odeur, à l'aide d'une houppe trempée dans le mélange suivant :

℞	Poudre de riz	60 gr.
	Sous-nitrate de bismuth	25
	Permanganate de potasse	10
	Poudre de talc	5

M. S. A.

Bains de pieds avec 1 pour 200 de permanganate.

BRONCHECTASIE

Voyez : *Bronchite chronique* et *Dilatation des bronches.*

EMULSION DE GAÏACOL POUR LAVEMENT (Bourget)

℞	Huile d'olives	15 gr.
	Gaïacol	X gtt.
	Eau	250
	Jaune d'œuf	n° 1

M. S. A.

Dans les bronchites chroniques.

Pointes de feu nombreuses et répétées.

BRONCHITE AIGUE

Séjour au lit, si possible. Potages, lait, œufs.

PREMIÈRE PÉRIODE (Trousseau)

℞	Poudre de polygala	8 gr.
	Racine d'ipéca concassée	4
	Eau bouillante	150
	Infuser, filtrer et ajouter :	
	Miel dépuré	60

M.

Une cuillerée à café toutes les heures.

Tisanes de lierre terrestre, mauve, violette, tilleul, capillaire, fleurs et fruits pectoraux, sauge, thym, eucalyptus, etc.

Sirops béchiques, avec eau de laurier-cerise et opium, etc.

Repos dans une chambre chaude, mais bien ventilée. Eviter l'excès des préparations dites *pectorales*, qui irritent l'estomac et entraînent l'anorexie. Pédiluves sinapisés.

Pâtes de jujube, de lichen, de réglisse, d'eucalyptol ; pastilles de kermès, de tolu, d'ipéca, de soufre, etc. Julep gommeux et looch huileux. Pilules de cynoglosse à 0,10 (une le soir et une dans la nuit).

Voir aussi : *Rhume, Trachéite.*

Révulsifs légers : teinture d'iode, sinapismes, ventouses sèches.

POTION BÉCHIQUE (Delioux de Savignac)

℞	Carbonate d'ammoniaque	2 gr.
	Vieille eau-de-vie	30
	Hydrolat de fleurs d'oranger	40
	Sirop de gomme	25
	— de tolu	20
	— de morphine	15
	M.	

Une cuillerée par heure.

Le benzoate de soude (4 gr. par jour dans tisane chaude) diminue la fluxion congestive des muqueuses.

Tisane expectorante (Audhoui)

Pour 1000 d'eau bouillante, prenez 8 gr. d'hysope, 8 gr. de lierre terrestre et 20 centigr. d'ipéca en poudre grossière.

Pilules de Vigier

℞ Kermès minéral	}	
Poudre d'ipéca	}	āā 0,01
Extrait d'opium	}	
— de jusquiame	}	
— d'aconit	}	āā 0,02
Poudre de rhubarbe	}	

M. S. A. pour une pilule non argentée.

De trois à cinq par jour.

Pulvérisations contre la toux sèche (Monin)

℞ Eau de laurier-cerise	100 gr.
Teinture éthér. d'eucalyptus	50
Benzoate de soude	20
Chlorure d'ammonium	5

M.

Une cuillerée à soupe pour six d'eau chaude.

Potion pectorale de Magendie

℞ Infusion de lierre terrestre	100 gr.
Sirop d'althœa	30
Acide cyanhydrique médic	XV gtt.

M.

Une cuillerée toutes les trois heures.

GROG PECTORAL (Monin)

℞ Infusion de feuilles fraîches d'oranger.		100 gr.
Sirop d'érysimum		20
Vieux kirsch		30
Térébène		X gtt.

M.

A avaler chaud en se couchant.

BRONCHITE CHRONIQUE (De Smet).

℞ Poudre de quinquina	ãã	10 gr.
Fleurs de soufre		
Sirop d'althœa		Q. s.

Pour consistance d'électuaire.

Quatre cuillerées à café par jour durant deux à trois semaines.

BRONCHITE SUB-AIGUE (N. G. de Mussy)

℞ Goudron pur	1 gr.
Benjoin	0,50
Poudre de Dower	1,50

M. pour 20 pilules.

Une avant le repas.

BRONCHITE CATARRHALE (Le Gendre)

℞ Terpine	ãã	8 gr.
Baume de tolu		

F. S. A. 80 pilules.

Six à huit par jour à intervalles égaux ou bien :

℞ Sirop de térébenthine	20 gr.
Sirop de tolu	80

Quatre cuillerées à soupe par jour dans de la tisane de bourgeon de sapin.

℞	Térébenthine de mélèze	2 gr.
	Goudron	2
	Baume de tolu	6
	Benzoate de soude	Q. s.

F. S. A. 80 pilules.

Huit par jour.

Huile de foie de morue au goudron de Chevrier.

Adjoindre des frictions générales au crin et avec un mélange alcoolique et térébenthiné :

℞	Essence de térébenthine	20 gr.
	Alcool camphré	ãã 50
	Alcoolat de lavande	

M. S. A.

Bronchite grippale (Monin)

℞	Sirop de badiane	300 gr.
	Alcool camphré	30
	Acétaté d'ammoniaque	20

M.

Une cuiller à soupe toutes les 2 heures dans une infusion chaude de quinquina jaune.

Bronchite capillaire infantile

Ventouses Junod ; vomitif avec ipéca 1 gramme, sinapismes sur les fausses côtes.

Petit vésicatoire, tisanes de polygala et de violettes. Local chaud, mais bien aéré. — Une sangsue à l'épigastre ; une cuillerée à café, toutes les heures, du sirop de Desessartz ou bien de la potion suivante :

℞ Julep gommeux.......................... 50 gr.
Tartre stibié.......................... 0,05
Alcoolature de bryone.............. 2
M. S. A.

POTION DE BONAMY

℞ Vin de Malaga......................... 80 gr.
Sirop d'écorces d'oranges........... 20
Eau de menthe........................ 10
Acétate d'ammoniaque.............. 2
M.

Une cuillerée à dessert toutes les heures (au-dessous de deux ans).

En cas d'asphyxie imminente, donner, toutes les heures, une cuillerée à café de la potion suivante (Faria) :

℞ Eau de cannelle..................... 100 gr.
Teinture éthérée de phosphore.... VIII gtt.
Sirop d'éther......................... 20 gr.
M.

Chez les vieillards, prescrire *toniques et vésicatoires*.

BRONCHITE SYPHILITIQUE (Cursina de Moura)

℞ Sirop de baume de tolu............ 300 gr.
Biiodure de mercure................ 0,10
Iodure de potassium 10
Arséniate de soude.................. 0,05

A prendre de deux à trois cuillerées à soupe dans la journée.

BRONCHORRHÉE (bols de Bertrand)

℞ Fleur de soufre...................... } āā p. æ.
Baume de tolu ramolli.............. }

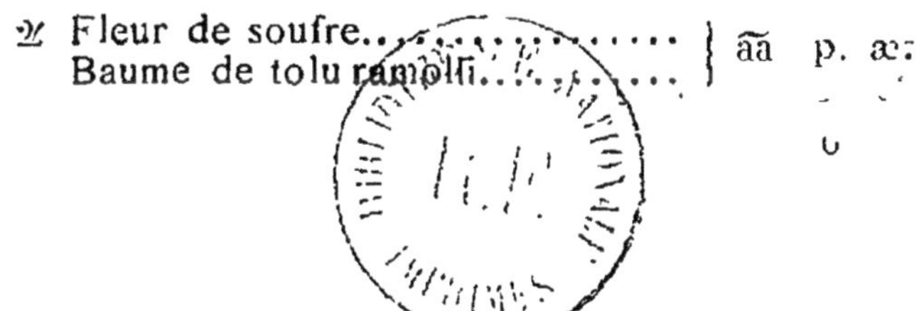

Malaxer ensemble et faire des bols de 2 gr. environ, que l'on roule dans du lycopode. — (Un bol matin et soir.)

Carbonate de gaïacol F. Vigier.

BRONCHITE FÉTIDE (Lancereaux)

℞ Julep gommeux.................... 200 gr.
Hyposulfite de soude............. 5
M.

(Par cuillerées dans la journée.)

BRONCHITE CHRONIQUE (Monin)

℞ Huile de foie de morue............ 500 gr.
Créosote ....
Iodoforme...................
Eucalyptol ....
Menthol..................... } āā 1
M. S. A.

Cuiller à soupe, une ou deux fois par jour.

BRONCHITE CHEZ LES CARDIAQUES (Monin)

℞ Poudre de Dower.................. 3 gr.
— de digitale.............
— de noix vomique........ } āā 2
M. pour 15 paquets.

Un, trois fois par jour, dans du thé léger additionné d'un peu de kirsch.

BRONCHITE DES SCROFULEUX (Monin)

℞ Emulsion d'huile de foie de morue.. 500 gr.
Iodoforme......................... 2
Baume du Pérou................... 10
Eucalyptol........................ 5
M. S. A.

REMÈDE ABORTIF DES BRONCHITES (Horatio Wood)

℞ Citrate de potasse.................. 15 gr.
Jus de citron........................ 30
Sirop d'ipéca........................ 15
Sirop de coquelicots................ 90
M.

Une cuiller à soupe toutes les deux heures.

BRONCHITE PUTRIDE (Legroux)

Matin et soir, une cuillerée à soupe de :

℞ Teinture d'eucalyptus.............. 3 gr.
Borate de soude..................... 1
Todd 40
Julep gommeux....................... 125
M.

On peut ajouter à cette potion :

Aristol..................................... 0.50

BRONCHITE CHRONIQUE INFANTILE (E. Bouchut)

Lait salé, légumes à la graisse, beurre salé, graisse d'oie, foie gras, jambon gras ; extrait de malt, stout, vin de quinquina et autres reconstituants.

1° Au déjeuner, une cuillerée à soupe de :

℞ Sirop de quinquina .... 300 gr.
Arséniate de soude.................. 0,20
M.

2° Au dîner, une cuillerée à soupe de :

℞ Huile de foie de morue............ 150 gr.
Elixir de garus............... } ãã 50
Sirop de quinquina........... }

3° Eau de goudron au repas. Vésicatoire à demeure sur le bras. Quand l'expectoration est abondante, deux perles de santal matin et soir dans une infusion d'eucalyptus.

BRONCHITE CHRONIQUE (Tanret)

℞ Terpinol...................... } ãã 1 gr.
Benzoate de soude.............. }
Sucre de lait...................... Q. s.
Pour 10 pilules.

A prendre dans la journée.

Bulles glutineuses créosotées Warin.

Climats chauds et secs ; cures de raisin et de petit-lait.

BRONCHITE SPASMODIQUE INFANTILE (Monin)

℞ Teinture de grindelia........... }
— d'aconit................ } ãã 2 gr.
— de ciguë............... }
— d'ipéca................ }
M.

Trois gouttes, trois fois par jour, dans un peu d'élixir de Garus.

BRONCHITE STRUMEUSE INFANTILE (Henri Roger)

Au repas, 60 grammes de viande crue saupoudrée de 2 grammes de phosphate de chaux. Avant chaque repas, une cuillerée à café de :

℞ Sirop d'iodure d'amidon............ 120 gr.
Iodure de potassium............... 1
M. S. A.

BRONCHO-PNEUMONIE

Les microbiens actuels conseillent les lavages antiseptiques de la bouche et du nez ; cela ne devra pas faire oublier les vomitifs et les toniques.

POUDRE DE LASÈGUE

℞ Calomel........................ } āā 0,10
Opium.......................... }
Tartre stibié........................ 0,20
M. et divisez en 6 paquets.

Un toutes les deux heures dans du pain azyme.

La quinine est souvent aussi très utile.

Si congestion pulm. intense : saignées, ventouses sèches, vomitifs, vésicatoires.

Esprit de Minderer, sirop d'éther, potion de Todd ; vin de quinquina chauffé ; thé de bœuf ; lait de poule additionné de kirsch et de café.

Dans la *pneumonie du sommet*, donner une potion avec 2 grammes de musc (Récamier) ou l'extrait d'opium à doses fractionnées (Bouchut).

Chez les vieillards : potion kermétisée, vésicatoires volants, vin de quinquina.

Chez les enfants :

℞ Infusion de mélisse.................. 60 gr.
Cognac.............................. 20
Sirop de quinquina............ } āā 15
— de fleurs d'oranger....... }
M.

Une cuiller à café toutes les heures (Roger).

Bains tièdes, drap mouillé, dans les cas graves. Injections sous-cutanées de caféine ou de strychnine.

BRONCHORRHAGIE

Voyez : *Hémoptysie.*

BRONCHORRHÉE

Voyez : *Bronchite*, *Catarrhe*, *Dilatation des bronches.*

Tous les matins, tasse de lait bouilli avec de la sauge.

PILULES CONTRE LA BRONCHORRHÉE (Bamberger)

℞ Racine de polygala pulv............. 4 gr.
Racine d'ipéca pulv................. 0,50
Essence de térébenthine rectifiée.... 4
Guimauve et mucilage de gomme..... Q.s.
F. S. A. 50 pilules.

Trois ou quatre par jour aux personnes atteintes de bronchorrhée. — Inhalations de térébenthine ou de goudron. — En été, séjour dans les forêts de conifères.

BRONCHITE CHRONIQUE INFANTILE (Monin)

℞	Sirop de bourg. de sapin...........	100 gr.
	Teinture de tolu.....................	20
	Créosote de hêtre...................	0,75
	Teinture de quillaya................	Q. s.

Pour une émulsion (à prendre en quarante-huit heures).

BRONCHORRHÉE (Monin)

℞	Sirop de térébenthine...............	200 gr.
	Acide phénique pur.................	1
	Essence d'eucalyptus...............	2
	M.	

Une cuillerée à soupe trois fois par jour.

TRAITEMENT DE LA BRONCHITE ANCIENNE (Lejeune)

℞	Teinture de benjoin................	1 gr.
	Julep gommeux.....................	120

A prendre dans les vingt-quatre heures.
On peut aussi prescrire le tolu Le Beuf.

BRUCINE (Empoisonnement)

Voyez : *Strychné* (empoisonnement).

BRULURES

Lotions réfrigérantes ; percer les phlyctènes sans déchirer l'épiderme.

Irrigations et bains prolongés.

Pommade contre les brulures (Monin)

℞		
Lanoline	} ãã	parties égales
Huile de lin		
Ichthyol		
Laudanum Sydenham		

M.

Pour pansements ouatés.

Nouveau liniment oléo-calcaire (Monin)

℞		
Huile d'olive	} ãã	6 part.
Eau de chaux		
Salol ou iodol	} ãã	1 part.
Laudanum Syd		

M.

Pour badigeonnages et recouvrir d'ouate.

Pommade de Wendt

℞		
Lanoline	} ãã	17 gr.
Eau distillée		
Blanc de baleine		4
Chlorhydrate de cocaïne		2

M.

(Contre les brûlures très douloureuses.)

Après avoir trempé dans l'eau la partie brûlée, la badigeonner avec l'essence de menthe poivrée, ou l'huile de pin du Canada.

Bicarbonate de soude en poudre ou en compresses. — Voyez : *Plaies.*

Mélange de Richtmann

℞	
Aristol	3 gr.
Huile d'olives	20
Lanoline	77

En application sur les brûlures.

COTON COCAÏNÉ ET BORATÉ (Eller)

℞	Solution de cocaïne à 2 o/o	30 gr.
	Acide borique	2
	Glycérine	4
	Acide phénique	1
	Coton absorbant	30

F. S. A.

POMMADE DE RECLUS

℞	Vaseline		50 gr.
	Antipyrine	ãã	5
	Acide borique		
	Iodoforme		1

M. S. A.

BRULURES DE L'ŒIL (Trousseau)

Par la chaux vive : compresses d'eau sucrée (Gosselin) ; par les métaux en fusion, compresses boriquées glacées ; par les acides, compresses alcalines.

Dans toutes les brûlures, ne pas omettre de traiter l'état général et surtout de calmer la douleur. Contre la stupeur, alcool stimulants, quinine. Immédiatement après la brûlure, irrigations d'eau froide, *bains tièdes prolongés*, cataplasmes de pulpe de pommes de terre froide, lotions d'eau de Goulard additionnée de laudanum et de teinture de benjoin ; cataplasmes d'amidon arrosés avec la liqueur de Labarraque, etc.

Brulures généralisées

Bains de deux heures, suivant la formule de Most :

Six à huit seaux d'eau froide.
Un seau de lait caillé.
2 à 300 gr. d'alun de potasse.

On recommande aussi les irrigations d'eau de Seltz, les pansements avec la vaseline phéniquée, la gaze salolée, etc.

Par la position et la surveillance, on évite les cicatrices difformes et les adhérences vicieuses.

(Séparer les doigts avec de la tarlatane boriquée humide, etc...)

BUBON

Voyez : *Adénite*.

Traitement abortif. — Injection avec teinture d'iode, ou bien solution de nitrate d'argent, d'acide phénique. Repos absolu au lit.

Badigeonnage de Zeissl

℞ Teinture d'iode	....	30 gr.
— de noix vomique	....	10
— de belladone	....	5
M. S. A.		

On peut aussi essayer : les vésicatoires volants, les fomentations avec le sel ammoniac, la pommade à l'iodure de plomb. Ponction, après lavage de la peau avec le chlorol Marye.

Bubon suppuré. — Injections avec la teinture d'iode iodurée, la vaseline iodoformée ; pansements avec la liqueur de van Swieten, la solution de chlorure de zinc au dixième, la gaze iodoformée, etc... Compression ouatée méthodique.

A l'intérieur, laxatifs, sirop d'iodure de fer, tisanes amères.

Bains sulfureux tous les trois ou quatre jours.

Si phagédénisme, cautère actuel ou pansement avec la mixture de Rodet :

℞	Eau		32 gr.
	Perchl. de fer	ãã	4
	Acide citrique		
	Acide chlorhydrique		

M. S. A.

CACHEXIES

Voyez aux diverses maladies chroniques (*Cancer*, *Leucémie*, *Scrofule*, *Syphilis*, *Tuberculose*). Voir aussi : *Anémie*, *Atonie*, *Consomption*.

Alimentation analeptique : viande crue, beef-tea au sustenteur, poudre de viande, peptonate de fer Robin, vins de coca, de quinquina, de maté, de kola, potion avec teinture de cannelle et extrait de quinquina ;

préparations arsénico-martiales, etc., etc.

Air pur, soleil, frictions, bon régime de vie.

Cachexie gastrique

Voyez : *Dyspepsie*. Essayer régime lacté absolu, végétarisme, hydrothérapie énergique, courants continus, tridigestine Dalloz.

Si le sujet n'est pas trop affaibli, voyages en mer.

Cachexie nerveuse

Voyez : *Nervosisme, Hystérie.*

Cachexie pachydermique

Voyez : *Myxœdème.*

Cachexie palustre

Voir : *Impaludisme.*

Changement de climat, hydrothérapie (douches en lance sur les hypocondres), sirop d'iodure de fer, vin de quinquina.

Cure d'eaux alcalino-arsenicales et ferrugineuses : Pougues-les-Eaux (Nièvre).

Traiter les accès de *fièvre intermittente* et les *névralgies.*

Tous les jours, deux tasses de café fort ; tisanes amères (germandrée, centaurée, absinthe, ââ). Frictions avec :

℞ Huile de laurier............ } āā 10 gr.
— d'eucalyptus............ }
Teinture de quinquina.......... } āā 20 gr.
— de cubèbe............ }
M. S. A. (Monin).

TRAITEMENT DE SEMMOLA

℞ Décocté de calisaya................ 300 gr.
Liqueur de Fowler.................. VI gtt.
M.

A prendre en trois fois dans la journée.

PILULES DE MOUSNIER

℞ Extrait de quinquina............ }
Poudre de rhubarbe............ } āā 5 gr.
Fer réduit par l'hydrogène...... }
Arséniate de fer...................... 1
M. S. A pour 100 pilules.

PILULES DE C. LAGNEAU

℞ Extrait de valériane............ }
Assa fœtida.................. } āā 1 gr.
Thridace..................... }
Extrait thébaïque................... 0, 10
Sulfate de quinine.................. 15
F. S. A. des pilules de 15 centigrammes.

CALCULS BILIAIRES

Voyez: *Lithiase biliaire* et *Coliques hépatiques*. Vals-Précieuse.

CALCULS INTESTINAUX
(Bézoards, entérolithes)

Purgations répétées au séné et à l'huile de ricin. Cures de petit-lait ou de raisin. Extraction chirurgicale. Voir : *Scybales*.

CALCULS SALIVAIRES

Cure hydro-minérale alcaline : Vals St-Jean. — Extraction, suivie de lavages à l'eau iodée.

CALCULS URINAIRES OU VÉSICAUX

Saison à Contrexéville.

Voyez, pour le traitement médical : *Gravelle.* S'il y a calculs, on est presque toujours obligé de recourir à la lithotritie ou à la taille.

CALLOSITÉS

Voir : *Cors*, *Kératose.*

L'emplâtre salicylé réussit très bien contre les callosités palmaires et plantaires.

CALVITIE

Voyez : *Alopécie.* Raser la tête, soigner les affections du cuir chevelu. Nettoyer la tête avec :

℞	Alcool à 90°	100 gr.
	Sublimé	0 05
	Essence d'aspic	X gtt.
	M.	

A appliquer le soir (Monin).

POMMADE ANTICALVITIQUE DE LASSAR

℞ Chlorhydrate de pilocarpine......... 2 gr.
— de quinine............. 5
Soufre précipité.................... 10
Baume du Pérou.................... 20
Moelle de bœuf, Q. s. pour faire 100 gr.
M. S. A.

A appliquer le matin.

CALVITIE NERVEUSE (Monin)

℞ Alcoolé de verveine............ ⎫
Ether sulfurique................ ⎬ āā 25 gr.
Huile de ricin.................. ⎭
Acide acétique pur.................. 10
Essence de Wintergreen............ 5
M. pour frictions.

BRILLANTINE ABSALONIENNE (Monin)

℞ Lanoline pure........................ 50 gr.
Alcoolé de pyrèthre................. 25
Teinture d'ambre.................... 10
Acide lactique...................... 2
M. S. A.

Voir mon *Hygiène de la beauté.*

CANCER EN GÉNÉRAL

Voyez: *Carcinose.* Dans le cas de tumeur accessible, cautériser avec l'acide chromique déliquescent ou bien la poudre de Plenk:

℞ Oxyde rouge de Hg............. ⎫
Alun calciné.................... ⎭ āā 1 gr.
Poudre de sabine..................... 4
M.

ou encore le caustique de Récamier ; eau régale, 30 ; chlorure d'or, 0,30.

CANCER GASTRIQUE

Lait additionné d'eau de chaux ou d'eau phéniquée au millième. Purées et poudre de viande.

Pepsine et pancréatine. Peptones. Séjour à la campagne.

Lavement de chloral, injections de morphine.

Lavages de l'estomac à l'eau de Vals Saint-Jean tiède, pour éviter l'auto-intoxication septique.

Voyez aussi : *Vomissements*, *Dyspepsie*.

EPITHÈME DE RICHTER

℞ Extrait de ciguë	15 gr.
— de jusquiame	7
Poudre de belladone	2
Acétate d'ammoniaque	Q. s.
F. S. A.	

A placer au creux épigastrique.

Trois fois par jour, une des pilules suivantes (Monin) :

℞ Extrait de ciguë	0	05
— d'opium	0	05
Carbonate de magnésie	Q. s.	
M.		

Un cachet de benzo-naphtol de 0,50, tous les 2 ou 3 jours, pour retarder la septicémie gastrique.

Cancer gastrique (Monin)

℞ Sirop de thuya .... 400 gr.
Teinture de cannelle de Ceylan..... 60
Chlorate de soude................. 40
M.

Une cuillerée à soupe 3 fois par jour dans une tasse de tisane d'orge.

Condurango gomme stomachique (Krauss)

℞ Extrait fluide de condurango..... XXX gtt,
Chloral......................... 1 gr.
Sirop d'oranges amères.......... 20
Eau distillée................... 130
M. D. S.

A prendre trois à six cuillerées à bouche par jour.

Lavement alimentaire (Muselli)

℞ Bouillon de bœuf.................. 600 gr.
Œuf de poule..................... 1
Vin de Bordeaux.................. 150
Bicarbonate de soude............. 0 50
Teinture d'opium................. IV gtt.
Chlorure de sodium............... 0 20
Peptone.......................... 4 cuillerées.
M. S. A.

Autre formule (Jacoud)

℞ Jaune d'œufs..................... n° 2
Peptone sèche.................... 10 gr.
Bon vin.......................... 120
Bouillon......................... 250.
M.

Autre formule (Monin)

℞ Lait sucré.................. } āā 100 gr.
Thé de bœuf................. }
Rhum vieux....................... 30
Laudanum Syd..................... X gtt.
M. S. A.

CANCER DU POUMON

TRAITEMENT DE BARIÉ

Appliquer fréquemment sur le thorax de larges cataplasmes sinapisés, suivis d'onctions calmantes de laudanum, d'huile de jusquiame ou de liniment chloroformé. Dès que ces moyens deviennent insuffisants, on leur substitue des pulvérisations au chlorure de méthyle, de petits vésicatoires volants pansés au cérat opiacé, des injections sous-cutanées de chlorhydrate de morphine. Si la dyspnée est provoquée par un épanchement pleural abondant, on pratique la ponction, en ayant soin de ne pas vider entièrement la plèvre. Dans le cas où l'épanchement se produit, on peut recourir à de petites ponctions répétées, pratiquées à des intervalles aussi éloignés que possible, et en se bornant à évacuer seulement le trop-plein de la plèvre.

CANCER UTÉRIN

PILULES DE B. BALL

℞ Mastic 0,15
Soufre pulvérisé 0,10
M. pour une pilule.

Huit par jour.

Combattre la *constipation* ; pédiluves sinapisés, s'il n'y a pas d'hémorragies. Contre les *hémorragies* et les douleurs pulsatiles : dragées d'ergotine. Curettage.

TOPIQUE DE GILLETTE

℞	Iodoforme	18 gr.
	Charbon de Belloc	15
	Sulfate de quinine	3
	Essence de menthe	XL gtt.
	M. pour tampons.	

Régime fortifiant, vie au grand air. Cautérisations au chlorure de zinc, amputation du col. Au dernier degré, potion avec 2 grammes d'antipyrine pour 200 grammes de sirop de codéine, à administrer par cuillerées à soupe d'heure en heure. Voyez : *Métrites*.

INJECTION DÉSINFECTANTE (Chéron)

℞	Vinaigre blanc	300 gr.
	Teinture d'eucalyptus	45
	Salicylate de soude	20
	Acide salicylique	1
	M.	

Une à cinq cuillerées par jour pour un litre d'eau tiède.

CANCROIDE

Cautériser avec une solution saturée d'acide picrique.

Appliquer la pâte arsenicale de Rousselot, ou la pâte caustique de Bougard :

℞ Farine de froment............. }	ãã	60 gr.
Amidon...................... }		
Arsenic............................		1
Cinabre............................		5
Sel ammoniac.......................		5
Sublimé corrosif...................		1
Soluté de chlorure de zinc à 52°.....		245

En mélangeant intimement, faites une pâte molle sans grumeaux.

A l'intérieur on peut essayer la teinture de thuya, XL à LX gouttes par jour, ou bien les pilules suivantes, dues à Marçon :

℞ Huile de chaulmoogra...............	10 gr.	
Extrait de cachou...................	5	
— de ratanhia...................	5	
— d'opium......................	0	25
Pour 100 pilules.		

De quatre à quatorze par jour.

Pansement avec la solution de chlorate de potasse concentrée ou avec la poudre de bleu de méthylène.

En cas d'hybridité cancéro-syphilitique, donner l'iodure potassique à hautes doses.

Intervention opératoire. Voir *Epithélioma*.

CANITIE

Pour cette question d'hygiène cosmétique, consultez, s'il vous plaît, mon *Hygiène de la beauté*, où j'ai donné un grand nombre de formules.

CANTHARIDES (Empoisonnement)

Faire vomir au sulfate de cuivre. Donner toutes les cinq minutes une cuiller à soupe de :

℞ Sirop de gomme.................. 150 gr.
Camphre pulvérisé................ 2,25
Laudanum......................... XV gtt.
M.

Potions émollientes : lait, eau de guimauve.

Dans le cas où les vomissements ne se seraient pas produits, donner l'injection sous-cutanée :

℞ Eau de laurier-cerise................ 1 gr.
Chlorhydrate d'apomorphine.......... 0,015
M. S. A.

Pas de potions huileuses : purgatifs salins doux, bains prolongés, injections de morphine.

CARCINOSE

Traitement médical. — Condurango, teinture de thuya ; térébenthine de Chypre, unie aux préparations de ciguë ; eau ozonisée (Lender). Arsénicaux, chlorate de potasse.

— Régime végétal (Reclus) ; exercice actif, hydrothérapie, frictions.

Climats du Cap et de Mexico (Neudorfer).

Analgésiques, anesthésiques, antiseptiques.

PILULES DE CRÉOLINE (Neudorfer)

℞ Créoline		5 part.
Bicarb. sod	} āā	10
Huile de foie de morue		

M. et divisez en 100 parties égales.

(Dans des capsules gélatineuses.) De deux à huit par jour.

PILULES DE TÉRÉBENTHINE DE CHIO

℞ Térébenthine de Chio	4,50
Soufre lavé	1,50
Poudre de cannelle	Q. s.

Pour 30 pilules.

Six par jour.

ONGUENT

℞ Vaseline	30 gr.
Térébenthine de Chio	5

F. S. A. à chaleur douce.

Sur les cancers ulcérés, douches d'acide carbonique (Demarquay).

TUMEURS CANCÉREUSES (Thompson)

℞ Extrait de ciguë	5 gr.
Iodure d'arsenic	0,25

M. S. A. pour 50 pilules.

Une au milieu de chaque repas.

PANSEMENT (Robinson)

℞ Eau	10 part.
Bromure de potassium	3
Brome	1

M.

EMPLATRE DE DUPUYTREN

℞ Vigo cum merc.		20 gr.
Extrait de belladone		5
F. S. A.		

PILULES DE DEVAY

℞ Extrait de belladone	ãã	1 gr.
— de ciguë		
Protoiodure de fer		3
Poudre de gentiane		Q. s.
Pour 60 pilules.		

Trois par jour.

PILULES DE DEBREYNE

℞ Chlorure d'or et de sodium	0	10
Poudre d'amidon	2	
Gomme arabique	0	50
Eau distillée	Q. s.	
Pour 40 pilules.		

Tous les jours, une pilule en frictions dans l'intérieur de la bouche, puis l'avaler.

TRAITEMENT DE GÉLINEAU

1° Matin et soir, au lever et au coucher, X à XV gouttes de teinture de thuya dans une infusion quelconque ;

2° Au début des repas, trois fois par jour, III à V gouttes de liqueur de Fowler dans eau et vin ; régime végétarien ;

3° A la fin des repas, un verre à bordeaux d'une macération de condurango dans du vin vieux de Bordeaux (100 grammes pour un litre de véhicule) ; quelques faits heureux militent en faveur de cette préparation ;

4° Tous les deux jours, une injection sous-cutanée à la fesse ou dans le deltoïde, d'une solution d'arséniate de strychnine, comme tonique et microbicide.

CARDIOPATHIES

Eviter les eaux minérales, l'hydrothérapie et même les bains, le fer et les toniques. Chercher un climat moyen et uniforme, peu humide, sédatif, peu venteux. Eviter les exercices exagérés, la marche ascensionnelle, brusque, le travail cérébral excessif. Régime azoté, antiobésique. — Permettre le café, s'il n'y a pas de palpitations. Soigner la dyspepsie, la constipation, la pléthore abdominale (Sée). Vin Bravais à la kola, coca, guarana.

Voyez : *Endocardite, Péricardite, Tachycardie.*

PILULES CARDIAQUES (Huchard)

℞ Benzoate de soude	}	
Caféine citrate	} ãã	3 gr.
Extrait de stigm. de maïs	}	
Huile essentielle d'anis		III gtt.

F. S. A. 60 pilules.

Quatre par jour.

En cas de dyspnée soudaine, régime lacté exclusif, ventouses sèches, inhalations d'iodure d'éthyle et potion à l'iodure de sodium.

En cas d'exagération impulsive du cœur, donner le bromure de sodium et celui d'ammonium, dans la tisane de coronille.

Cure de terrains (Œrtel).

Hypertrophie du cœur (Da Costa)

℞	Teinture d'aconit	I gtt.
	— de vératre vert	III
	Sirop de gingembre	7 gr.
	M.	

A prendre en une seule dose, trois fois par jour. Diète lactée, poissons, légumes. Ni café ni tabac.

Névropathie cardiaque (Bouchut)

℞	Julep gommeux	120 gr.
	Liqueur d'Hoffmann	XII gtt.
	Castoréum (teinture)	XX
	Extrait de valériane	0,75
	M. S. A.	

Une cuillerée au moment des palpitations nerveuses ou de l'angoisse cardiaque.

Poudre de Péter

℞	Feuilles de digitale pulvérisées.	ãã 0 15
	— de scille pulvérisées...	
	Calomel	
	M. en trois paquets.	

A prendre de demi en demi-heure.

Insuffisance tricuspidienne (Potain)

Digitale, sangsues au cœur, régime lacté. Soigner l'estomac.

Palpitations anémiques (Lamare)

℞ Phosphate trib. de fer.......... ..	0	50
— de soude	0	25
Bicarbonate de sodium............	0	10
F. S. A. 1 paquet.		

que l'on prendra à chaque repas.

Mixture toni-cardiaque (Huchard)

℞ Extrait fluide de kola........	ãã 20 gr.
— de coca..........	
Teint. alc. de digitale............	10
M. S. A.	

XXV gouttes 2 ou 3 fois par jour.

Insuffisance mitrale (Monin)

℞ Sirop de café	ãã 80 gr.
— de quinquina	
— d'asperges	
Extrait de convallaria................	10
Iodure de sodium	4
M.	

Trois cuillerées à soupe par jour.

(Dans les lésions chroniques du cœur, entretenir, en bas du mamelon, un cautère permanent à la pâte de Vienne.)

Stéatose cardiaque (Kisch)

℞ Poudre de rhubarbe............	ãã 2 gr.
— d'aloès.................	
— de digitale.............	
Extrait de trèfle	Q. s.
Pour 30 pilules.	

Une toutes les trois heures. Grogs au cognac; injections sous-cutanées d'éther, si stase sanguine très forte. Eaux minérales ferrugineuses. Vin de kola Natton.

Hydropisie cardiaque (Sée). — Diète lactée, diurétiques et drastiques. Si le rein est atteint, jaborandi, Hunyadi-Janos.

Arythmie cardiaque. — Supprimer thé, café, tabac, alcool.

℞	Sirop de chloral....................	60 gr.
	Bromure de sodium....	2
	Teinture de convallaria...........	XX gtt.
	M.	

Une cuillerée à soupe le soir et dans la nuit.

Insuffisance aortique

Iodure de potassium, 50 centigr. ; joint au bromure, 1 gr. par jour.

En cas d'asystolie, digitale, vésicatoires précordiaux, saignée.

Congestions viscérales. — Saignées, ventouses sèches, Hunyadi-Janos.

Hydropisie, foie cardiaque (Jules Félix)

℞	Sirop de salsepareille..............	240 gr.
	Teinture de racine de bryone.......	10
	Iodure de potassium................	3
	M. S. A.	

Quatre cuillerées par jour.

Régime lacté et végétal ; vin diurétique de Trousseau. Cure de petit-lait.

LAVEMENT CONTRE LES CRISES DE L'INSUFFISANCE AORTIQUE (Sée)

℞ Eau de camomille.................. 150 gr.
Mucilage de gomme................ Q. s.
Hydrate de chloral................. 5 gr.
M.

Surcharge graisseuse du cœur. — Supprimer du régime les corps gras, les féculents et les sucres, réduire le plus possible les boissons ; instituer le traitement par la marche (cure de terrains de Œrtel) et notamment les ascensions graduées. Comme médicaments, iodure de potassium, caféine et benzoate de soude.

PALPITATIONS DES ARTHRITIQUES (Bowditch)

℞ Poudre de digitale.................... 0,50
— de semence de colchique...... 1
Bicarb. sod.......................... 1,50
M. S. A. et divisez en 20 pilules.

Trois ou quatre par jour, pendant huit jours ; puis une pilule seulement le soir en se couchant, pendant un mois.

VERTIGES DES CARDIAQUES (Monin)

℞ Teinture de boldo............ } ãã 15 gr.
— de musc.............. }
— de digitale............ }
M.

Douze gouttes avant le repas, dans une infusion de fleurs de genêts ou de l'eau de Vals-Saint-Jean.

PILULES DE VULPIAN

℞ Poudre de digitale		1 gr.
Extrait d'absinthe	ãã	p. æ.
Sirop d'anis		
Pour 10 pilules.		

Deux à quatre par jour (en dehors des repas).

OXYMEL DIURÉTIQUE (Gubler)

℞ Teinture de digitale	ãã	10 gr.
Extrait aqueux d'ergot		
Acide gallique		5
Bromure potassique	ãã	30
Eau de laurier-cerise		
Sirop de cerise		400
Oxymel scillitique		515
M. S. A.		

2 à 4 cuillerées par jour.

CARDIOPATHIES (Paul)

℞ Extrait aqueux de muguet	10 gr.
Infusion de thym	200
Sirop d'écorces d'oranges	70
M. S. A.	

Trois cuillerées par jour dans la tisane de genêts.

TROUBLES D'INNERVATION CARDIAQUE (Silveira)

℞ Eau de tilleul	360 gr.
Extrait de barbes de maïs	20
— de convallaria	80
M.	

(Par cuillerées à soupe.)

Pour renforcer la musculature cardiaque,

on peut aussi donner les granules de strophantine à 1/2 millig. ; deux à trois par jour.

Climats de montagnes et de forêts.

Injection hypodermique de digitale

℞ Vaseline liquide.................... 10 gr.
Chloroforme........ 2
Digitaline cristallisée 0,02
M. S. A. 1 gramme en injection.

Asystolie de la cardite (Monin)

℞ Poudre de digitale..............
Citrate de caféine ....
Extrait de quinquina .... } āā 1 gr.
— de convallaria..........
M. S. A. et divisez en 20 pilules.

Une matin et soir.

Myocardite

Eviter la digitale ; donner, trois fois par jour, un paquet avec :

℞ Bicarb. sod...................... 0 50
Poudre d'opium brut 0 02
M.

Eviter les changements de température, le tabac, etc.

Pilules tempérantes toniques de Chomel

℞ Poudre de digitale.............. } āā 1 gr.
— de scille................
Fer réduit par H................... 0,50
Extrait mou de quinquina............ Q. s.
F. S. A. une pilule.

Deux par jour.

POTION CONTRE L'HYDROPISIE D'ORIGINE CARDIAQUE
(Fürbringer)

℞	Feuilles de digitale..................	2 gr.
	Eau bouillante........................	180

Infusez et ajoutez :

℞	Citrate de caféine..................	2 gr.
	Teinture de strophantus.............	5
	Acétate de potasse..................	20
	Extrait de réglisse.................	5
	F. S. A.	

Une potion à faire prendre par cuillerées dans les quarante-huit heures.

CARDIOPATHIES INFANTILES

Préférer aux digitalines, qui sont trop actives, les autres préparations de digitale :

1. INFUSION DE FEUILLES DE DIGITALE

Infusion de 5 à 10 centig. de feuilles dans 150 gr. d'eau.

2. TEINTURE ALCOOLIQUE DE DIGITALE

Au-dessous de trois ans...........	V à X gtt.
De trois à cinq ans...............	X à XV
De cinq à huit ans................	XX

3. EXTRAIT DE DIGITALE

Au-dessous de trois ans............	0,01 à 0,02
De trois à cinq ans................	0,05
De cinq à huit ans.................	0,10

4. Sirop de digitale

On l'administre par cuillerées à café à raison d'une ou deux cuillerées au-dessous de deux ans ; de trois à quatre cuillerées de six à huit ans.

Cardioplégies (Monin)

Régime lacté. Trois fois par jour, un granule de sulfate de spartéine à 5 centig. dans un verre à madère de :

℞	Teintures de kola et de coca........	10 gr.
	— de fève Saint-Ignace.......	5
	Vieux malaga........................	Q.s.p.f.1 l.
	M. S. A.	

CARREAU

Voyez : *Diarrhée infantile, Péritonite chronique, Entérite.*

Appliquer tous les jours sur l'abdomen la pommade suivante en frictions :

℞	Axonge..............................	50 gr.
	Extrait de ciguë....................	5
	Teinture d'iode.....................	2
	Iodure d'ammonium.................	4
	M.	

et recouvrir de cataplasmes. Vésicatoires volants dans une période plus avancée. Lavements laudanisés.

LOOCH DE BOUCHUT (calmant)

℞ Looch blanc du Codex................. nº 1
Eau de laurier-cerise.................. 5 gr.
M. S. A.

POUDRE CONTRE LE CARREAU (Roger)

℞ Calomel.......................... }
Soufre lavé........................ } āā 0,50
Lactose .... }
M. en 8 prises.

Une matin et soir.

CATALEPSIE

Voyez : *Hystérie.* Affusions froides sur le visage, faire respirer sels anglais, donner vomi-purgatifs.

Bouchut conseille d'administrer en une fois :

℞ Sirop de groseille.................. 60 gr.
Hydrate de chloral.................. 3
M.

CATARRHES

Catarrhe gastrique. — Voir : *Dyspepsie.*

CATARRHE INTESTINAL

POTION DE SEMMOLA

℞ Acide tannique..................... 0 50
Carbonate de chaux précipité...... 3
M. pour 10 cachets.

Trois par jour.

FORME CHRONIQUE (Trastour)

℞	Eau distillée........................	400 gr.
	Eau de chaux méd..................	100
	Iodure de calcium..................	5
	M.	

Une cuiller à soupe deux fois par jour dans du lait.

POUDRE POUR L'ANTISEPSIE INTESTINALE (Monin)

℞	Charbon de peuplier pulvérisé.......		10 gr.
	Salicylate de bismuth..........	ãã	2
	— de magnésie.........		
	Craie prép. pulv................		
	Naphtol A.....................	ãã	1
	— B.....................		
	M. S. A. et divisez en 28 cachets.		

Deux à quatre par jour. Voir : *Entérite.*

CATARRHE NASO-PHARYNGÉ (F. P. Atkinson)

Application au pinceau d'une solution concentrée de chloral.

Habitation sur un lieu élevé.

Chez les nouveau-nés :

Lait à la cuiller, embrocations d'eau de sureau. Injecter la solution suivante très doucement (Bouchut) :

℞	Eau distillée......................	30 gr.
	Nitrate d'argent.................	0 20
	M. S. A.	

En cas de syphilis, donner à la nourrice

de l'iodure de potassium et faire priser à l'enfant :

℞ Calomel .... } āā
Sucre de lait .... }

Voyez : *Coryza*, *Angine*, *Pharyngite*.

CATARRHE PULMONAIRE (Monin)

℞ Acide arsénieux .... 0 gr. 05
Poudre de Dower 5
Baume du Pérou 5
M. S. A.

Et diviser en 30 pilules. Une à chaque repas.

Voyez : *Bronchites*.

ELECTUAIRE ANTICATARRHAL (Magnes-Lahens)

℞ Goudron des Landes .... } āā 15 gr.
Baume du Pérou .... }
Iris de Florence 12
M. S. A.

Dose : 2 grammes par jour.

PILULES BALSAMIQUES CONTRE LE CATARRHE BRONCHIQUE CHRONIQUE

℞ Térébenthine de mélèze .... } āā 2 gr.
Goudron .... }
Baume de tolu 6
Benzoate de soude .... Q. s.
F. S. A. 80 pilules.

En prendre huit par jour à intervalles égaux.

Potion (Trastour)

℞	Eau distillée	400 gr.
	Sirop de menthe	100
	Elixir parégorique	30
	Acide phénique pur	4
	M.	

Une cuiller à soupe à chaque repas.

Catarrhe suffocant

℞	Sirop d'érysimum	100 gr.
	Alcoolat d'aconit	5
	Sulfate de strychnine	0 05
	Essence d'anis	XX gtt.
	M. S. A.	

Deux à quatre cuillerées à café par jour.

Vomitifs répétés, injections sous-cutanées d'éther, marteau de Mayor.

Voir : *Bronchite capillaire.*

Pilules de Trousseau

℞	Sulfure de calcium	1 gr.
	Extrait d'aconit	2
	Excipient	Q. s.
	M. pour 20 pilules.	

Une à quatre par jour.

Sirop de Brame

℞	Sirop d'éther	ãã p. æ.
	— de tolu	
	M.	

Cuiller à café d'heure en heure.

Catarrhe sénile (Monin)

℞ Noix vomique pulv.................. 2 gr.
Chlorhydrate de morphine.......... 0,05
Hypophosphite de chaux............ 3
M. et divisez en 10 cachets.

Un avant chaque repas.

Pilules de Gaubius

℞ Térébenthine de mélèze............ 12 gr.
Poudre de rhubarbe................ 16
— de réglisse................. Q. s.
F. S. A. des pilules de 30 centigrammes.

Six par jour.

Catarrhe du sinus maxillaire

Supprimer la dent malade. — Trépaner par la voie alvéolaire ou par la fosse canine.

Injections phéniquées au 1/250, trois fois par jour.

Ces lavages bien pratiqués, faire une dernière injection avec glycérine phéniquée et, à l'aide d'un chasse-poudre, insuffler :

℞ Poudre d'iodol.................. }
— d'iodoforme.............. } āā 10 gr.
— de salol................ }

L'écoulement étant bien tari, ne jamais laisser fermer la cavité avant de s'être assuré, par une obturation provisoire de dix jours, que le catarrhe est bien guéri.

Dans certains cas rebelles, il est nécessaire de laisser un tube en or de drainage, fixé dans l'ouverture de trépanation (Anthelme Combe).

Catarrhe utérin

Eviter la constipation, les travaux corporels, le coït. Ponctionner les follicules du col et cautériser la muqueuse du col avec le mélange de Schroder :

℞ Acide pyroligneux..................	100 gr.
Acide phénique....................	4
M.	

Eviter tout caustique plus énergique.

Voyez : *Métrites*.

Catarrhe vaginal

Voir : *Blennorrhagie*, *Leucorrhée*, *Vaginite*.

Catarrhe vésical

Voir *Cystite*.

CÉPHALALGIE ou CÉPHALÉE

Nerveuse, Urémique : Bromure de potassium, nitrite d'amyle, caféine.

Anémique : Position horizontale, inhalations d'oxygène, électrisation des parois du crâne, stimulants diffusibles. Entre temps, douches, cure de lait, gymnastique, eaux minérales ferrugineuses. Pédiluves, crayons de menthol.

Liée à une lésion cérébrale. Voyez : *Congestion.*

Voyez aussi : *Fièvre, Dyspepsie, Entérite, Neurasthénie, Empoisonnements, Goutte, Rhumatisme, Syphilis,* etc...

Voyez enfin : *Migraine, Névralgie.*

POTION DE WRIGHT

℞ Eau distillée		50 gr.
Teinture d'écorce d'orange	} āā	20
Sirop — —		
Acétate d'ammoniaque		15

M. S. A.

Par cuillers à café.

Céphalée hystérique. — Hydrothérapie, bains statiques, suggestion, méthode vibratoire, coca granulée Dalloz.

CACHETS CONTRE LES MAUX DE TÊTE (Képhalgin)

℞ Antipyrine	5 gr.
Café torréfié	5
Caféine	2
Salicylate de soude	2

Divisez en dix paquets : un à trois par jour.

GOUTTES DE HUFELAND

℞ Teinture d'écorce d'oranges		8 gr.
— d'aloès	} āā	4
— de castoréum		

M.

Cinq gouttes tous les quarts d'heure.

CÉPHALÉMATOME

Compression, compresses résolutives. Ne pas inciser, à moins d'épanchement volumineux.

CHAMPIGNONS (Empoisonnement par les)

Traitement du Dr Beugnies. — Donner de l'ipéca, puis de l'huile de ricin. Couvertures chaudes, frictions, injections sous-cutanées d'éther. Toutes les heures, une cuillerée à soupe de :

℞	Eau de menthe	250 gr.
	Sirop d'éther	40
	Laudanum Syd.	L gtt.
	Eau chloroformée	5 gr.
	Acétate d'ammoniaque	8

M. S. A.

Laitage, eau albumineuse, limonade avec 50 centigr. de tannin ou 1 gr. d'iodure de potassium par litre.

Contre la muscarine : Granules d'atropine, injections hypod. de pilocarpine. Stimulants : eau-de-vie, injections d'éther, teinture de chloroforme composée de la pharmacopée britannique.

(Comme purgatif : huile de ricin pendant plusieurs jours de suite.)

CHANCRE INDURÉ

Voyez : *Syphilis*.

CHANCRE MOU, SIMPLE ou CHANCROIDE

Pansement, avec mélange de goudron et d'iodoforme (Ehrmann), avec iodoforme pur (Besnier) ou calomel.

Cautérisation au cautère actuel.

Contre le phagédénisme (Terrillon) :

℞	Poudre d'amidon....................	80 gr.
	Acide pyrogallique..................	20
	M. S. A.	

Si le chancre mou siège dans le vagin, injections trois fois par jour avec la solution de chloral à quatre pour mille.

Eviter d'uriner sur le chancre ; — laver la verge, après chaque miction, avec l'eau boriquée chaude.

Pansement de Zeissl

℞	Glycérine...........................	60 gr.
	Chloroforme	10
	M.	

Isoler le chancre, éviter les pommades et surtout les pommades mercurielles.

Pansement de Ricord. — Deux à trois fois par jour, solution de tartrate ferrico-potassique à dix pour cent. Donner la même solution à l'intérieur pour prévenir le phagédénisme.

Pansement de Fournier. — Solution de nitrate d'argent à trois pour cent (dans la journée) et poudre d'iodoforme (pour la nuit).

Voir *Bubon.*

CHARBON

Inciser, puis cautériser au fer rouge ou au caustique de Vienne, puis appliquer des feuilles fraîches de noyer écrasées. Toniques à l'intérieur, vins généreux, potion à l'extrait de quinquina. Teinture d'iode, de X à XX gouttes en potion.

Voyez : *Pustule maligne.*

CHAUDEPISSE

Voyez : *Blennorrhagie.*

CHÉLOIDE

La plupart des topiques étant inutiles, pratiquer l'ablation ou la cautérisation au fer rouge, ou les scarifications quadrillées que l'on recouvre de *vigo.*

Nous avons réussi, dans un cas de *morphée*, par le moyen de l'électrolyse.

Voyez : *Kéloïde.*

CHLOASMA

Enduire tous les soirs les taches vertes avec :

℞ Vaseline		30 gr.
Sous-nitrate de bismuth	āā	3,75
Ammoniure de mercure		

M.

et laver le lendemain matin au savon de potasse (Smith).

Voir : *Ephélides.*

CHLOROSE, CHLORO-ANÉMIE

Exercice en plein air, hydrothérapie, régime analeptique, voyages, équitation, air salin, fer et manganèse, viande crue, beurre chloro-ioduré, bière aux repas, préparations arsenicales.

Voir : *Anémie* et *Dysménorrhée.*

Pain ferrugineux, chocolat ferrugineux, eaux minérales ferrugineuses, Pougues-Saint-Léger, Brucourt.

Protoxalate de fer (Hayem), 30 centigr. par jour en 3 cachets. — Fer dialysé Bravais.

Inhalations d'oxygène et bains d'air comprimé.

Préparations de chlorhydro-phosphate calcique et de glycérophosphates de soude ou de fer.

Dragées Foucher (d'Orléans) à l'iodure de fer et à la manne.

SIROP DE BOUCHUT

℞	Sirop de quinquina	500 gr.
	Arséniate de soude	0,10
	M.	

Cuiller à soupe avant chaque repas. Remplacer le café ordinaire par le café de glands. Traiter la *gastralgie*, les *névralgies*, l'*anorexie* (voir ces mots).

℞	Eau distillée de cannelle	45 gr.
	Glycérine très pure	15
	Alcoolé de quinquina	10
	Fer dialysé	20
	M.	

Une cuiller à café avant le repas (Monin).

PILULES DE GALLARD

℞	Sous-carbonate de fer	ãã 5 gr.
	Extrait mou de quinquina	
	— gommeux d'opium	0,50
	M. pour 50 pilules.	

Deux par jour.

CHLOROSE NERVEUSE (Monin)

℞	Eau distillée	600 gr.
	Bromure de potassium	ãã 6
	— de sodium	
	— d'ammonium	
	Teinture d'iode	15
	M. S. A.	

Une cuillerée à soupe, matin et soir,

dans une tasse de lait. Friction, matin et soir, avec la brosse de flanelle imbibée d'alcoolature de tannin au dixième.

CHLOROSE (Huchard)

℞ Charbon de peuplier............	} āā	5 gr.
Bioxyde de manganese..........		
Colombo pulvérisé..............	} āā	0,50
Poudre de noix vomique.........		
Pour 20 paquets.		

Un paquet à chaque repas (dans la chlorose avec dyspepsie flatulente). Peptonate de fer Robin.

ELIXIR D'AUDHOUI

℞ Garus..............................	500 gr.
Citrate de fer amm	5
M.	

Un verre à liqueur après le repas.

On peut aussi faire prendre avant chaque repas :

℞ Fer réduit par l'hydrogène.............	0,05
Oxyde de manganèse..................	0,10
M. S. A. dans du pain azyme.	

Vin Nourry, tonique reconstituant.

DYSMÉNORRHÉE CHLOROTIQUE (Monin)

℞ Alcoolé de mélisse.............	} āā	15 gr.
Teinture de safran.............		
— d'iode................		
M. S. A.		

Douze gouttes avant chaque repas, pendant deux mois. Tous les huit jours, bain chaud additionné de 125 grammes de chlorure d'ammonium.

POUDRE DE PETER

℞ Limaille de fer			0,05
Craie lavée	}	ãã	0,20
Poudre de café torréfié	}		
— de rhubarbe	}		

F. S. A. 1 cachet.

A prendre avant chaque repas.

Hydrothérapie froide, air des montagnes.

CHOLÉRA-MORBUS

Séjour au lit, si possible, avec boules d'eau chaude.

Première période : ipéca et laudanum (Voir : *Diarrhée*). Bonne hygiène alimentaire.

Deuxième période : rhum, esprit de Minderer, frictions énergiques, boissons délayantes abondantes ; injections d'eau salée dans les veines. Infusions de sauge, de thym, de verveine.

Désinfection par le chlorol Marye.

TRAITEMENT INDIEN (Olifle)

℞ Vieille eau-de-vie	1 verre
Huile de ricin	2 cuil. à soupe.
Elixir parégorique	1 cuil. à café.

M.

Une cuiller à soupe par heure.

GOUTTES DE LA PÉRIODE PRÉMONITOIRE (Monin)

℞ Teinture de tolu................	} āā	10 gr.
— de badiane....		
— d'ignatia amara........		
— de cannelle...........		
Alcool camphré..............		
M.		

Trente gouttes, trois fois par jour, dans un peu de garus.

Lavements avec : infusé d'armoise, un quart de litre ; laudanum, dix gouttes ; acide phénique, dix gouttes ; sulfate de quinine, 50 centigrammes.

Frictions avec :

℞ Opodeldoch....................	} āā	p. æ.
Ether........................		
Vinaigre d'eucalyptus..........		
M.		

Injections sous-cutanées de morphine ou d'éther.

Dès le début, séjour au lit, couvertures de laine, briques chaudes, cruchons ; frictions énergiques au gant de crin. Collodion sur l'abdomen.

A la période réactionnelle : vin, alcool, café, quinquina, affusions froides, inhalations d'oxygène.

INJECTIONS SOUS-CUTANÉES (Tanret)

℞ Salicylate de soude..................	2 gr.
Benzoate de soude..................	1, 10
Caféine citrate	4
Eau distillée, Q. s. pour 10 cc	M. S. A.

Pilules de Gibier

℞ Sulfate de quinine.................... 0,02
Extrait d'aconit.................... 0,03
— thébaïque.................... 0,01
Acide tannique.................... 0,05
Sirop de coings.................. } āā Q. s
Poudre de réglisse............... }
Pour une pilule.

De deux à dix par jour.

Choléra algide (Lacoste)

℞ Vieux cognac.................... 100 gr.
Poivre de Cayenne.................... 2
M. et filtrer après macération.

Cuillerée à soupe de dix en dix minutes.

Frictions anticholériques (B. Tord)

℞ Alcool de vin.................... 95 gr.
Glycérine.................... 15
Essence de moutarde.................... 8
M.

Lavement de Cantani

℞ Infusion de camomille à 38°....... 2 lit.
Acide tannique.................... 5 gr.
Gomme arabique.................... 40
Laudanum Syd.................... XXX gtt.
M.

Lavement de Vaucaire

℞ Ether.................... 5 gr.
Laudanum.................... 1
Inf. de mélisse.................... 200
M.

LIQUEUR PRÉVENTIVE

℞	Sirop de tolu........................	80 gr.
	Alcool à 90°........................	60
	Esprit d'anis........................	4
	Acide phénique pur.................	1,50
	Eau commune, Q. s. pour faire un litre.	
	M.	

Un verre à liqueur au début des repas.

Surveiller la période de déclin pour éviter les rechutes.

PILULES DE BOURGOGNE

℞	Tannate de quinine.................	1 gr.
	Opium brut pulvérisé...............	0,05
	Essence d'anis.......................	II gtt.
	Sirop de sucre......................	Q. s.
	Pour 10 pilules.	

A prendre en un jour dans 100 gr. de Banyuls.

GOUTTES DE WUNDERLICH

℞	Teinture d'opium....................	1 gr.
	Vin d'ipéca..........................	3
	Teinture éthérée de valériane........	20
	Essence de menthe poivrée..........	X gtt.
	M. S. A.	

Trente gouttes plusieurs fois par jour.

Contre les crampes, injections de morphine *loco dolenti*.

Contre les vomissements, limonade glacée additionnée de cognac et d'acide chlorhydrique. Relever le moral et combattre la peur. Bains sinapisés et de sable chaud.

GOUTTES DE GRASSET

℞ Iodoforme		1.50
Teinture éthérée de valériane		10
Laudanum Syd.	āā	6
Alcoolat de mélisse		
Essence de menthe anglaise		X gtt.

M. S. A. Agitez.

Vingt-cinq à trente gouttes après chaque garde-robe.

POTION DE MAURIN

℞ Elixir de garus		100 gr.
Extrait sec de quinquina		2
Ether phosphoré		XV gtt.
Teinture d'iode	āā	V
Essence de badiane		

M.

Cuiller à café de quart d'heure en quart d'heure.

POTION CONTRE LE CHOLÉRA ASIATIQUE

℞ Eau distillée	90 gr.
Rhum	40
Liqueur de Van Swieten	20
Laudanum Syd	XL gtt.

M.

Cuillerée à soupe d'heure en heure (Yvert).

POTION CONTRE LE CHOLÉRA (Desprez)

℞ Chloroforme	1 gr.
Alcool	8
Acétate d'ammoniaque	10
Eau simple	150

M. S. A.

Même emploi.

Lavement contre le choléra (Chabassu)

℞	Décocté de quinquina..............	400 gr.
	Amidon de riz......................	40
	Laudanum Rousseau..............	1
	M.	

A répéter trois ou quatre fois par jour.

Contre vomissements : glace pilée, champagne frappé, punch à la romaine, beef-tea glacé, granit-café, Vals (Précieuse) glacée.

Beaucoup d'air frais ; pulvérisations de lavande et de wintergreen dans la chambre du malade.

CHOLÉRA INFANTILE

Lait coupé d'eau de chaux. Régler l'allaitement.

Changer la nourrice ; supprimer tout potage.

Cataplasmes laudanisés sur le ventre.

Lavements avec l'eau d'amidon boratée, à 2 gr.

Frictions avec l'huile de camomille camphrée.

Dans la seconde enfance, Bouchut conseille 3 à 4 gr. de paullinia, ou bien une potion avec 4 gr. de sous-nitrate de bismuth et deux gouttes de laudanum.

Voyez : *Diarrhée* et *Entérite*.

POTION POUR ENFANT DE DOUZE ANS

℞	Benzoate de soude.................	5 gr.
	Eau distillée........................	125
	Sirop d'écorce d'oranges..........	20
	Teinture thébaïque	X gtt.
	M.	

Par cuillerées d'heure en heure (Audhoui).

CHOLÉRA NOSTRAS, CHOLÉRINE

℞	Oxyde de zinc sublimé	3,50
	Bicarbonate de soude	0,50
	Teinture de ratanhia..............	X à XX gtt.
	Julep gommeux....................	60 gr.
	M.	

Une cuiller à soupe toutes les demi-heures (une cuiller à café chez les enfants) jusqu'à cessation de la diarrhée et des vomissements (Dupré).

DIARRHÉE PRÉMONITOIRE (Monin)

℞	Extrait fluide de kola...............	20 gr.
	Elixir parégorique...................	10
	Arséniate de strychnine.............	0,01
	M. S. A.	

Vingt gouttes toutes les heures dans une infusion de menthe poivrée additionnée de gomme arabique.

AUTRE POTION (Monin)

℞	Hydrolat de menthe poivrée........	200 gr.
	Sirop d'éther........................	40
	Elixir parégorique	10
	Essence d'anis......................	XV gtt.
	F. S. A.	

Cuiller à soupe toutes les heures.
Voyez : *Diarrhée, Entérite.*

CHORÉE

Surveiller l'évolution dentaire ; éliminer les parasites intestinaux (vermifuges et ténifuges) ; combattre l'anémie primitive ou symptomatique. Gymnastique au grand air ; analeptiques ; plaques métalliques sur les membres ; courants induits le long du rachis, massage, douches froides, éther pulvérisé le long du rachis, pendant trois minutes, trois fois par jour. Huile de foie de morue, phosphate de fer, café noir, vin de coca. Frictions alcoolo-tanniques. Eviter toute fatigue physique et intellectuelle. Gymnastique méthodique.

Bromures alcalins (Ollivier) : de 2 à 4 gr. par jour, pendant quinze jours.

Antipyrine (J. Simon) : de 0 gr. 50 à 4 gr. par jour, aux repas. Iodure de calcium ; 1 gr. par jour.

Arsenic (Siredey), sous forme de liq. de Boudin : cinq à six gouttes par jour.

FRICTION CONTRE LA CHORÉE (Rosen)

℞ Alc. de genièvre		90 gr.
Essence de girofle	āā	5
— de muscade		

M. S. A.

En cas de *chorée grave*, silence absolu, obscurité, bains tièdes prolongés ; narcotiques et nauséeux ; lit matelassé et tous moyens de protection capables de ménager l'intégrité de la peau (Audhoui).

Eméto-cathartiques ; valériane, hyosciamine à l'intérieur.

Lavements avec 1 à 3 gr. de chloral.

Eviter le froid humide et les variations thermiques et se souvenir que la chorée est souvent d'origine rhumatismale.

Donner trois cuillerées à dessert par jour de la potion suivante :

℞	Salipyrine	10 gr.
	Bromure de strontium	20
	Sirop d'écorce d'oranges	100
	Eau de tilleul	200

Pilules de Descroizilles

℞	Valérianate de zinc	ãã 5 gr.
	Extrait de jusquiame	
	Sous-nitrate de bismuth	
	Mêlez et divisez en 30 pilules.	

Trois à six par jour.

Chorée grave (Steiner)

℞	Eau distillée	120 gr.
	Teinture d'opium	VI gtt.
	Liqueur de Fowler	VIII
	M. S. A.	

A prendre matin et soir dans du vin Bravais.

On peut, en même temps, faire quelques

inhalations d'éther ou même de chloroforme pour arrêter le délire des muscles.

CHROMIDROSE

Friction, matin et soir, avec :

℞ Beurre de cacao	}	ãã p. æ.
Cold-cream	}	
Axonge benz	}	

M. S. A. (Monin).

CHROMIQUE (ACIDE) et CHROMATES (Empoisonnement par)

℞ Fer porphyrisé		4 gr.
Emulsion huileuse	} ãã	45
Solution de gomme	}	

M. S. A.

Agitez fortement : une cuillerée à café toutes les cinq minutes, suivie de deux cuillers à bouche d'eau (Schlosser).

CHUTE DU RECTUM

Réduire, puis maintenir avec la charpie ; compression.

Contre récidives, envoyer douches percutantes sur l'anus (Saint-Germain). — Chez l'adulte, cautérisation superficielle de la muqueuse herniée avec l'acide nitrique (Allingham, Delens).

Froid produit par vaporisation d'éther.

Lotions froides et astringentes.

SUPPOSITOIRE

℞	Miel	10 gr.
	Poudre de tan	4
	Extrait de ratanhia	2

M. pour 2 suppositoires.

Régime tonique et fortifiant. Dans les cas très rebelles, donner deux granules d'arséniate de strychnine par jour (à 1/2 milligr.) et pratiquer l'électrisation du sphincter (Duchenne).

Chez les adultes, injections sous-cutanées d'ergotine (Vidal).

CHYLURIE ou GALACTURIE

PILULES DE CORRE

℞	Sulfate de mercure	1 gr.
	Ipéca pulv	5
	Extrait thébaïque	0,20

Quatre par jour.

Alcalins à haute dose (cure à Vals).

Balsamiques (santal, copahu).

Voyez : *Hématurie.*

CICATRICES

Voir : *Chéloïde.*

CIRRHOSE DU FOIE

Hygiène. — Abstinence d'alcool et de vin ; le lait ou la mort (Chrétien) ; pain bien cuit ou pain grillé, fromages frais, poissons blancs. Eaux alcalines de Vichy. Célestins. Cures de petit-lait, de raisin.

Hydrothérapie, ventouses scarifiées sur le foie. Ponction d'*ascite* (Voir ce mot).

Tous les jours, deux à cinq *pilules bleues* ou bien cinq à six pilules de savon médicinal.

ELECTUAIRE DE KORTUM

℞	Conserve de cochléaria..............	60 gr.
	Extrait de chiendent................	30
	Extrait de pissenlit................	20
	Acétate de potasse..................	26
	M. S. A.	

Par cuillers à café, trois ou quatre fois par jour.

POTION AUX BAIES DE GENIÈVRE (Millard)

Prenez 10 gr. de baies et faites-les infuser dans 200 gr. d'eau. Ajoutez 10 à 30 gr. d'oxymel scillitique, 30 gr. de sirop des cinq racines, 2 gr. d'acétate de potasse et 2 gr. de nitrate de potasse (à boire dans la journée).

Pour atténuer les symptômes de la cirrhose confirmée, Dauby conseille une cuillerée à soupe toutes les deux heures de :

℞	Eau distillée........................	240 gr.
	Copahu...............................	12
	Acide citrique.......................	5
	Gomme arabique.................	Q. s.
	M.	

POTION DE CONSTANTIN PAUL

℞ Sirop de tolu....		500 gr.
Acide hippurique		25
Lait de chaux	Q. s.	pour saturer.
Essence de limon		50 gr.

M. S. A.

Quatre cuillerées à soupe par jour.

Pointes de feu ou cautère à demeure sur le foie.

CIRRHOSE TERTIAIRE (Monin)

℞ Sirop de saponaire		360 gr.
Extrait fluide de boldo	āā	15
— — de cascara	āā	15
Iodure de sodium		20

Une cuillerée à soupe matin et soir dans de la tisane de pensée sauvage; frictions sur la région hépatique avec l'axonge iodo-iodurée.

Voyez : *Syphilis, Alcoolisme.*

CLIGNOTEMENT

Voyez : *Blépharospasme.*

COCAINISME

Isolement, hydrothérapie, suppression du poison.

Médication stimulante, frictions sèches et bains sulfureux.

Gymnastique respiratoire.

Injections sous-cutanées d'éther.

COCCYALGIE, COCCYODYNIE

Bains de siège et lavements narcotiques.

POTION DE MÉNIÈRE

℞	Sirop d'écorce d'oranges...........	200 gr.
	Hydrate de chloral..................	5
	Bromure de sodium................	12
	Acide cyanhydrique méd...........	2

Une cuiller à soupe d'heure en heure.

Injection intra-rectale de Ménière avec cette pommade :

℞	Axonge fraîche.....................	20 gr.
	Extrait de valériane................	1
	Hydrate de chloral..................	1
	Extrait de morelle..................	0,50
	M.	

Dans les cas rebelles, ténotomie ou ostéotomie.

CŒUR (Maladies du)

Voir : *Cardiopathies*.

COLIQUE DE PLOMB

Voyez : *Saturnisme*.

Purgation avec deux gouttes d'huile de croton.

Toutes les heures, 5 centigr. d'ext. de belladone jusqu'à sédation (Malherbe).

COLIQUES D'INTESTIN

Voyez : *Diarrhée, Entérite, Pneumatose,* etc.

COLIQUES INFANTILES (Monin)

℞ Sirop de roses pâles...........		
— d'œillet rouge............	āā	10 gr.
— de fleurs de pêcher......		
Teinture de badiane...............		2
Carbonate de magnésie............		2
M. S. A.		

Une cuillerée à café de quart d'heure en quart d'heure.

COLIQUES HÉPATIQUES

Commencer par purger avec 0 gr. 50 de calomel.

Remède de Durande ou mieux de Duparcque.

℞ Ether..............................	4 gr.
Sirop de sucre......................	30
Huile fraîche de ricin..............	60
M. S. A.	

Une cuillerée à soupe tous les quarts d'heure, puis toutes les demi-heures, puis d'heure en heure. On conseille aussi l'huile d'olive (2 à 400 gr.) et la glycérine (20 à 40 gr.), médications assez infidèles.

SUPPOSITOIRE CONTRE LES COLIQUES HÉPATIQUES (Sénac)

℞ Extrait de belladone............. } āā 0,02
— d'opium.................. }
Beurre de cacao...................... 2 gr.
F. S. A. 1 suppositoire.

On peut ajouter avec avantage à ces suppositoires 0 gr. 50 de salicylate de soude.

Pendant l'accès, frictionner l'hypocondre avec de la belladone ou avec du baume tranquille chloroformé. — Bricheteau s'est bien trouvé, dans certains cas, de l'application d'une vessie de glace sur la région du foie. Huchard préconise les frictions sur le foie avec parties égales de baume de Fioravanti, alcoolé de menthe, glycérine et chloroforme. Nous préférons, pour notre part, les frictions avec la moitié d'un citron.

COLIQUE HÉPATIQUE (Legendre)

℞ Glycérine neutre.................. 50 gr.
Eau chloroformée saturée........ 50
Eau de tilleul.................... 50
Teinture de belladone............ XXX gtt.
Teinture de badiane............. XX

Mêlez. — A prendre par cuillerées à bouche, de quart d'heure en quart d'heure. Vals Précieuse.

Un grand cataplasme très chaud, placé sur la région épigastrique et l'hypocondre.

Deux perles de chloroforme et deux perles d'éther, à administrer de deux en deux heures.

Potion avec 2 gr. d'antipyrine pour 100 gr. de suc d'herbes, à administrer, par cuillerées à soupe, de quart d'heure en quart d'heure.

En dehors des accès, voyez : *Lithiase biliaire.*

Voir aussi : *Angiocholite* et *Biliaire* (infection).

COLIQUES NÉPHRÉTIQUES

Infusion de fleurs de fève (Bouloumié) à administrer en abondance dans un bain prolongé. Lait et bouillon dégraissé.

Injection de morphine.

Lavement avec 4 gr. de chloral et 20 gtt. de laudanum.

Compresses de chloroforme sur les lombes (Aubrun).

Voyez : *Gravelle.*

COLIQUE DES PEINTRES ou COLIQUE DE PLOMB

Voyez : *Saturnisme.*

Injection de morphine. Eau-de-vie allemande, 30 gr.

Lavement purgatif des peintres

℞	Electuaire diaphœnix	30 gr.
	Poudre de jalap	4
	Feuilles de séné	2
	Sirop de nerprun	30
	Eau bouillante	500
	F. S. A.	

COLIQUES UTÉRINES

Deux grammes d'antipyrine en lavement (Roncaglia). Deux grammes de chloral à l'intérieur.

Voyez : *Aménorrhée* et *Dysménorrhée*.

COLIQUES VENTEUSES

Voir : *Tympanisme, Météorisme.*

Trois fois par jour, douze gouttes de ce mélange dans une tasse d'infusion de carvi (Monin) :

℞ Teinture de badiane	)	
— de vanille	(	
— de Baumé	(	āā 10 gr.
— d'opium	)	

M.

Pilules carminatives (Murray)

℞ Extrait d'opium	0,03
Piper nigrum	0,10
Assa fœtida	0,15

M. pour une pilule.

A prendre le soir.

COLITE PSEUDO-MEMBRANEUSE

Coton iodé ou vésicatoires volants sur le trajet du côlon.

℞ Evonymine	0,05
Extrait de jusquiame	0,10

M. pour 2 pilules.

Une le matin et une le soir (Blondeau).

Voir aussi : *Dysenterie, Entérite, Entéro-Colite.*

COLLAPSUS

Voyez : *Adynamie, Coma.*

COMA

Révulsifs, flagellation, marteau de Mayor.

Lavement à l'émétique ou à l'huile de croton (deux gouttes).

Si le malade peut avaler :

℞	Hydrolat de cannelle...............	100 gr.
	Sirop de menthe	50
	Musc tonkin......................	1
	Jaune d'œuf......................	nº 1
	M.	

Une cuillerée à soupe toutes les heures.

Vinaigre de café de Swediaur et toutes potions toniques et stimulantes. Voir : *Alcoolisme, Fièvre, Hystérie, Urémie, Apoplexie,* etc.

COMÉDON

Voyez : *Acné,* pour le début.

Une fois formé, à opérer comme les kystes sébacés ; panser ensuite au salol ou au sublimé.

COMMOTION CÉRÉBRALE

Potions toniques et excitantes. Repos absolu, saignées, sinapismes, frictions sur les membres avec la pommade de Gondret.

Purgatifs salins et lavements purgatifs.

Bouillon, café.

Vésicatoire sur le cuir chevelu.

CONDYLOMES

VÉGÉTATIONS, CONDYLÔMES, CRÊTES DE COQ (Gregory)

Trois fois par jour, saupoudrer avec une petite pincée de la poudre suivante :

℞	Protochlorure d'hydrargyre (calomel).	30 gr.
	Acide borique........................	15
	— salicylique....................	5
	M. S. A.	

Sous l'influence de cette poudre, on verrait les condylômes se ratatiner et disparaître très rapidement.

SOLUTION CONTRE LES VÉGÉTATIONS (Monin)

℞	Eau distillée........................	500 gr.
	Teinture de thuya	50
	— de ciguë...................	10
	Bicarbonate de potasse............	20
	M.	

Pansements trois fois par jour avec ouate hydrophile.

CONDYLÔMES SYPHILITIQUES

℞			
	Onguent napolitain............	} āā	15 gr.
	Poudre de sabine.............		
	M.		

(En pansement matin et soir.)

Cautérisation à l'*acide phénique pur* (Jullien).

Lavage à l'eau salée, puis applications de calomel en poudre, qui se change alors en sublimé (Nussbaum).

Excision, puis cautérisation au fer rouge ou avec les divers caustiques.

Voyez : *Végétations, Verrues.*

PANSEMENT DES CONDYLÔMES (Langlebert)

℞			
	Poudre de sabine...............	} āā	5 gr.
	— d'alun calciné...........		
	— de calomel		2
	— de sublimé corrosif..........		0,10
	M. S. A.		

Pour pansement deux fois par jour, après avoir préalablement détaché ce qui reste de la précédente application.

CONGÉLATION ou FROIDURE GÉNÉRALE

Frictions avec la neige ou l'eau froide, toniques, mouvement et exercices forcés.

Pour les congélations locales, voir *Engelures.*

CONGESTION (en général)

Saignée générale ou locale, diète lactée, repos au lit (cong. *actives*).

Analeptiques, toniques, air marin, hydrothérapie, révulsifs, préparations martiales (cong. *passives*).

CONGESTION CÉRÉBRALE

Saignée du bras, ou mieux sangsues à l'anus et ventouses scarifiées à la nuque, air frais, tranquillité physique et morale. Diète lactée.

Lavement purgatif. Pilules d'aloès et de savon, ou mieux 32 gr. de sel de seignette dans du bouillon d'herbes, si le malade peut avaler. Frictionner les jambes avec ce liniment :

℞ Alcoolat de Fioravanti		100 gr.
Essence de moutarde		4
M. S. A.		

Potion

℞ Sirop de digitale	ãã	100 gr.
— de pointes d'asperges		
Bromure de potassium		20
M.		

Deux à trois cuillerées à soupe par jour (G. Sée).

CONGESTION DU TEINT

BADIGEONNAGES CONTRE LA ROUGEUR FACIALE (Monin)

℞ Eau distillée de baies de belladone. 100 gr.
Teinture alcoolique de coca....... 50
Sulfate de spartéine................ 1
M. S. A.

(Trois fois par jour.)

Si la peau est sèche, on aura soin de l'oindre pendant la nuit avec :

℞ Lanoline pure .... 30 gr.
Essence de concombre.............. 15
— de néroli.................... III gtt.
M.

A l'intérieur, Brocq prescrit comme adjuvant :

℞ Teinture d'hamamelis................ 5 gr.
Alcoolature de racine d'aconit........ 1
Teinture de noix vomique............ 3
— de badiane............ } ãã 4
— de gentiane........... }
— de rhubarbe........... }

XX gouttes au commencement de chaque repas.

On peut conseiller aussi, pour faciliter la digestion, une tasse d'infusion de camomille le plus chaude possible à la fin du repas.

CONGESTION HÉPATIQUE

Cautérisations ponctuées à l'acide nitrique dans la région du foie (Morot). Diète lactée, infusion de boldo, pilules de calomel :

Potion de Poulet

℞ Acide hippurique.................. 12 gr.
Lait de chaux, Q. s. jusqu'à réaction alcaline.
Eau de chaux...................... 250 gr.
Sucre............................. 300
Alcoolat de citron 2
M. S. A.

Quatre à huit cuillerées par jour.

CONGESTION PULMONAIRE

Dans la forme aiguë, saignée du bras, sinapismes aux cuisses, grandes ventouses Junod ou ventouses sèches sur le thorax.

Dans la forme chronique, oxymel scillitique, vésicatoires, médication sulfureuse et arsenicale, saison à Saint-Honoré-les-Bains. — Voyez : *Tuberculose* (au début).

Potion (Monin)

℞ Hydr. de laurier-cerise........	ãã	10 gr.
Extrait fluide d'hamamelis		
Teinture de datura.............	ãã	5
— d'ipéca		
Elixir parégorique		

M.

Quinze gouttes trois fois par jour, et la nuit au réveil, dans une tasse de polygala (phtisiques arthritiques).

CACHETS (Huchard)

℞ Poudre de Dower..............	}	āā	3 gr.
— de scille................	}		
M. pour 30 cachets.			

Quatre par jour.

ELECTUAIRE DÉCONGESTIF

℞ Soufre sublimé et lavé..............			25 gr.
Sel ammoniac..................	}	āā	5
Poudre de réglisse............	}		
Sirop de menthe..................			Q. s.
M. S. A.			

Une demi-cuiller à café matin et soir.

CONGESTION UTÉRINE

Injections vaginales boriquées chaudes ; laxatifs, pédiluves, etc. Voir : *Métrite.*

CONJONCTIVITES

CONJONCTIVITE LÉGÈRE (Dannecy)

℞ Eau distillée........................	84 gr.
Glycérine pure......................	10
Eau de laurier-cerise................	5
Borate de soude....................	1
M.	

Quinze gouttes, toutes les heures, dans l'œil.

Si rougeur intense de l'œil, émollients (compresses d'eau de guimauve ou d'eau de camomille salicylées), purgatifs légers, collyre à l'atropine.

Huit à dix gouttes, matin et soir, du collyre :

CONJONCTIVITE LACRYMALE (Galezowski)

℞ Eau distillée........................ 10 gr.
Nitrate d'argent..................... 0,05
M.

Traiter chirurgicalement l'oblitération lacrymale.

COLLYRE CONTRE LA CONJONCTIVITE HERPÉTIQUE
(De Saint-Germain et Valude)

℞ Borate de soude...................... 0,15
Laudanum de Sydenham.............. V gtt.
Eau distillée.......................... 30 gr.
F. S. A. 1 collyre.

Pour instillations, chez les enfants, dans la conjonctivite herpétique s'accompagnant de vives douleurs.

CONJONCTIVITE PHLYCTÉNULAIRE

Collyre à l'atropine, insufflations de calomel et sucre, ââ.

Matin et soir, gros comme une lentille de :

℞ Vaseline.......................} ââ 4 gr.
Lanoline.......................}
Oxyde jaune de mercure............ 0,25
Huile de bouleau..................... III gtt.
M.

CONJONCTIVITE PURULENTE NÉO-NATORUM

Laver toutes les deux heures avec une

éponge imbibée d'eau boriquée tiède ; puis cautériser la conjonctive palpébrale d'abord, la bulbaire ensuite, avec la solution de nitrate d'argent à cinq pour cent ; neutraliser ensuite l'excès de caustique avec une solution concentrée de chlorure de sodium. Faire les cautérisations deux fois par jour et les faire suivre chaque fois d'une instillation d'atropine (Galezowski).

Kalt recommande simplement les irrigations abondantes de permanganate potassique au cinq millième.

Conjonctivite granuleuse

Cautérisation au sulfate de cuivre, scarifications ou abrasions. Traitement des complications.

Glycérolé antitrachomateux (Arlt)

℞	Glycérolé d'amidon..................	, gr.
	Sulfate de cuivre.....................	0,10
	M.	

Cautérisations avec crayons formés de 5 de nitrate d'argent et 1 de nitrate de plomb.

CONSOMPTION

Voyez : *Tuberculose* et *Cachexie*.

Viande crue, lait, crème, koumys, kéfir, etc., etc.

POTION TONIQUE (Jaccoud)

℞	Vin rouge vieux....................	125 gr.
	Cognac vieux.......................	50
	Sirop d'écorces d'oranges...........	30
	Teinture de cannelle................	8
	Extrait de quinquina................	4
	M. S. A.	

Vin de kola Natton ; coca granulée Dalloz.

Injections hypodermiques avec :

℞	Eau de laurier-cerise..............	10 gr.
	Citrate de fer......................	1
	M.	

Conseiller aussi l'hypophosphite de chaux, les préparations de kola de Natton, les inhalations d'oxygène, l'hémopulvine et l'hémoglobine Dalloz.

GELÉE TONIQUE

℞	Saccharure de lichen...............	75 gr.
	Sirop de quinquina..................	110
	Infusion de danaïs fragrans.........	115
	M. S. A.	

Trois à quatre cuillerées à café par jour.

POTION EUTHANASIQUE (Williams)

℞	Eau de menthe verte................	90 gr.
	Sucre...............................	30
	Acide sulfurique dilué..............	2
	Esprit d'éther composé..............	60
	M. S. A.	

Ce punch à l'éther est ce qu'on peut appeler la *dernière potion*, celle qui précède l'éter...nité.

CONSTIPATION

Voyez : *Atonie gastro-intestinale.* — Reconnaître la cause (occlusion mécanique, parésie intestinale, insuffisance sécrétoire, etc.).

Discipliner l'intestin par des habitudes régulières et par un régime laxatif, végétal, composé de fruits, de légumes verts, pain d'épices, miel, compotes de pruneaux, cidre.

Le café et le tabac ont parfois une influence laxative. Boire de l'eau fraîche non calcaire.

Recommander la gymnastique, les bains, le massage de l'abdomen, les lavements froids avec l'infusion de camomille, l'électricité.

Purgatifs mécaniques. — Pain de son, une cuillerée à soupe de graine de lin Tarin, de psyllium, de moutarde blanche, de charbon végétal ; melon ; potage au potiron, etc.

Chez les arthritiques (Tripier) :

℞	Aloès sucotrin	5 gr.
	Extrait de chardon-marie	2,50
	Savon médicinal	7

M. pour 100 pilules.

Une au repas du soir.

Pilules laxatives de Hufeland.

℞	Rhubarbe	ãã
	Fiel de bœuf	ãã
	Savon médicinal	ãã

Faites des pilules de 10 centigrammes.

Dose : cinq à dix par jour.

PURGATION TRÈS ACTIVE (Wood)

℞ Huile de ricin................ } āā 30 gr.
Glycérine..................... }
Essence de menthe poivrée......... III gtt.
M. S. A.

CONSTIPATION CHRONIQUE

GOUTTES DE SCHŒFFER

℞ Glycérine......................... 10 gr.
Extrait de fèves de Calabar.......... 0,50
M. S. A.

Cinq gouttes avant le repas.

Matin et soir, une cuillerée à soupe de graine de lin Tarin.

CACHETS DE LALLIER

℞ Aloès .... }
Gomme gutte..................... }
Jalap .... } āā 1 gr.
Scammonée....................... }
Lessive des savonniers.......... }
M. en 25 cachets.

Une, deux fois par semaine, au coucher.

Prendre une demi-heure avant le dernier repas la pilule suivante (sir A. Clarke):

℞ Aloïne.......................... }
Extrait de noix vomique.......... }
Sulfate de fer................... }
Poudre d'ipéca................... } āā 0,03
— de myrrhe .... }
— de saponaire .... }
M. S. A.

Si l'atonie intestinale faisait place au spasme, on remplacerait dans cette formule l'extrait de noix vomique par celui de belladone (Macario).

PILULES CONTRE LA CONSTIPATION

℞ Evonymine .... 1 gr.
Podophyllin 0,30
Extrait de belladone................. 0,30
F. S. A. 30 pilules.

Une à chacun des repas.

POUDRE LAXATIVE (Monin)

℞ Poudre de réglisse............ }
— de feuilles de séné .... } ãã 20 gr.
— de crème de tartre.... }
Soufre sublimé et lavé......... } ãã 10
Poudre de badiane............ }
— de noix vomique........... 4
— de sucre de lait........... 100
M. S. A. et pulvérisez finement.

Une ou deux cuillerées à café le soir en se couchant, dans un demi-verre d'eau.

Séné granulé Dalloz.

PILULES PURGATIVES (Ball)

℞ Aloès sucotrin......................... 1 gr.
Résine de scammonée 0,50
— de jalap......................... 0,50
Calomel.............................. 0,50
Extrait de belladone 0,25
— de jusquiame............... 0,25
Savon amygdalin, Q. s. (environ 2 gr.) pour 50 pilules.

En prendre trois à cinq par jour.

PURGATIF DOUX (Sée)

℞ Soufre sublimé	} āā	30 gr.
Crème de tartre		
Magnésie calcinée		
Essence d'anis		1

à prendre une cuiller à café dans un peu d'eau avant les deux repas principaux.

EMULSION PURGATIVE (Righini)

℞ Huile de ricin pure	50 gr.
Jaune d'œuf	n° 1
Infusion de café forte	125 gr.
Sucre	30

M. S. A.

CONSTIPATION OPINIATRE (Stocquart)

℞ Extrait de noix vomique	} āā	0,30
Podophylline		
Savon médicinal		
Extrait de belladone		0,10

Pour 10 pilules.

En prendre une à deux le soir.

On peut aussi essayer la galvanothérapie.

Voir : *Atonie gastro-intestinale.*

CONSTIPATION CHEZ LES ENFANTS

℞ Sirop de guimauve	95 gr.
Alcool	5
Podophylline	0,05

M. S. A.

Demi-cuiller à soupe par jour (Bouchut).

℞ Eau bouillante	100 gr.
Manne en larmes	30
Follicules de séné	4
Poudre de café torréfié	10

M. S. A.

A prendre dans la journée (Sevestre).

PURGATIF DES ENFANTS (Desblancs)

℞	Résine de scammonée		0,20
	Bicarbonate de soude	ãã	0,60
	Sucre		
	Lait		100

pour un enfant de deux ans.

QUELQUES FORMULES DE PURGATIFS SALINS POUR LES ENFANTS

1°	Citrate de magnésie	10 à 30 gr.
	Sirop de cerises	30 à 50
	Eau	120 gr.
2°	Tartrate de soude	10 à 20 gr.
	Sirop de framboises	30 gr.
	Eau	120
3°	Sel de Seignette	5 à 30 gr.
	Sirop de menthe	30 gr.
	Eau	120
4°	Phosphate de soude	15 à 30 gr.
	Sirop de limons	30 gr.
	Décoction d'orge	120
5°	Sulfate de magnésie	10 à 30 gr.
	Infusion de café	100
	Sirop de sucre	30

Les sirops purgatifs sont nombreux ; toutes les mères emploient pour leurs tout jeunes enfants le sirop de chicorée composé, qui évacue facilement, mais a le tort d'exposer l'enfant à de légères coliques (à cause de la rhubarbe qu'il contient).

Le sirop composé suivant est usité :

℞ Sirop de roses pâles............ } āā p. æ.
Sirop de fleurs de pêcher....... }

20 à 30 gr. pour un enfant d'un an.

TRAITEMENT DE LA CONSTIPATION DES NOUVEAU-NÉS DE UN A DEUX ANS (Wyeth)

℞ Magnésie calcinée............... }
Racine de rhubarbe............ } āā 5 gr.
Oléo-saccharure d'anis.......... }

Une pincée trois fois par jour. Chez les enfants âgés de quelques semaines seulement, il convient de réduire à 2 ou 3 gr. la dose de rhubarbe et de magnésie.

Les lavements avec la décoction de guimauve et 10 gr. de miel de mercuriale, les suppositoires au beurre de cacao et au savon médicinal réussissent également très bien.

Eaux naturelles purgatives Hunyadi-Janos, Carabana, Rubinat-Condal, etc...

VIN D'ALOÈS

℞ Alicante......................... 200 gr.
Aloès.............................. 30
Poivre de Jamaïque........... } āā 4
Gingembre.................... }
M. Macérer huit jours et filtrer.

Une cuiller à soupe (adultes) dans un peu d'eau sucrée.

Constipation chez les femmes (Chéron)

Une cuiller à café avant chaque repas de :

℞ Soufre sublimé et lavé	}	
Crème de tartre	} āā	40 gr.
Magnésie calcinée	}	
M.		

Avant de se coucher, une pilule :

℞ Podophyllin	} āā	0,25
Extrait de jusquiame	}	
M. pour 20 pilules.		

Constipation des femmes (Lutaud)

℞ Citrate de fer ammoniacal	2 gr.
Extrait fluide de cascara sagrada....	2
Saccharine	0,05
Eau distillée	200

La dose de cette préparation est d'une cuillerée à café avant chaque repas.

Sirop purgatif (Beaumetz)

℞ Eau-de-vie allemande	}	
Sirop de nerprun	} āā	30 gr.
Sirop de séné	}	
M. S. A.		

Une cuiller à soupe le matin.

Purgatif des femmes enceintes (Ménière)

℞ Eau de Seltz	1 verre.
Sirop de framboises	1 cuill.
Sulfovinate de soude	1
M. et faites dissoudre à froid.	

On peut aussi donner les lavements à la

glycérine pure (10 gr.), et les suppositoires Chaumel à la glycérine solidifiée.

PURGATIF AGRÉABLE (Popow)

℞	Racine de jalap pulvérisée.........	250 gr.
	Feuilles de séné pulvérisées.......	250
	Sucre blanc.......................	250
	Pulpe de tamarin.................	1500

M. avec Q. s. d'excipient.

pour faire une masse demi-dure que l'on divise en tablettes enrobées de chocolat.

FONDANTS PURGATIFS A LA SCAMMONÉE

℞	Fondants de confiseur ar. à volonté...	5 gr.
	Résine de scammonée pure...........	0,32 1/2

F. S. A.

Donnez la forme voulue et couvrez avec du chocolat. Grains de santé du Dr Franck.

PURGATIFS POUR SUJETS DIFFICILES

℞	Huile de ricin......................	30 gr.
	Sirop de rhubarbe..................	20
	Alcool..............................	15
	Essence de menthe poivrée..........	II gtt.

M. S. A.

CHOCOLAT PURGATIF (Girault jeune)

℞	Poudre de cacao déshuilé..........	50 gr.
	Sucre en poudre....................	100
	Huile de ricin......................	50
	Vanille.............................	Q. s.

M. Pastilles ou tablettes.

Pour obtenir un effet purgatif, il faut donner aux enfants 10 gr. environ de ce chocolat.

POUDRE TONI-PURGATIVE

℞ Sulfate de magnésie...........	āā	24 gr.
Poudre de quinquina...........		

A diviser en quatre paquets.

Un toutes les deux heures.

Cette formule est empruntée à la pharmacopée des Etats-Unis.

Dans les hôpitaux anglais, on associe, souvent avec raison, les purgatifs aux toniques (fer, quina) ou aux stimulants (menthe, gingembre, cannelle). Pilules rhéo-ferrées Vigier.

LINIMENT PURGATIF

℞ Huile de ricin......................	70 gr.
Teinture de coloquinte..............	35

M.

Matin et soir, onction sur le ventre avec une cuillerée à thé de ce mélange.

POTION PURGATIVE (Beasley)

℞ Eau distillée d'aneth...........	āā	15 gr.
Sirop de nerprun		
Teinture de séné...............	āā	4
— de rhubarbe...........		

M. S. A.

RÉGIME DES GENS CONSTIPÉS

Pour cette question, voir mon livre : *l'Hygiène de l'estomac.*

Andrew Clarke donne les conseils suivants aux gens constipés :

1° Au lever ou au coucher, boire à petits coups et lentement 125 à 150 gr. d'eau, froide ou chaude ;

2° Au lever, lotions froides ou tièdes avec une éponge, suivies d'une friction générale ;

3° Vêtements chauds et amples ; éviter de se serrer la taille ;

4° Surveiller l'alimentation ; éviter les épices, les salaisons, les conserves, les gâteaux, les pâtisseries, le fromage, les fruits secs, les noix, le thé trop fort ;

5° Marcher une demi-heure ou une heure au moins deux fois par jour ;

6° Eviter de s'asseoir ou de travailler longtemps dans une position qui comprime ou resserre le ventre ;

7° Solliciter chaque jour l'action des intestins, après le déjeuner : être patient dans cette sollicitation. Si elle reste sans succès le premier jour, recommencer tous les jours une fois à la même heure. Le quatrième jour, recourir à un adjuvant. Le meilleur et le plus simple est un lavement composé de parties égales d'eau et d'huile d'olive.

CONTUSIONS

Sangsues ou ventouses scarifiées, compresses d'alcool, de teinture d'arnica, de vulnéraire, d'eau blanche, d'alcool camphré, etc. Grands bains tièdes ; faciliter par la compression méthodique la résorption des épanchements sanguins. Position élevée du membre, légers massages. — Ponction et incision des hématomes.

CONVALESCENCE

Air pur, alimentation eutrophique et eupeptique, vêtement chaud, repos moral, séjour à la campagne, bains tièdes ; comme aliments, racahout, kakola, blanc-manger, far. Nestlé, beef tea, œufs à peine cuits, viande saignante, sang de veau, beurre frais, huile de foie de morue, vin de quinquina, vin de coca Mariani, vin de peptone, eaux minérales digestives et reconstituantes, préparations martiales, frictions générales avec l'alcool à 90°.

Potion cordiale

℞	Banyuls	125 gr.
	Teinture de cannelle	10
	Sirop de quinquina	20
	Teinture de vanille	5
	M.	

Sirops de lacto-phosphate et de chlorhydro-phosphate calciques. Amers et ferments digestifs.

Climats toni-sédatifs (lacs de la Haute-Italie, altitudes moyennes).

CONVULSIONS INFANTILES

Contre l'attaque (J. Simon). — Lavement immédiat d'eau bouillie et de sel, faire respirer quelques gouttes d'éther sur un mouchoir ; placer l'enfant dans une pièce fraîche, libre de tout vêtement ; inspecter les téguments et faire disparaître toute cause d'irritation (épingle, parasite). Plonger l'enfant dans un bain sinapisé ; l'essuyer avec soin, le mettre au lit et lui donner la potion suivante par cuillerées à dessert :

℞	Eau de tilleul	100 gr.
	Sirop de fleurs d'oranger	30
	— de codéine	5
	Bromure de potassium	1
	Musc	0,10
	M.	

(Pour un enfant de deux ans.)

Frictions avec l'essence de térébenthine ; bains tièdes prolongés.

Rechercher toujours la cause. Si l'on soupçonne quelque chose de cérébral, sangsues derrière les oreilles, calomel à l'intérieur, bromures alcalins. Vomitif, vermifuges.

Poudre de Blache père

℞	Oxyde de zinc pulvérisé		8 gr.
	Calomel pulvérisé	ãã	4
	Valériane pulvérisée		
	M. et divisez en 70 prises.		

Deux par jour (maladies épileptiformes de l'enfance).

Rechercher l'albumine urinaire, l'épilepsie, la syphilis, la méningite, tant au point de vue thérapeutique qu'au point de vue pronostique.

Bouchut préconise dix à douze gouttes d'huile volatile de succin contre les convulsions.

Après l'accès, toniques, bromures, frictions alcooliques.

COQUELUCHE

Tisanes de thym, de serpolet, de café noir. Inoculation vaccinale (Blache père). Inhal. de gaz d'éclairage ? Pulvérisations phéniquées à 5/100 dans la chambre (Goldschmidt). Insufflations nasales d'acide borique. Vésicatoire volant interscapulaire. Courants d'induction dans la région du cou. Bains d'air comprimé.

SIROP DE N. G. DE MUSSY

℞ Sirop de fleurs d'oranger		45 gr.
— de codéine	āā	30
— de belladone	āā	30
— d'éther		15
Eau de laurier-cerise		6
Bromure de potassium		3
M.		

Cinq à six cuillerées à café par jour.

Séjour au lit, répéter les vomitifs tous les huit jours. Si fièvre intense, sulfate de quinine.

POTION DE DUJARDIN-BEAUMETZ

℞	Sirop de chloral	ãã	60
	Eau de fleurs d'oranger		
	Bromure de sodium		4
	— d'ammonium	ãã	2
	— de potassium		
	F. S. A.		

Trois fois par jour une cuillerée à dessert dans un verre de lait chaud additionné d'un jaune d'œuf.

(Il est prudent d'éloigner les enfants sains des coquelucheux.)

COQUELUCHE (Dubousquet)

℞	Antipyrine	0,30 à 1 gr.
	Sirop de framboises	20
	Eau de Vichy	80
	M.	

A prendre par cuillerées à dessert, immédiatement après les quintes, en vingt-quatre heures.

TRAITEMENT ABORTIF DE LA COQUELUCHE (Ebrard)

Belladone en poudre, en teinture, en sirop ou extrait, n'importe ; administrée dans les deux conditions essentielles que voici :

1° Au moment le plus près du début du

mal, au plus tard dans la première huitaine ;

2° Elle doit être portée par doses fractionnées et par intervalles d'une heure jusqu'à intoxication.

On doit en surveiller l'emploi, et l'on reconnaît que la maladie est jugulée et le malade guéri aux symptômes suivants : rougeur de la peau sur tout le corps, sécheresse de la langue et du gosier.

COQUELUCHE INTENSE (Ebrard)

℞	Eau distillée	120 gr.
	Hydrate de chloral	2
	Teinture de belladone	LX gtt.
	M.	

Une cuiller à café toutes les heures dans du lait.

Déplacement à la campagne. Frictions alcoolo-térébenthinées.

GOUTTES CONTRE LA COQUELUCHE (Monin)

℞	Teinture de myrrhe	10 gr.
	— drosera	ãã 2
	— aconit	
	— belladone	
	M.	

Dix gouttes, à chaque quinte, dans un peu de lait.

Badigeonner, trois fois par jour, l'orifice de la glotte avec :

℞ Infusion concentrée de coca........ 100 gr.
Résorcine chimiquement pure....... 2
M. (Moncorvo).

POTION DE ROTHE

℞ Alcool et acide phénique neigeux..... 0,50
Teinture d'iode........................ V gtt.
— de belladone................ 1 gr.
Eau distillée de menthe.............. 50
Sirop diacode......................... 30
M.

Une cuiller à dessert toutes les trois heures.

Sirop de Derbecq à la *grindelia robusta*.

POTION CONTRE LA COQUELUCHE (Monin)

℞ Eau distillée...................... 200 gr.
Sirop de lactucarium.............. 35
Extrait de belladone.............. 0,20
Teinture de myrrhe................ 5
Bromure de calcium................ 5
Teinture de quillaya.............. 8
M. S. A.

Uue cuiller à café toutes les deux heures.

Hygiène des coquelucheux. — Vêtements de flanelle, séjour au grand air, déplacements. Pendant les quintes, tenir l'enfant dans les bras, la tête penchée en avant, et lui faire avaler une gorgée d'infusion de serpolet chaude. Tous les deux ou trois jours, un peu de sirop d'ipéca. Au besoin, enlever les mucosités de la gorge à l'aide des doigts ou de barbes de plume. Repas légers et fréquents.

Dans la coqueluche rebelle, frictionner le devant de la poitrine avec gros comme une petite noisette de pommade stibiée d'Autenrieth ; donner des bains d'air comprimé ou d'air phéniqué et benziné.

En cas d'intermittence manifeste, donner 50 à 60 centigr. par jour de bromhydrate de quinine en deux cachets.

Eviter les préparations trop sucrées, irritantes pour l'estomac.

Pendant la convalescence, prévoir la tuberculose possible et donner de l'huile de foie de morue créosotée.

CORPS ÉTRANGERS EN GÉNÉRAL

Primo non nocere : ne les enlever que si leur extraction est facile. Nous indiquerons seulement les méthodes non chirurgicales.

Corps étrangers avalés.

Cure de pommes de terre (Cameron) : la déglutition d'une grande quantité de pommes de terre produit une distension uniforme du tube intestinal et provoque ainsi l'expulsion du corps étranger par les voies naturelles.

Pour les corps étrangers :

Du conduit auditif : Injections huileuses répétées ;

Des fosses nasales : Injection d'eau dans la narine libre ;

Des paupières : Instiller épaisse solution de gomme ;

Des voies aériennes : Titiller la luette avec une plume.

CORS AUX PIEDS

Voyez : *Verrues*.

Bains de pieds prolongés.

TOPIQUE CONTRE LES CORS (Pierre Vigier)

℞	Acide salicylique	1 gr.
	Extrait de cannabis indica	0,50
	Alcool à 90°	1
	Ether à 62°	2,50
	Collodion	5

M. dans un flacon bien bouché.

Tous les deux jours, durant une semaine, badigeonner l'excroissance cornée à l'aide d'un petit pinceau trempé dans cette mixture.

Bientôt le cor s'enlève aisément sous la pression du doigt, ou à la suite d'un bain de pieds.

AUTRE FORMULE (Monin)

℞	Collodion.................... }	āā	10 gr.
	Liqueur d'Hoffmann............ }		
	Acide lactique................ }	āā.	1
	Acide borique................. }		
	Sublimé........................		0,50
	M. S. A.		

Même emploi.

On peut employer aussi la teinture d'iode, le perchlorure de fer, l'acide acétique, l'emplâtre d'acétate de cuivre, etc...

CORYZA

Un granule de sulfate d'utropine à 1/2 milligr. en se couchant et un dans la nuit (Gentilhomme). Vaseline cocaïnée au dixième, en badigeonnage intra-pituitaire.

Mâcher des feuilles d'eucalyptus (Rudolphi).

Prendre en trois fois dix grammes d'alcoolat d'anémone pulsatile (Vigier).

Inhaler du camphre dans de l'eau bouillante (Kohler).

Manuluves ammoniacaux (Monin).

ERRHIN CURATIF (Monin)

℞	Gomme adragante pulv.............	10 gr.
	Salicylate de bismuth............	5
	Quinine brute....................	1
	Menthol..........................	0,50
	Thymol...........................	0,25
	Cocaïne chlorh...................	0,20
	M. S. A.	

Badigeonner les fosses nasales avec le sublimé au millième (Cardone).

Ou bien avec le chlorhydrate de quinine : 1 gr. pour 15 de glycérine (Filatow).

Inhaler de la vapeur de teinture de benjoin (Kebbell).

On a conseillé (Hayem) les inhalations d'un mélange d'acide phénique et d'ammoniaque :

℞	Acide phénique pur	5 gr.
	Ammoniaque liquide	5
	Eau	15
	Alcool	10

On en verse quelques gouttes sur du papier buvard, et on respire les vapeurs pendant quelques secondes.

Contre l'irritation de l'orifice des narines, la pommade suivante réussit assez :

℞	Sous-nitrate de bismuth	10 gr.
	Vaseline	10

M. S. A.

Poudres contre le coryza

Les différentes poudres en usage se rapportent à peu près aux suivantes :

℞	Chlorhydrate de morphine	0,50
	Poudre de gomme	4 gr.
	Sous-nitrate de bismuth	6
	Poudre de guimauve	6

Mêler soigneusement (Vigier).

℞ Sucre en poudre.................... 30 gr.
Chlorhydr. de morphine............ 0,10
Sulfate d'atropine.................. 0,01
M. (Vaucaire).

℞ Acide borique.............. } āā 1 gr.
Camphre pulv................ }
Poudre de belladone.............. 0,50
M.

A priser trois fois par jour (Degoix).

℞ Poudre d'amidon.................. 10 gr.
Acide borique........................ 1
Salicylate de bismuth 0,50
Sulfate de quinine.................. 0,50

Poudre à sécher légèrement à l'étuve (Hirtz).

Poudre a priser contre le coryza (Aschilmann)

℞ Naphtaline en poudre impalpable.... 25 gr.
Acide borique........................ 25
Camphre pulv........ 1
Extrait de violettes................ 1
Essence de roses.................... 0,10
— de patchouly............... 0,10
M. S. A.

Morrell-Mackenzie, pour empêcher qu'il ne se produise en même temps des symptômes de bronchite, emploie ces pilules :

℞ Extrait de jusquiame................. 0,20
Poudre d'aconit....................... 0,20
Calomel 0,50
Poudre d'ipéca........................ 0,05
F. S. A. pour 1 pilule.

A prendre dans la soirée.

CORYZA SYPHILITIQUE DES NOUVEAU-NÉS (Malbec)

1° Déboucher les narines en introduisant dans les cavités un pinceau imbibé d'huile d'amandes douces.

2° Badigeonner les parois des cavités nasales avec la pommade suivante :

℞	Vaseline	10 gr.
	Calomel	1

3° Faire des frictions matin et soir, au niveau des plis articulaires, avec gros comme un pois de la pommade suivante :

Onguent napolitain .... 60 gr.

4° Si le nourrisson ne peut téter, lui faire prendre le lait soit au verre, soit à la cuiller.

BADIGEONNAGE CONTRE LE CORYZA (Monin)

℞	Lanoline	āā	15 gr.
	Glycérine		
	Salicylate de naphtol		2
	Menthol	āā	0,30
	Eucalyptol		
	M.		

A répéter trois fois par jour dans les fosses nasales.

POUDRE A PRISER CONTRE LE CORYZA CHRONIQUE (Bouchut)

℞	Sucre pulvérisé		20 gr.
	Calomel	āā	1
	Oxyde de zinc		
	M. S. A.		

(Voyez : *Ozène*.)

INJECTION CONTRE LE CORYZA

℞ Décoction d'écorce de chêne.......		300 gr.
Glycérine.........................		30
Sulfate de zinc.....................		0,20
M.S.A.		

CORYZA DES NOUVEAU-NÉS (Depaul)

Injections d'huile tiède dans le nez, puis de borax en poudre.

Voir : *Catarrhe pharyngo-nasal.*

CORYZA DES ROSES

Voir : *Fièvre de foin, Asthme.*

COUPEROSE

(Voir : *Acné.*)

Matin et soir, laver la face et le nez avec une éponge trempée dans de l'eau boriquée au centième bouillante. — A un degré avancé, scarifications fines.

LOTION DE GOWLAND

℞ Emulsion d'amandes amères........		200 gr.
Sel ammoniac.................	ãã	0,10
Bichlorure de mercure........		
M. S. A.		

Matin et soir.

TOPIQUE CONTRE LA COUPEROSE (Monin)

℞ Baume du Pérou		40	gr.
Iodoforme		2	
Huile de bouleau	āā	1	
Extrait de ratanhia			
Essence de géranium		X	gtt.

M. S. A.

Tous les deux jours, prendre, le matin à jeun, une cuillerée à soupe du mélange suivant:

℞ Huile de ricin	āā	p. æ.
Glycérine très pure		

M.

COUPEROSE FACIALE (Leroy)

℞ Soufre précipité	āā	8	gr.
Glycérine purifiée			
Craie précipitée			
Eau de laurier-cerise			
Alcool rectifié			

M. S. A.

Laver tous les soirs la face à l'eau de son tiède, puis frictionner avec cette mixture et recouvrir d'un masque de gutta-percha laminée. — Régime végétal: suc d'herbes, eaux alcalines de Vals-Saint-Jean. Pas d'alcooliques, de café ni d'épices.

Traiter la dyspepsie, la constipation, la dysménorrhée. Eviter le froid aux pieds.

Consulter mon livre : *Hygiène et traitement des maladies de la peau.*

LOTION CONTRE LA COUPEROSE (Pietra Santa)

℞	Eau de roses	120 gr.
	Glycérine	20
	Sulfite de soude	10

M. (Bonne formule pour pulvérisations.)

CRAMPES

Entourer la partie qui en est le siège d'une chaînette en fer doux. Plaques de laiton. Frictions et massages. Si la crampe siège dans les muscles fléchisseurs, étendre le membre ; si dans les extenseurs, le fléchir.

CRAMPES D'ESTOMAC

Voyez : *Gastralgie.*

CRAMPES DES ÉCRIVAINS

Traiter l'arthritisme (iode, arsenic, bains sulfureux).

Frictions, massages, révulsifs, électricité. Bromures à l'intérieur. Repos de la fonction.

Porte-plume de Cazenave (de Bordeaux).

Contre le doigt à ressort, électrisations et immobilisation dans un appareil de gutta-percha.

CRAMPES DU MOLLET CHEZ LES FEMMES ENCEINTES

Donner le soir, en se couchant, dans un verre d'eau, cinq milligrammes de sulfate de cuivre. On peut l'administrer tous les soirs sans inconvénient (Bolton).

CRANIOTABES

Voir : *Rachitisme.* — Bonne hygiène alimentaire, phosphates, bains gélatino-salés ; modificateurs hygiéniques de tous ordres.

Protéger le crâne contre les chocs à l'aide d'un casque en fil de fer ou mieux en cuir bouilli.

CRÉOSOTE (Empoisonnement par)

Prendre : Emulsion huileuse, 250 cc.

Le quart de suite, puis une demi-cuiller à café toutes les cinq minutes.

CRÉTINISME

Hygiène des populations. Emigration dans des localités à air et à eau salubres. Petites quantités d'iode à l'intérieur, insolation. Suppression du mal de misère.

Voyez : *Goître.*

CREVASSES

Voyez : *Gerçures, Fissures.*

POMMADE CONTRE LES CREVASSES DES MAINS

℞	Menthol	1 gr. 50
	Salol	2
	Huile d'olives	2
	Lanoline	50

En onctions deux fois par jour.

CREVASSES DU SEIN (Monin)

℞	Glycérine redistillée à 30°	40 gr.
	Teinture de baume de tolu	5
	— thébaïque	2
	Salol pulvérisé	1
	M. S. A.	

pour applications trois fois par jour à l'aide d'un pinceau, puis recouvrir d'ouate.

S'abstenir d'appliquer la cocaïne chez les nourrices, de peur de tarir la sécrétion lactée.

CREVASSES INTERDIGITALES SYPHILITIQUES (Monin)

℞	Eau distillée de roses	500 gr.
	Sublimé corrosif	1
	Teinture de tolu	30
	M.	

En applications sur bourdonnets de charpie.

CROUP

Voyez : *Diphtérie.*

CUIVRE (Empoisonnement par le)

℞	Fer porphyrisé	12 gr.
	Soufre lavé	8
	Sirop simple	9
	M.	

Une cuiller à café toutes les cinq minutes alternativement avec demi-cuiller à café de:

℞	Lait de magnésie calcinée	180 gr.
	Blancs d'œufs	n° 4
	Eau de fleurs d'oranger............	180 gr.
	Sirop de —	100

M. (Schlosser et Emmett).

Pompe stomacale. Contre la soif, tisane d'orge et de gruau albumineuse. Contre les douleurs, cataplasmes, injections de morphine.

CURARE (Empoisonnement)

Potion avec vingt gouttes d'éther chlorhydrique ; frictions, électricité, respiration artificielle.

CYANHYDRIQUE (Empoisonnement).

℞	Eau	30 gr.
	Sulfate de cuivre..................	1,75

M.

La moitié de suite, le reste cinq minutes après. Douches froides. Inhalations d'ammoniaque.

CYANURES (Empoisonnement par les)

Dissolvez *carbonate de soude* et *sulfate de fer* (ââ 45 grammes) dans l'eau séparément, mélangez les deux solutions en y ajoutant de l'eau q. s. p. f. 1 litre 15 de mixture et administrez au malade, par tasses, aussi rapidement que possible.

Faradisation thoraco-cardiaque. Douches écossaises, inhalations d'oxygène et de nitrite d'amyle ; respiration artificielle.

D'après Antal, le nitrate de cobalt constituerait le meilleur antidote des cyanures (0,30 centigr. dans une potion).

CYSTITE AIGUE

Boire tous les jours deux litres de lait bicarbonaté à 5 gr. par litre. Frictions sur les reins et l'hypogastre avec l'essence de térébenthine. Onctions périnéales avec l'extrait de belladone. Bains tièdes prolongés. Sangsues périnéales. Hygiène sévère, diète lacto-alcaline.

Délayer, dans trois verres de tisane d'uva ursi (à prendre tous les jours), l'un des paquets suivants :

℞ Poudre de lactose	....	15 gr.
— de feuilles de jusquiame	.....	1
M. S. A.		

Résister à l'envie de pousser fortement les dernières gouttes d'urine (Diday). En cas de sécrétion uréthrale, prendre, matin et soir, une pilule de terpine à 10 centig. et, après avoir pris un lavement simple, introduire profondément dans le rectum le :

Suppositoire de Reliquet

℞ Beurre de cacao.................... 3 gr.
Extrait de jusquiame................ 0,07
Iodoforme........................... 0,10
M. S. A. pour 1 suppositoire.

Guyon recommande les instillations de nitrate d'argent sur le col (solution au 50e d'abord, puis au 30e), principalement efficaces contre la cystite blennorrhagique.

Prescription contre la cystite suraigue (Marsch)

℞ Acide oxalique...................... 0,95
Sirop d'écorce d'oranges........... 30 gr.
Eau de pluie........................ 120

à prendre par cuillerées à café toutes les quatre heures.

Pommade contre la cystite du col chez la femme

℞ *Lanoline camphrée*................. 50 gr.
Extrait de belladone............... 2
M.

pour enduire un tampon d'ouate que l'on introduit, matin et soir, dans le vagin.

Interdire les épices, l'alcool et surtout la bière. Lavement avec six gouttes de laudanum. Tisanes d'uva ursi, genièvre, bourgeons de sapin, eau de goudron, Vichy-Célestins, capsules d'essence de térébenthine.

CYSTITE CHRONIQUE

Un excellent traitement est celui de Mosetig, qui lave la vessie, tous les trois jours, à l'eau bouillie tiède, et injecte ensuite dans cet organe un demi-litre d'eau tiède additionnée d'une cuillerée à soupe de l'émulsion suivante :

℞	Iodoforme porphyrisé	50 gr.
	Glycérine anglaise	40
	Eau distillée bouillie	10
	Gomme adragante	0,25
	M. S. A.	

SUPPOSITOIRE RECTAL (Mallez)

℞	Beurre de cacao	Q. s.
	Poudre de datura	āā 0,02
	Chlorhydrate de morphine	āā 0,02
	M.	

En cas de purulence, tous les jours 2 gr. de salol dans une infusion de pichi.

Traitement chirurgical (instillations).

En cas de tuberculose, éviter les instillations, donner la diète lactée et l'huile de foie de morue créosotée à haute dose.

Dans la *cystite cantharidienne*, les bains prolongés et le lait additionné, par tasse, d'une ou deux gouttes de teinture de belladone, réussissent merveilleusement. Potion avec :

℞ Citrate de potassium.................... 15 gr.
Extrait fluide de *triticum repens*. } ãã 4
Teinture de jusquiame......... }
Extrait fluide de *buchu*.............. 15
Eau, Q. s. pour f. 120 gr. M. D. S.

A prendre trois à quatre fois par jour une cuillerée à café, dans un verre à bordeaux d'eau de Vals-Précieuse.

POMMADE POUR SONDES URÉTHRALES (Guyon)

℞ Poudre de savon.................... 50 gr.
Glycérine.................... } ãã 25
Eau.......................... }
Sublimé.......................... 0 gr. 02

Cette pommade est aseptique et n'exerce aucune action irritante sur le canal. D'autre part, elle facilite considérablement le cathétérisme de l'urèthre et de la vessie, attendu qu'elle est beaucoup plus glissante que toutes les substances employées habituellement pour lubrifier les sondes, telles que vaseline, huile, graisse et glycérine pure.

PILULES CONTRE LA CYSTITE CHRONIQUE (Guyon)

℞ Térébenthine de Venise .... } ãã 0,10
Extrait de quinquina............. }
Magnésie calcinée, Q. s. pour une pilule.
Faites-en 100.

Quatre à huit par jour.

DACRYOCYSTITE

Cataplasmes de fécule de riz, après frictions avec :

℞ Onguent hydrag. double............ 6 gr.
Vaseline pure.................... 4
Camphre.......................... 0,25
M. S. A. (Galezowski).

DACTYLITE SCROFULEUSE

Voyez : *Onyxis malin* et *Scrofule.*

DALTONISME ou DYSCHROMATOPSIE

Courants continus ; iodure ; injections de pilocarpine.

Education visuelle. Verres colorés, verres fuschinés de Delbœuf (de Liège).

Traitement des maladies profondes de l'œil, si le daltonisme est symptomatique.

DANSE DE SAINT-GUY

Voyez : *Chorée.*

DARTRES

Voyez : *Dermatoses.*

POMMADE ANTI-DARTREUSE (Gombault)

℞ Axonge.......................... 30 gr.
Ergotine.......................... 3
Calomel........................... 3
M. S. A.

Savons médicamenteux Vigier.

DÉBILITÉ GÉNÉRALE

Voyez : *Adynamie*, *Asthénie*, *Atonie*, etc.

TONIQUE DE L'ENFANCE DÉBILE (Monin)

℞ Eau distillée de gentiane............ 60 gr.
Sirop d'iodure de fer................ 40
Teinture d'ignatia.................. 2
M

Cuiller à dessert avant le repas.

Analeptiques : phosphatine Falières, etc.

DÉFAILLANCE

Voyez : *Syncope* et *Vertige stomacal*.

DÉLIRE

Trois à quatre dragées de bromure de camphre à 10 centig. Perles d'hypnone (à 0,05) deux à trois (contre-indiqué chez les cardiaques). Uréthane, 3 à 4 gr. chez les adultes. Sulfonal, 1 à 4 gr. en cachets.

MIXTURE DE GREEN

℞ Sirop de tolu...................... 240 gr.
Valérianate d'ammoniaque.......... 30
M.

Une cuiller à café toutes les heures (démence aiguë).

Paraldéhyde, 2 à 4 gr. en potion.

Lavements de chloral. Tisanes de coquelicot, de laitue, etc. *Médecine des symptômes.*

DELIRIUM TREMENS

Eméto-cathartique. Lavement avec l'eau et le savon. Thé de bœuf chaud très épicé tous les 1/4 d'heure. Lait. Injections sous-cutanées de morphine. Potion de Todd.

Voyez : *Alcoolisme.*

DÉMENCE

Voyez : *Aliénation, Manie.*

Combattre la constipation, donner un régime fortifiant, au besoin par le gavage œsophagien. Sétons et cautères à la nuque, pointes de feu le long du rachis. Pilules de nitrate d'argent à 25 milligr., deux par jour (Bouchut). Valérianate d'ammoniaque, 50 centigr. par jour.

Hydrothérapie sous toutes les formes ; isolement, séquestration.

DENGUE

Au début, vomi-purgatifs, tisanes amères.

Si la fièvre persiste, 1 gr. de quinine par jour.

Contre la constipation (Fichet) :

℞	Infusion de tamarin	250 gr.
	Crème de tartre soluble	4
	Sirop de tamarin	30
	M.	

une cuillerée toutes les heures.

℞	Infusion de tilleul	250 gr.
	Sirop de fleurs d'oranger	30
	Nitrate de potasse	4
	M.	

à prendre en vingt-quatre heures.

Frictions articulaires avec l'huile de jusquiame. Infusions amères.

Contre l'éruption : poudre d'amidon.

Isolement des malades.

DENTAIRE (HYGIÈNE)

1° *Elixir dentifrice antiseptique.* — C'est une solution de salol et de résorcine dans un élixir (P. Vigier) :

℞	Résorcine	} ãã 2 gr.
	Salol	
	Elixir dentifrice	100

2° *Poudre dentifrice antiseptique.* — On l'obtient par le mélange suivant :

℞	Résorcine	2 gr.
	Salol	4
	Iris pulvérisé	40
	Carbonate de chaux pulvérisé	8
	Carmin n° 40	0,30
	Essence de menthe	X gtt.

On peut encore employer la poudre suivante :

℞ Charbon pulvérisé		10 gr.
Quinquina gris pulvérisé	} āā	5
Magnésie		
Résorcine	} āā	1
Salol		
Essence de menthe		V gtt.

M. S. A. et porphyriser.

(*N. B.* — Le lecteur trouvera dans la nouvelle édition de notre *Hygiène de la beauté*, un grand nombre de formules de dentifrices variés.) — Dentifrice Bobeuf au phénol.

Opiat dentifrice (Monin). Elixir dentaire (*idem*)

℞ Magnésie décarbonatée		20 gr.
Chlorate de potasse	} āā	4
Acide borique		
Laque carminée		
Tartrate acide de potasse		2
Glycérine très pure		Q. s.

Pour une pâte.

Ajoutez :

Saccharine	0,50
Essence de géranium rosat	XV gtt
— de romarin	VIII

M. S. A.

℞ Alcoolé de romarin	} āā	30 gr.
Teinture de vanille		
— d'eucalyptus		
— de thym		20
Acide borique		10
Essence de girofle		4
Carmin		3
Acide chlorhydrique fumant		II gtt.

M. S. A.

Une cuillerée à café dans un demi-verre d'eau tiède, pour l'antisepsie buccale et la prévention des stomatites, angines, caries dentaires, stomatodysodie, etc.

Crème dentifrice (Monin)

℞	Glycérine pure	60 gr.
	Racine de fraisier porph	15
	Biborate de soude	10
	Chlorate de potasse	5
	Savon, saccharine, ess. de romarin	Q. s.
	M.	

Odol

Voici, d'après un journal pharmaceutique allemand, une formule qui donnerait un produit analogue au dentifrice ainsi baptisé :

℞	Saccharine	5 cent.
	Salol	4 gr.
	Teinture de vanille	XX gtt.
	Essence de menthe	XXX
	— de cumin	I
	Alcool pur	95 gr.
	M. S. A.	

Mollesse, blancheur, atonie des gencives (Delestre)

℞	Cachou }	āā 32 gr.
	Myrrhe }	
	Baume du Pérou	4
	Alcoolé de cochléaria	155
	M. S. A.	

Faites macérer huit jours, filtrez et employez comme collutoire, coupé de moitié d'eau. — Dentifrice Bobeuf.

SAVON DENTIFRICE MOU (Redier)

℞	Savon médicinal pulvérisé..........	25 gr.
	Pierre ponce porphyrisée...........	10
	Talc de Venise.....................	120
	Glycérolé d'amidon	20
	Glycérine..........................	20
	Essence de menthe..................	2
	— de girofle..................	1

Faites chauffer au bain-marie ; ajoutez peu à peu :

Eau distillée........................... Q. s.

pour faire une pâte de consistance convenable.

DENTITION (Maladies de la)

SIROP DE DENTITION

℞	Glycérine..........................	20 gr.
	Laudanum Syd.......................	II gtt.
	Borate de soude....................	1 gr.
	Chlorhydrate de cocaïne............	0,05
	M. S. A.	

pour frictionner les gencives quatre fois par jour.

SIROP DE DENTITION (Anthelme Combe)

℞	Baume de tolu......................	1 gr.
	Safran.............................	1
	Borate de soude....................	1,25
	Vanilline..........................	0,10
	Codéine............................	0,05
	Chlorhydrate de cocaïne	0,15
	Sirop de miel......................	40
	Glycérine..........................	210
	M. S. A.	

Mouiller la pulpe du doigt et frotter doucement sur les gencives qui sont douloureuses. A l'intérieur, donner, tous les jours, 10 centigr. de phosphate de chaux et 10 de phosphate de soude.

Sirop de dentition de Delabarre.

Arthrite alvéolaire

(Autrefois ostéo-périostite alvéolo-dentaire)

Enlever avec le plus grand soin les dépôts de tartre qui se font au collet des dents et les poursuivre aussi loin que possible dans la direction de la racine.

Injections deux fois par jour au collet, avec :

Liqueur de van Swieten	100 gr.
Eau —	200

Préparation odontologique (odontol)

℞ Chlorhydrate de cocaïne	āā	1 part.
Essence de laurier-cerise		
Teinture d'arnica		10
Acétate d'ammonium		20

M. D. S. — Contre les douleurs de dents (en pansements).

Cautérisations avec le galvano-cautère, au collet de chacune des dents atteintes ou menacées, et en outre sur le trajet de la racine (deux fois par semaine).

Toucher légèrement avec :

Acide lactique.

Traitement général de la constitution : diabète, albuminurie, goutte, rhumatisme.

Badigeonner tous les jours avec :

℞ Teinture de cannelle de Ceylan. }
— de gaïac................ } āā 10 gr.
— de quinquina.......... }
M. S. A.

ANESTHÉSIE LOCALE

Pour l'extraction des dents et toutes opérations de petite chirurgie de la bouche.

A l'aide d'une seringue de Pravaz parfaitement stérilisée, l'aiguille passée au feu, on se sert de la solution suivante, *fraîchement préparée* :

℞ Chlorhydrate de cocaïne .... 1 gr.
Eau distillée........................ 20

La seringue contenant 0,05 de chl. de cocaïne, injectez lentement et parallèlement à la direction de la gencive une première quantité d'un centig. et demi de chl. de cocaïne, mesuré à l'aide du curseur du piston.

Au bout de quatre minutes, s'il n'y a ni phénomènes d'oppression, ni exagération des battements de cœur, ni sueurs froides, ni fourmillements dans les mains et les pieds, injectez encore 2 centigr. et demi, soit en tout 4 centigr. Vous opérez au bout de quatre minutes ; l'anesthésie est absolue.

S'il s'agit d'une dent à enlever, l'injection sera faite en deux points : à la paroi palatine et à la paroi labiale.

S'il se produit, après la deuxième injection, quelques manifestations d'intolérance, opérez de suite : le choc enrayera les accidents (Anthelme Combe).

PÉRIOSTITE AIGUE

Toucher légèrement avec le galvanocautère, en cinq ou six points, dans la direction de la racine.

Appliquer par-dessus une bandelette d'ouate mouillée avec :

℞ Chlorhydrate de cocaïne............. 1 gr.
Eau distillée 20

Renouveler le pansement toutes les heures.

Pansements dans la cavité avec teint. d'ext. d'opium pure.

Prendre à l'intérieur : Antipyrine, 2 gr.

Médication antiphlogistique :

Une sangsue au niveau du sommet de la racine de la dent malade fait disparaître la douleur (prévenir le malade que cette application sera suivie très probablement de fluxion).

Bains de pieds sinapisés (Anthelme Combe).

Périostite chronique

Pointes de feu au niveau du sommet de la racine.

La cavité étant bien nettoyée, lavages avec solution phéniquée, 1/200, et appliquer dans la cavité un pansement mouillé avec teinture d'extrait d'opium et roulé dans la poudre de salol (Anthelme Combe).

Pulpite aigue

℞ Teinture d'extrait d'opium......	} āā	4 gr.
Chloroforme..................		
Acide phénique neigeux.............		0,25
Teinture de benjoin vanillée		16

Sécher avec soin la cavité de la dent cariée et appliquer, *sans pression*, une boulette d'ouate légère mouillée de cette mixture (Anthelme Combe).

Pulpite sub-aigue

℞ Salol...........................	1 gr.
Teinture d'extrait d'opium...........	2
Chloroforme......................	4
Teinture de benjoin................	16

Pour pansements quotidiens à l'aide

d'une légère boulette d'ouate (Anthelme Combe).

DESTRUCTION DE LA PULPE

℞ Acide arsénieux porphyrisé......	} ãã	5 gr.
Salol..........................		

Tremper dans cette poudre une mèche d'ouate mouillée avec une solution phéniquée, 20/100, et appliquer sur la pulpe mise à nu.

Recouvrir d'un petit tampon d'ouate mouillé de teinture de cannelle (Anthelme Combe).

TRAITEMENT DE LA CARIE DENTAIRE

CHEZ LES FEMMES ENCEINTES OU CHEZ LES NOURRICES

Toutes les caries du premier et du deuxième degré qui ne sont point douloureuses, *doivent être obturées d'emblée* avec soin, sans grand ébranlement. Il faut éviter les aurifications et pratiquer plutôt une obturation provisoire.

Tout pansement caustique douloureux doit être proscrit.

Il faut se contenter de pansements calmants, et renvoyer à une date ultérieure l'obturation des cavités où il existe encore de la pulpe ou bien dans lesquelles il peut se produire un suintement.

DERMALGIE

Badigeonnages avec la teinture d'iode morphinée ; douches de vapeur, bains d'acide carbonique. Application de sparadrap Vigier. Savon Bobeuf.

Traitement interne de l'*Arthritisme*. (Voir notre *Hygiène des Riches*.)

℞ Valérianate de quinine...........	} āā	0,50
Poudre de Dower................		

Tous les soirs en se couchant.

L'antipyrine et les vieilles *pilules de Méglin* sont aussi à essayer.

Friction contre la dermalgie (Monin)

℞ Liniment de Rosen................	60 gr.
Sulfate n. d'atropine..............	0 30
M. S. A.	

Quelques gouttes sur la flanelle.

DERMATITE HERPÉTIFORME

Eviter l'iodure de potassium. Employer la liqueur de Fowler à l'intérieur, et trois fois par jour l'un des cachets suivants :

℞ Bromhydrate de quinine..............		0,10
Extrait sec d'ergot..............	} āā	0,05
Poudre de racine de belladone...		
M.		

Lotions d'eau chloroformée, suivies de

poudrage au talc thymolé (W. Dubreuilh), ou bien encore la pommade suivante :

℞ Axonge		30 gr.
Calomel	āā	1
Extrait de belladone		
M. S. A.		

DERMATOSES EN GÉNÉRAL

Purgations répétées avec Hunyadi-Janos.

Sirop contre les maladies de la peau (Augagneur)

℞ Acide phénique cristallisé	3 à 10 gr.
Glycérine	Q. s. pour diss.
Sirop d'écorce d'oranges	400 gr.
F. S. A.	

A prendre deux cuillerées par jour.

Chez les enfants, la dose d'acide phénique varie de 3 à 5 gr., de 4 à 10 chez les adultes.

Sparadraps caoutchoutés Vigier.

Dermatoses prurigineuses (Rizat)

℞ Arséniate de soude		0,001
Valérianate de quinine		0,01
Extrait de valériane	āā	0,05
— de saponaire		
M. pour une pilule.		

(De deux à dix par jour.)

Dermatoses suppuratives (Unna)

℞ Glycérine redistillée	40 gr.
Liqueur ammoniacale anisée	1
Sulfure de calcium pur	0,10
M.	

Une à trois cuillerées à thé par jour.

Traitement interne des dermatoses (Monin)

℞ Huile de ricin .... 150 gr.
Menthol pur 1 50
M.

Deux cuillerées à café chaque matin, à prendre dans l'acné, la couperose et en général dans des dermopathies attribuables à des fermentations toxiques gastro-intestinales.

(Voyez aux diverses *dermatoses*.)

Voir aussi : *Dr Monin* (Hygiène et traitement des maladies de la peau).

DERMITES

Supprimer la cause, ordinairement professionnelle.

Employer exclusivement les lotions et pommades émollientes, cataplasmes d'amidon, etc.

DIABÈTE

Hygiène. — Ni sucre ni féculents. Très peu de lait. Saccharine ou mieux *édulcor*.

Œufs, viandes, poissons, mollusques, crustacés, fromages. Aliments gras, huile. graisses, beurre, huile de foie de morue, Légumes verts, sauf carottes, navets.

Potages : bouillon aux œufs, soupe aux choux, soupe à l'oignon sans farine.

Pain de gluten ou de soja. Tous les jours, 50 à 100 gr. de pommes de terre cuites à l'eau.

Bordeaux coupé d'eau de Pougues-Saint-Léger. Exercice énergique.

TISANE DE SCHULTZEN

℞ Eau pure.......................... 1 litre.
Glycérine neutre.................. 30 gr.
Acide citrique....................... 4
M. *ad libit.*

POTION DE W. SQUIRE ET PAVY

℞ Codéine.............................. 0 gr. 20
Alcool à 90°........................ 10
Eau distillée........................ 10
Glycérine pure..................... 90
M.

Cuiller à soupe, le soir.

Bains alcalins et sulfureux, gymnastique, calme moral. Eviter le froid, l'indigestion, les chutes, l'alcoolisme. Vêtements de flanelle. Frictions sèches ou avec alcoolé de lavande. Inhalations d'oxygène. Eaux minérales alcalines et arsenicales chlorurées. Vichy (Célestins). Voir notre ouvrage : *le Traitement du diabète.*

DIABÈTE ARTHRITIQUE

Avant chaque repas, 20 centigr. de carbonate de lithine et 3 milligr. d'arséniate de soude dans de l'eau de Seltz artificielle (Martineau).

Après le repas, élixir anti-diabétique Garnier, tonique.

LAIT DE MIALHE

℞	Magnésie calcinée..................	100 gr.
	Aqua fontis.........................	800

Broyer à l'eau, bouillir en agitant, passer et ajouter 100 gr. d'eau de fleurs d'oranger.

Une cuillerée à soupe matin, à midi et soir.

PILULES DE HUCHARD

℞	Chlorure de sodium................	10 gr.
	Carbonate (ou benzoate) de lithine..	10
	Arséniate de soude	0 10
	Pour 100 pilules.	

qu'on recouvrira de gélatine ou de tolu fluidifié par l'éther, pour éviter leur liquéfaction.

PILULES DE BOUCHARDAT

℞	Benzoate de cinchonidine...........	0 gr.10

(De une à trois pilules dans les vingt-quatre heures, aux repas.)

DIABÈTE INSIPIDE

Voir : *Polyurie.*

Diabète nerveux

Tous les jours 1 gr. 50 d'antipyrine dans un verre d'eau de Vichy ou Vals saccharinée au kirsch (Duj.-Beaumetz).

Solution de Jaccoud

℞	Eau distillée	150 gr.
	Sulfate de strychnine	0 15
	M.	

De une à trois cuillers à café par jour dans de la décoction de calisaya.

On conseille aussi, avec succès, le bromure de potassium et surtout le bromure d'arsenic.

En cas de diabète chez un syphilitique, essayer les

Pilules de Moleschott

℞	Iodoforme	ãã 1 gr.
	Extrait de lactucarium	
	Coumarine	0,10
	Gomme adragante	Q. s.
	Pour 20 pilules.	

(De une à huit par jour.)

Laxatif du diabétique (Monin)

℞	Aloès pulv	ãã p. æ.
	Extrait de noix vomique	
	Sulfate de quinine	
	Fiel de bœuf	
	Rhubarbe pulv	
	Savon médicinal	
	Ext. de gentiane	
	F. S. A. des pilules de 10 centigr.	

De trois à huit par jour, aux repas.

PILULES DE GRASSET

℞ Arséniate de soude	2 milligr.	
Extrait thébaïque	0,05 centigr.	
— de valériane	0,02	

M. pour une pilule.

Progressivement de 1 à 5 par jour, puis *decrescendo.*

POUDRE ANTI-DIABÉTIQUE (Monin)

℞ Bicarbonate de soude	60 gr.
Benzoate de soude	40
Salicylate de soude	20
Carbonate de lithine	15

M. S. A.

Une cuillerée à café à chaque repas (dans le diabète goutteux ou hépatique).

DIABÈTE NERVEUX (Monin)

℞ Eau distillée	300 gr.
Bromure potassique	20
Teinture d'aloès } ãã	8
— de noix vomique }	
Elixir parégorique	30

M. S. A.

Une cuillerée à soupe le soir en se couchant.

DIABÈTE PHOSPHATIQUE OU PHOSPHATURIE

Tous les jours, 5 à 20 centigr. d'acide phosphovinique dans de l'huile de foie de morue. Bains de mer. Préparations de noix vomique, de caféine, valérianate de caféine principalement (Monin). Vals Précieuse.

Coma diabétique

℞	Eau distillée	300 gr.
	Esprit de Minderer	10
	M. S. A.	

A prendre en vingt-quatre heures.

Stomatite diabétique

℞	Glycérine très pure	100 gr.
	Teinture de cochléaria	15
	— de gaïac	5
	Chlorhydrate de cocaïne	1
	M. S. A.	

En badigeonnages, trois fois par jour.

Sécheresse de la bouche chez les diabétiques

℞	Nitrate de pilocarpine	1 mill.
	Glycérine et gomme	Q. s.

Pour une pilule.
Ds. : 5 à 7 par jour.

℞	Eau distillée	8 gr.
	Alcool à 40°	2
	Nitrate de pilocarpine	5 cent.

Ds. : 5 à 6 gouttes de ce mélange, pur ou étendu d'un peu d'eau, quatre ou cinq fois par jour.

On peut aussi employer le gargarisme antizymotique de Polli :

℞	Eau de fleurs d'oranger	500 gr.
	Hyposulfite de soude	15
	M. S. A.	

Prurit génito-urinaire (Doyon)

℞	Lait d'amandes	50 gr.
	Sublimé	0 25
	Chlorure d'ammonium	0 30
	Essence de géranium	XV gtt.

M. S. A. pour lotions.

Paquets de Huchard

℞	Antipyrine	20 gr.
	Bicarbonate de soude	10

Pour 20 paquets.

Prendre, à quatre ou cinq heures d'intervalle, trois à quatre de ces paquets dans un peu d'eau de Vals-Précieuse.

Bronchites des diabétiques (Mayet)

℞	Goudron purifié	2 gr.
	Benzoate de soude	20
	Phosphate bibasique de chaux	30
	Essence d'anis	X gtt.
	Mucilage adragant	Q. s.

M. pour faire des pastilles de 0,60 cent.

On peut essayer aussi, contre le diabète, le permanganate de potasse (Sampson, Monin, Masoin) à la dose de 30 à 60 centigrammes par jour, en solution ; le nitrate d'urane (10 à 50 centigr. par jour), très vanté par les homéopathes ; le bain électro-statique et surtout les courants continus. Climats réparateurs.

Balano-posthite diabétique (O. Simon)

Lavages fréquents ; après chaque miction,

injections sous-préputiales avec l'eau phéniquée au 1/150. Trois fois par jour, saupoudrer le sac préputial avec :

℞ Poudre d'amidon..............	ãã	25 gr.
Oxyde de zinc................		
Acide salicylique....................		1
M. S. A.		

PULVÉRISATIONS DANS LA VULVITE DIABÉTIQUE (P. Ménière)

℞ Naphtol 6........................	1 gr.
Teinture de bois de Panama.........	19
Extrait de jusquiame...............	4
Eau distillée.........................	76
F. S. A.	

Emulsion dont on vaporisera environ 20 gr. chaque fois. Maintenir le jet du liquide pulvérisé à 15 centimètres de la vulve et le diriger avec soin sur les parties malades en écartant les petites lèvres.

Voyez aussi : *Glycosurie.*

DIARRHÉES

Diarrhée catarrhale. — Diète ; purgatif salin (eau naturelle de Carabana), 2 à 8 gr. de nitrate de bismuth dans potion gommeuse. Lavement avec une cuillerée à soupe d'amidon et 5 gr. de diascordium. Tisane de riz gommé, eau albumineuse, décoction blanche ; régime sec, lait et eau de chaux, cachets de poudre de viande.

Pilules de Girard

℞	Cachou	0,60
	Extrait d'opium	0,05
	M. pour 6 pilules.	

Une toutes les trois heures.

Lavement de gomme et d'eau de pavot avec dix gouttes de laudanum.

Mixture de Trousseau

℞	Eau distillée de cannelle	60 gr.
	Sirop de coings	40
	Laudanum Syd	IV gtt.
	Craie précipitée	30 gr.
	M. S. A.	

Une cuillerée à café par demi-heure.

Tisanes de matico, d'eucalyptus, de guarana; injections hypod. de morphine. Voir aussi : *Entérites.*

Diarrhée estivale (Monin)

℞	Poudre de colombo	6 gr.
	— de s.-nitrate de bismuth	2
	— d'extrait de ratanhia	[illegible]
	M. S. A. en 10 paquets.	

Un toutes les deux heures.

Diarrhée de Cochinchine (Etienne)

℞	Simarouba } ãã	gr
	Colombo }	
	Trois quinquinas	20
	Racine d'ipéca	5
	Teinture de cannelle	10
	Vin astringent	1 litre
	F. S. A. une décoction.	

dont on prendra tous les matins 100 grammes pendant une quinzaine de jours.

Dans les diarrhées coloniales au début, *ipéca à la brésilienne.*

Diète lactée avec lait pur et cru, jusqu'à ce qu'il y ait une selle moulée par jour ; puis donner un œuf, en diminuant d'un demi-litre le lait, deux œufs en diminuant d'un litre, etc., puis côtelette grillée en diminuant d'un œuf ; enfin, pain, vin et légumes verts en reprenant aussitôt le régime s'il y a des rechutes (Maurel).

Dieulafoy conseille d'ajouter à chaque litre de lait 60 gr. d'eau de chaux, de donner 4 à 8 grammes de bismuth par jour, de mettre sur le ventre des vésicatoires volants répétés, et, pour la viande, de la prescrire crue et hachée.

Les médecins de la marine anglaise emploient la *chlorodyne.*

DIARRHÉE CHRONIQUE (Med News)

℞ Chocolat en poudre pur.......	} āā	227 gr.
Fleur de riz....................		
Sucre en poudre.............		
Tannin..........................		7,05

Laisser bouillir pendant au moins une demi-heure.

A prendre matin et soir aux repas, une tasse à thé.

ELIXIR D'HANOÏ (H. Rey)

℞ Vieux tafia	600 gr.	
Sirop d'écorce d'oranges	300	
Elixir d'Hoffmann	50	
Alcoolé de menthe	50	
Extrait de cachou	25	
Chloroforme	10	
Acide phénique très pur	5	
Extrait d'opium	2	50
M.		

10 à 20 gr. dans un demi-verre de thé chaud sucré.

PILULES CONTRE CHOLÉRINE (Fodéré)

℞ Opium brut	1 gr.
Camphre	2
Poivre noir	4
M. pour 50 pilules.	

Une à six dans les vingt-quatre heures (après les selles).

LIMONADE ANTIDIARRHÉIQUE (Mathieu)

℞ Acide chlorhydrique	} āā	2 gr.
Résorcine		
Eau		180
Sirop d'écorce d'oranges		20

Ds. — Une cuillerée à bouche toutes les deux ou quatre heures.

DIARRHÉE INFECTIEUSE (Monin)

℞ Julep gommeux	200 gr.
Acide chlorhydrique méd	10
Teinture thébaïque	2
Résorcine	1
M.	

Une cuillerée à soupe toutes les deux à trois heures.

Diarrhée fétide (Brailwaite)

℞ Sulfate de fer..................	āā	1 gr.
Salicylate de soude............		
Glycérine pure......................		15
Eau distillée........................		94
M. S. A.		

Une cuillerée toutes les heures, jusqu'à noirceur prononcée des selles.

Diarrhée chronique (Huchard)

℞ Extrait de ratanhia............	āā	2 gr.
— de monésia		
Poudre colombo..............		
— Dower...............		
Huile essentielle d'anis............		IV gtt.
Pour 40 pilules.		

(De six à dix par jour.) Viande crue et poudre de viande. *Conserve de Damas* (500 gr. de gelée de coings, 60 gr. de filet de bœuf cru haché très fin et 2 gr. de sel marin).

Diarrhée chez la femme (Monin)

Lavement avec décoction de monésia (dix pour cent) laudanisé à douze gouttes.

℞ Décocté de quinquina rouge........	160 gr.
Sirop de coings..................	45
Elixir parégorique..................	10
Biphosphate calcique..............	8
M. S. A. (Agitez).	

(Une cuiller à café toutes les heures.)

Traitement de la diarrhée des tuberculeux et des cachectiques (Maragliano)

℞ Phosphate de chaux	10 gr.	
Tannin	1	25

D. S. — A diviser en 4-6 cachets qu'on prendra dans la journée.

Diarrhée rebelle (De Backer)

Faire S. A. les pilules suivantes :

℞ Poudre de tannin	0 gr.	05
— de salol	0	10
Extrait de benjoin	0	05
— de ratanhia	0	05
Poudre de guimauve	Q. s.	

Faire des pilules de 30 centigr.

Six par jour.

Les stations d'altitude réussissent souvent dans les diarrhées chroniques.

Diarrhée lientérique habituelle (G. de Mussy)

℞ Poudre de colombo Extrait de ratanhia	āā	6 gr.	
Cachou pulvérisé Cascarille — Anis — Fenouil —	āā	2 gr.	
Essence de menthe Extrait thébaïque	āā	0	50
Conserve de roses		Q. s.	

M. et divisez en 80 pilules.

(A conserver dans un mélange de craie et de bismuth.) Quatre à huit par jour.

DIARRHÉE INFANTILE

D'abord vomitifs et laxatifs légers ; puis potions modificatrices.

POTION DE WEST

℞	Eau de menthe.....................	40 gr.
	Eau de chaux......................	20
	Sirop de cachou...................	25
	Laudanum Syd......................	1 gtt.
	M.	

Une cuiller à café toutes les heures.

Traitement de Luton. — Cesser toute alimentation ; diète hydrique (eau pure à discrétion). Mieux vaut l'infusion de café faite à froid.

Traitement de Parrot. — Dix gr. de sirop d'ipéca et d'huile de ricin. Si la diarrhée persiste, une cuillerée avant chaque tétée de :

℞	Sirop de grande consoude.....	ãã	50 gr.
	Eau de chaux.................		
	Salicylate de bismuth...............		3
	M.		

TRAITEMENT DE DUPRÉ (de Reims)

℞	Oxyde de zinc sublimé..............	3 gr. 50
	Bicarbonate de soude...............	1 50
	Teinture de ratanhia................	XX gtt.
	Sirop simple ou julep gommeux.....	30 gr.

à ordonner, selon l'âge, par cuillerées à soupe ou par cuillerées à café, toutes les demi-heures, jusqu'à cessation de la diarrhée ou des vomissements. Tisane de gruau d'orge, avoine et blé. Eau minérale alcaline de Pougues-Saint-Léger.

Traitement de Springs. — Alterner les bains de tannin et les frictions (des pieds à la tête) avec l'huile de foie de morue. Toutes les trois heures, une cuiller à thé de :

℞ Eau distillée de menthe		120 gr.
Sirop de tolu		30
Craie préparée	aa	8
Sous-nitrate de bismuth		
M.		

Autres méthodes. — Le Dr Cayla conseille d'ajouter au lait additionné d'eau de chaux, aux lavements amidonnés, à l'eau albumineuse, les deux potions suivantes, qui seront administrées alternativement d'heure en heure par cuillerées à café :

1° Teinture de noix vomique	III gtt.
Sirop de ratanhia	15 gr.
Sirop de coings	15
Eau distillée	40
Mêlez.	

2° Bromure de potassium	0 gr. 50
Sirop de belladone	15
Sirop de menthe	15
Eau distillée	40
Mêlez.	

Si l'on est appelé au début, on peut donner cette formule (Hayem) :

℞ Acide lactique........................ 2 gr.
Eau distillée.................. } āā 50
Sirop de framboises.......... }

F. S. A. : une cuillerée à café toutes les cinq, dix minutes ou demi-heures, suivant l'intensité et l'abondance de la diarrhée.

Ebstein donne : 1° de l'eau bouillie albumineuse ; 2° une cuiller à café, toutes les deux heures, de la potion suivante :

℞ Eau de laitue...................... 200 gr.
Benzoate de magnésie............. 5
Cognac vieux...................... 2
M.

3° En cas de collapsus, deux gouttes dans une demi-cuillerée d'eau sucrée :

℞ Éther sulfurique............... } āā
Teinture de valériane......... }
M.

Archambault donnait souvent le sirop de quinquina et l'eau gommeuse additionnée de cinq à six gouttes de perchlorure de fer.

Voici une autre formule de potion astringente :

℞ Extrait de bois de campêche....... 4 gr.
Teinture de cachou................ 8
Sirop simple....................... 18
Eau de fenouil..................... 35
M. S. A.

Une cuillerée à café trois fois par jour.

Archambault, contre les diarrhées rebelles, pour un enfant d'un an, prescrivait :

℞	Teinture de rhubarbe	7 gr.
	Sulfate de magnésie	4
	Eau distillée d'anis	32
	Sirop de gomme	10

Une cuillerée à café, trois fois par jour.

Dans la *Diarrhée vermineuse*, santonine et calomel (voyez : *Ascarides*).

Dans la diarrhée de dentition, incision des gencives. Dans la *diarrhée du sevrage*, revenir à la diète lactée absolue.

POUDRE DE VALLEIX

℞	Sous-nitrate de bismuth	āā p. æ.
	Charbon végétal pulvérisé	
	M.	

De 20 à 50 centigr. par jour, dans 1 ou 2 gr. de confection d'hyacinthe (enfant de dix ans).

DIATHÈSES

Voyez : *Goutte, Rhumatisme, Scrofule, Syphilis*, etc.

DIGESTION DIFFICILE, PARESSEUSE

Voir : *Dyspepsie*.

DIGITALE (Empoisonnement par)

Vomitifs. Boissons gazeuses acidulées, thé et café glacés. Lavements émollients, cataplasmes sinapisés, purgatifs, émissions sanguines.

DILATATION DES BRONCHES

A l'intérieur : balsamiques (copahu, tolu, vin créosoté, térébenthine) ; iodoforme, 10 cent. par jour ; eaux minérales sulfureuses et arsenicales.

Inhalations de vapeurs balsamiques.

Pointes de feu répétées sur les côtés de la poitrine (Dieulafoy). Pneumotomie (?).

Voyez : *Bronchite chronique, Catarrhe.*

DILATATION DE L'ESTOMAC

Manger lentement, bien mâcher ; éviter le travail immédiatement après les repas. Ne pas dépasser 375 grammes de boisson à chacun des deux repas. Conseiller l'eau pure avec un tiers de bière, la mie de pain grillée, les œufs à la coque, les fruits cuits, les viandes chaudes braisées et les rôtis froids, les poissons, les pâtes au lait, le bouillon, le jus de viande, le fromage. Eviter les graisses, le sucre et les crudités.

Au milieu de chaque repas, un verre à bordeaux de la solution suivante (Bouchard) :

℞	Eau distillée......................	1.000 gr.
	Acide chlorhydrique fumant pur...	4
	M. S. A.	

Conseiller aussi les bains de mer, l'électricité, les frictions et le massage. Douche électrique de l'estomac (Baraduc) et faradisation intra-stomacale (id.).

Voyez : *Dyspepsie.*

DIPHTÉRIE

Soutenir les forces par aliments variés et au besoin par gavage. Vin de Champagne, coupé d'eau alcaline ; café au kirsch ; thé au rhum, bouillon aux œufs et au jus de viande. Quinquina au malaga. *Isolement* dans une pièce bien aérée. Sérumthérapie (Behring et Roux).

Toutes les heures, une goutte de perchlorure de fer dans du bouillon (J. Simon) ou bien les bols suivants :

℞	Cubèbe pulvérisé..................	30 gr.
	Copahu..............................	60
	Sous-carbonate de fer...............	4
	Sous-nitrate de bismuth, Q. s. pour solidifier.	
	M. S. A.	

Quatre bols par jour dans du pain azyme.

Faire précéder toute médication d'un éméto-cathartique (Brondel et Geay).

℞ Julep gommeux.................... 150 gr.
Benzoate de soude................ 3 à 5
M. S. A.

Une cuillerée à soupe, jour et nuit, toutes les heures ; pulvérisations, toutes les heures également, avec solution de benzoate de soude au dixième, dans la gorge du malade ; évaporer auprès de son lit un mélange d'acide phénique, de térébenthine et d'essence d'eucalyptus ; alimenter avec lait, jus de viande (sustenteur).

Irrigations avec l'acide salicylique dilué au cinq centième (d'Espine, Thibon).

℞ Eau distillée........................ 60 gr.
Sulfate de cuivre.................. 0 40
M.

Une cuiller à café toutes les dix minutes jusqu'à vomissement ; puis toutes les heures, puis toutes les demi-heures.

Pulvériser constamment (ou mieux, faire évaporer) dans la chambre une solution d'acide phénique à cinq pour cent.

DIPHTÉRIE : TOPIQUE DISSOLVANT (Vidal)

℞ Eau distillée de menthe............ 25 gr.
Glycérine.......................... 15
Acide tartrique.................... 10
M. S. A.

Contre l'adénite, frictions avec la pommade d'iodure de plomb belladonée et recouvrir de cataplasmes (Bouchut).

ANGINE DIPHTÉRIQUE (Gaucher)

℞ Alcool à 30°	60 gr.	
Acide phénique	5 à 10	
Camphre	0	30

Ajouter à cette solution un volume égal d'huile et l'appliquer comme topique avec un pinceau un peu dur, molletonné, en frottant les fausses membranes. Deux fois par jour, appliquer cette méthode, très douloureuse; dans l'intervalle, grandes irrigations avec l'eau phéniquée au centième.

Autres traitements. — Luton administre aux diphtéritiques une cuillerée à bouche de la solution suivante toutes les deux heures :

℞ Eau sucrée à la saccharine	125 gr.	
Perchlorure de fer liquide	2	
Chlorhydrate de cocaïne	0	25

S'il s'agit d'un enfant, la dose de cocaïne est réduite à 10 centigrammes, et il ne donne qu'une cuillerée à dessert à la fois.

Ajoutez à cela, dit-il, l'usage de la glace à l'intérieur.

Solution concentrée d'hydrate de chloral en badigeonnages (Korn), et potion au chloral à l'intérieur (Mercier).

Insuffl. sucre pulv. (Lorey), sel (Burghardt).

Badig. au naphtol camphré (Widal).

Granules de sulfure de calcium à 1 cent. : six à huit par jour (Fontaine).

POTION DE GUTTMANN ET DEHIO

℞ Vin d'Espagne coupé d'eau.......... 100 gr.
Chlorhydrate de pilocarpine......... 0 05
M. S. A.

Une cuiller à café toutes les heures.

Et surtout, ni sangsues, ni saignées, ni vésicatoires, ni opium, ni mercuriaux (J. Simon).

DIPHTÉRIE NASALE (Boucher).

Insuffler dans les fosses nasales, plusieurs fois par jour, la poudre suivante :

℞ Acide borique...................... 1 part.
Poudre d'eucalyptus............... 10
M.

Toucher les pseudo-membranes avec le perchlorure de fer à 32°.

TEINTURE ANTISEPTIQUE CONTRE LA DIPHTÉRIE (Osiecki)

℞ Teinture de ratanhia............... 10 gr.
— de benjoin................. 5
— d'aloès 5
Mêlez.

Avec ce mélange, on touche trois fois par jour le pharynx et les amygdales, dans le cas d'angine couenneuse. — Après chaque attouchement, on insuffle la poudre suivante : acide tannique, 2 grammes ; soufre sublimé et chlorate de potasse, de chacun, 2 gr. 50. — Mêlez.

PULVÉRISATION POUR LE TRAITEMENT DE LA DIPHTÉRIE (Caldwell)

℞	Papaïne	7 gr. 50
	Hydronaphtol	0 18
	Acide chlorhydrique dilué	XV gtt.
	Eau distillée, Q. s. pour	120 gr.

Toutes les demi-heures, jusqu'à ce que la température soit abaissée et la respiration devenue facile ; plus tard, toutes les heures dès que l'enfant est réveillé.

En cas de propagation laryngée, trachéotomie sans temporisation.

FRICTIONS ANTIDIPHTÉRIQUES (Bouffé)

℞	Axonge	75 gr.
	Camphre	25
	Teinture de benjoin	8
	M.	

Toutes les deux heures, frictionner largement la poitrine, le cou et le dos, et recouvrir d'ouate salicylée.

On a aussi recommandé : l'acide lactique, l'acide fluorhydrique, l'alcool à 90°, le brome, la chinoline, etc., pour la médication locale ; l'hydrothérapie, les inhalations d'oxygène et de vapeur d'eau, les sulfites et les hyposulfites, pour le traitement général.

PULVÉRISATIONS DIGESTIVES DES FAUSSES MEMBRANES

℞	Eau de chaux	180 gr.
	Bicarbonate sod	8
	Trypsine	5
	M.	

Bouchut conseille aussi les attouchements avec la papaïne.

PARALYSIE DIPHTÉRITIQUE (Monin)

Courants continus ; collyre ésériné ; iodure de fer, quinquina, arséniate de strychnine, trois granules de 1/2 milligramme tous les jours. Hydrothérapie méthodique.

Bains de Barèges, bains de mer. Frictions, massages, boues de Saint-Amand, de Dax ou de Franzensbad ; injections hypodermiques de strychnine. Trois fois par jour, un des paquets suivants :

℞	Sucre blanc	2 gr.
	Ferro-citrate de quinine	1
	M. et divisez en 10 paquets (Baltus).	

DIPSOMANIE

Séquestration et isolement. Suggestion hypnotique (Ladame).

Douches, bromures, opium, arsenic, amers, strychnine.

Trois fois par jour, vingt gouttes de la

mixture de Bartholow dans de l'infusion de menthe poivrée :

℞ Teinture de capsicum.............. 16 gr.
— de noix vomique.......... 32
M. S. A.

MIXTURE POUR COMBATTRE LE BESOIN DES BOISSONS ALCOOLIQUES (Lauder Brunton)

℞ Infusé de cascarille................ 70 gr.
Teinture de capsicum........... X gtt
Esprit arom. d'ammoniaque....... XXX
M. S. A.

A prendre lorsque le besoin d'alcool se fait sentir (dipsomanie).

Voyez : *Alcoolisme*.

DOTHIÉNENTÉRIE

Voyez : *Fièvre typhoïde*.

DOULEURS OSTÉOCOPES

Voyez : *Syphilis*.

DUODÉNITE

Voyez : *Entérite*.

DURILLON

Voyez : *Cor*.

DYSCHROMATOPSIE

Voyez : *Daltonisme.*

DYSCRASIES

Voyez : *Cachexie, Diathèse.*

DYSENTERIE

Diète, ipéca à la brésilienne; sulfate de soude, lait et bouillon de poulet. Lavements d'eau chaude. Sulfate de quinine, 1 gr. à 1 gr. 50 par jour. Eau de Carabana.

Poudre de craie composée (pharmacopée anglaise), 1 à 2 gr. par jour. Cachets de benzonaphtol.

Conserves de roses rouges, 10 gr. par jour.

Une cuillerée, toutes les deux heures, de cette potion :

℞ Eau distillée	50 gr.	
Extrait thébaïque	0	10
Acétate de plomb	0	20
M.		

Alimenter par le lait et les œufs, qui ne laissent que peu de résidus.

Pilules antidysentériques (Boudin ou Segond)

℞ Ipécacuana	0 gr.	05
Protochlorure de mercure	0	05
Extrait gommeux d'opium	0	06

Faites trois pilules que le malade prendra d'heure en heure contre la diarrhée et la dysenterie, surtout dans les pays chauds.

Lavements avec l'eau, la glace et la craie pilée (Michaïlov).

LAVEMENT PURGATIF ANTISEPTIQUE (Monin)

℞ Infusion de camomille		500 gr.
Glycérine redistillée		20
Sulfate de soude	āā	10
— de magnésie		
— de potasse		5
Salicylate de soude		2
Acide borique		1
M. S. A.		

Traitement de Defize. — A prendre dans les vingt-quatre heures :

℞ Décoction des 3 quinquinas	200 gr.
Chlorate de potasse	4
M. S. A.	

Lavement de Hinterhof. — Faire dissoudre 1 gr. de naphtaline pure dans 60 gr. d'eau distillée, pour deux lavements, à donner en vingt-quatre heures.

LAVEMENT CONTRE LA COLITE MUCO-MEMBRANEUSE ET LES DYSENTERIES CHRONIQUES (Revilliod)

℞ Mucilage de coings		500 gr.
Sous-nitrate de bismuth	āā	10
Salicylate de bismuth		

N.-B. — Ce lavement est précédé d'un lavement évacuant avec l'huile de ricin et ipéca ; au besoin, par un second lavement boriqué.

POTION NON VOMITIVE A L'IPÉCA (Blondel)

℞	Teinture d'ipéca..................	12 gr.	
	Menthol..........................	0	25
	Saccharine.......................	0	10
	Alcool à 80°.....................	40	
	Sirop............................	120	

Une cuillerée à café toutes les deux heures contre la dysenterie.

Prise au début d'un rhume, cette même formule le fait avorter sûrement.

LAVEMENTS CONTRE LA DYSENTERIE INFANTILE (J. Simon)

℞	Cachou...........................	8 gr.
	Extrait de noyer.................	2
	— de campêche..............	3
	Eau..............................	Q. s.
	M.	

Faire précéder d'un lavement simple.

S'il y a des hémorragies, préférer le lavement au nitrate d'argent, 3 centigr. pour cent, suivi d'un lavement laudanisé à une goutte.

On peut aussi employer les lavements de créoline au deux centième, les lavements d'eau de Seltz (Paul), d'iode :

℞	Eau distillée....................	100 gr.	
	Iodure de potassium..............	1	
	Iode.............................	0	50
	M. S. A.		

les lavements de poudre de charbon de bois, de ratanhia, de monesia, de cachou.

POUDRE ANTIDYSENTÉRIQUE (Monin)

℞ Poudre de paullinia.......... }
— de narcisse des prés.. }
— de millepertuis....... } āā 2 gr.
— de tormentille .... }
— de cannelle.......... }
M. en 20. paquets.

DYSIDROSE

Lotions et compresses avec le vinaigre aromatique salicylé à 2 p. 100 (Monin). Teinture de sanguinaire *intùs* et *extrà* (id.).

DYSMÉNORRHÉE

Voyez : *Aménorrhée*, *Chlorose*.

Repos au lit avec serviettes chaudes ou cataplasmes laudanisés chauds sur le ventre.

Lavement avec dix gouttes de laudanum et 4 gr. de chloral.

Six capsules d'apiol par jour à 0,30 centigr.

Injections d'infusion chaude de camomille.

Vingt gouttes de teinture de piscidia érythrina ou de viburnum prunifolium, antinévralgiques et sédatifs utérins.

Chez les arthritiques : salicylate de soude ou salicylate de quinine.

Climat maritime de la Gascogne ou de la Riviera.

POTION EUMÉNORRHÉIQUE

℞ Sirop de morphine............ }	ãã	30 gr.
— d'armoise............... }		
Alcool camphré....................		20
Esprit de Minderer................		10
M. S. A.		

Trois cuillerées à soupe par jour, dans du thé sucré chaud.

Dans l'intervalle des règles, traiter la *chloro-anémie* (voir ce mot). Hydrothérapie, toniques (bromure de fer).

PILULES DE RUFUS

℞ Aloès pulvérisé....................	4 gr.
Myrrhe..............................	2
Safran..	1
Sirop d'absinthe....................	Q. s.
M. Faites des pilules de 0,20 centigr.	

Une à chaque repas.

VIN EMMÉNAGOGUE (Monin)

℞ Marsala..........................	500 gr.
Sirop d'armoise....................	60
Teinture de viburnum...............	20
Esprit de Sylvius..................	15
M.	

Cuiller à soupe après chaque repas.

Gouttes emménagogues (Monin)

℞ Teinture de rue .... }
— de sanguinaire .... } āā 10 gr.
— de jaborandi......... }
— de viburnum......... }
M.

Vingt gouttes, 3 fois par jour, dans une infusion d'aunée.

Dysménorrhée (Monin)

1° Avant chaque repas, vingt gouttes de la mixture suivante dans une petite tasse d'armoise :

℞ Teinture de chanvre indien.... }
— de musc............. } āā 10 gr.
— de camphre.......... }
— de ciguë............. }
M.

2° Bain tiède, lavement de valériane additionné de dix gouttes de laudanum ; fumigations d'armoise ;

3° Le soir en se couchant, une cuillerée à soupe de :

℞ Eau distillée de menthe poivrée..... 250 gr.
Sirop d'éther 50
Esprit de Mindererus............. 15
M.

A répéter d'heure en heure, jusqu'à sédation.

4° S'il y a hypertrophie utérine et rigidité du col, appliquer d'abord des sangsues ; puis, à l'aide d'une baguette de verre, introduire dans le col utérin un peu d'extrait de belladone.

5° Voici, enfin, une *formule de poudre très active* pour provoquer les règles :

℞ Poudre de sabine			
— de rue			
— de gingembre	ãã	o gr. 25	
— de safran			
— de damiana			

A prendre une ou deux fois par jour.

DYSPEPSIE

Par insuffisance de suc gastrique (Semmola) :

℞ Pepsine pure	5 gr.
Acide lactique	1
Aqua fontis	100
M.	

Une cuiller à soupe aux repas.

Gazeuse. — Quinze à vingt gouttes de chloroforme dans du sirop simple, ou bien une goutte trois fois par jour de :

℞ Teinture d'iode	ãã	p. æ.
Acide phénique		
M. S. A. (Bartholow).		

Comme aliments : jus de viande, lait, œufs crus, cervelle, ris de veau, poulet bouilli, jambon fumé cru, bifteck saignant, veau rôti, macaroni, pâtes. S'abstenir de vin et de pain : eau rougie et pain grillé.

S'il existe de l'entéroptose ou de la dilatation gastrique, conseiller la ceinture-sangle de Monin (chez Rainal frères) et administrer un laxatif quotidien, par exemple 5 gr. de phosphate de soude dans un verre d'eau de Vichy (Hôpital).

POTION ANTIDYSPEPTIQUE (Bucquoy)

℞	Liqueur de Fowler.................	1 gr.
	Teinture de noix vomique...........	2
	Sirop de goudron.................	300

Une cuillerée à soupe avant les deux repas.

POTION D'AUDHOUI

℞	Eau de source......................	100 gr.
	Eau de menthe poivrée............	30
	Sirop de sucre......................	20
	Acide sulfurique dilué..............	XII gtt.
	M. S. A.	

Même emploi.

D. tuberculeuse. — Mouche de Milan épigastrique ; trois gouttes d'acide chlorhydrique après chaque repas, dans un quart de verre d'eau ; une goutte de laudanum avant chaque repas (Peter).

Dyspepsie anachlorhydrique

℞ Vin de quinquina.................... 200 gr.
Sirop thébaïque.................... 60
Acide chlorhydrique médicinal...... 2
M.

Cuiller à soupe à chaque repas.

Hygiène générale : tous les matins, une cuillerée à soupe de charbon de peuplier pulv. dans un verre d'eau de houblon ; éviter les irritants, poivre, cannelle, muscade ; boire aux repas de la bière coupée d'eau et supprimer le vin, surtout le bordeaux. Promenades à la campagne, à pied ou en voiture. Voyages, climats secs et froids.

Cordial eupeptique et sédatif (Grasset)

℞ Sirop de cannelle.................. 150 gr.
Vin de Lunel....................... 100
Chloral............................ 5
Vanilline.......................... 1 2',
M. S. A.

Une cuillerée à soupe au coucher.

Vin eupeptique (Monin)

℞ Pepsine acide...................... 10 gr.
Diastase........................... 5
Frontignan ou mieux Chypre .... 1 litre.
M. Un verre à liqueur après le repas.

Papaïne : 1 gr. en trois cachets, tous les jours.

Pancréatine : 50 centigr. à 2 gr. en pilules ou en vin.

Dyspepsies

(Traitement de Dujardin-Beaumetz)

1° *Dyspepsie par défaut de sécrétion.* — Substances peptogènes, pain grillé, bouillon, mélange de bouillon et de lait (Herzen), pulpe de viande crue, poudres de viandes, peptone Collas, pepsine Boudault, limonade à l'acide chlorhydrique :

℞	Acide chlorhydrique	4 gr.
	Eau	1000

Un verre à la fin du repas.

Combattre la constipation par Hunyadi-Janos.

2° *Dyspepsie par exagération de sécrétion du suc gastrique.* — Régime purement végétal, composé d'œufs, de féculents et de fruits.

a. Les œufs seront très peu cuits et surtout à la coque ;

b. Les féculents seront à l'état de purée, purées de pommes de terre, de haricots, de lentilles, farine de maïs, farine de marrons, farines Nestlé, de gruau, d'avoine et d'orge, pâtes alimentaires, macaroni et nouilles. L tout surtout accommodé au maigre ;

c. Légumes très cuits et surtout à l'état d purée, julienne en purée, purée de petit pois, salades très cuites, épinards, haricots verts ;

d. Les fruits doivent être cuits en compote, sauf le raisin ;

e. Le pain sera très cuit, grillé, croûte de pain.

f. Boisson. — Pas de vin pur, bière légère ou lait, ce dernier coupé avec des eaux alcalines de Vals-Saint-Jean.

3° *Dyspepsie avec troubles sympathiques.* — Régime absolument végétal.

DYSPEPSIE ATONIQUE (Warner)

℞ Rhubarbe pulvérisée		3 gr.
Follicules de séné	} āā	2
Bois de réglisse		
Safran		0 50
Raisins secs		50
Alcool pur		1 50

M. S. A.

Faites digérer huit jours, filtrez et administrez une cuiller à café avant chaque repas.

DYSPEPSIE DES CHLOROTIQUES (Monin)

℞ Poudre d'aloès du Cap	} āā	0 gr. 05
— de fève Calabar		
— de quassine crist.	} āā	0 03
— de cannabis		
— de lactate de fer		

M. pour 1 cachet.

A prendre avant chaque repas. Aux repas, boire du *stout* coupé d'eau alcaline légère. Bain sulfureux tous les trois jours, suivi de friction sèche au gant de crin. Elixir Bravais.

VIN EUPEPTIQUE (Monin)

℞ Tokay............................ 800 gr.
Glycérine redistillée............... 60
Pepsine amyl...................... 40
Acide chlorhydrique médicinal...... XX gtt.
M. S. A. et filtrez.

Une cuillerée à soupe, trois fois par jour, aux repas.

DYSPEPSIE AVEC VOMISSEMENTS (Dixon)

℞ Acide phénique pur................ 2 gr.
Gouttes noires anglaises........... 6
M.

Quatre gouttes trois fois par jour, avant les repas, dans un peu d'eau sucrée.

GASTRORRHÉE (Monin)

℞ Eau de laurier-cerise............. 30 gr.
Teinture de cannabis.......... } āā 3
— de grande ciguë...... }
M. S. A.

Trente gouttes, matin et soir, dans une infusion de condurango.

Voyez aussi : *Vomissements*.

DYSPEPSIE DOULOUREUSE (Monin)

℞ Julep gommeux.................... 125 gr.
Elixir parégorique................. 15
Teinture de kola au 1/5............ 10
— de vanille................ 10
M. S. A.

Une cuillerée trois fois par jour.

DYSPEPSIE PAR ANACHLORHYDRIE (Vigier)

℞	Cassis à 22°	10 gr.
	Eau distillée	6
	Sirop simple	4
	Acide chlorhydrique pur	II à V gtt.
	M.	

Un verre à liqueur après le repas.
Vin de Chassaing.

GOUTTES ACIDULES DE COUTARET

℞	Alcool de vin à 80°	180 gr.
	Acide sulfurique très pur	28
	— nitrique —	8
	M. S. A.	

Mélanger lentement dans de la glace ; faire vieillir huit à dix mois et donner à la dose de 20 gouttes après le repas, dans 30 grammes d'eau.

ATONIE DIGESTIVE (Mathieu)

℞	Teinture d'ipéca	ãã 10 gr.
	— de colombo	ãã 10 gr.
	— de gentiane	ãã 10 gr.

20 à 30 gouttes après le repas, en deux ou trois fois, à une demi-heure d'intervalle.

DYSPEPSIE ARTHRITIQUE (Monin)

℞	Elixir de coca	ãã 200 gr.
	Sirop de colombo	ãã 200 gr.
	Arséniate de strychnine	0 05
	M. S. A.	

Une cuillerée à dessert, trois fois par jour, avant les repas, dans un demi-verre d'eau.

DYSPEPSIE INTESTINALE (Monin)

℞ Décoction de racines de salep......		200 gr.
Sirop de rhubarbe.................		40
Elixir parégorique...................		20
Teinture de coca.............	āā	4
— d'ignatia............		

M. S. A.

Quatre cuillerées à soupe par jour, dans de la tisane de gomme arabique chaude.

ANOREXIE PAR ATONIE DU TUBE DIGESTIF (Bompard)

℞ Quassine amorphe................	0 gr. 05
Sulfate de strychnine..............	0 001
Arséniate de soude...............	0 001
Extrait de gentiane...............	0 05

F. S. A. une pilule argentée.

Prendre deux pilules une heure avant chaque repas, pour augmenter l'appétit. Les prendre immédiatement après les repas dans les cas de paresse du tube digestif.

Voyez : *Atonie gastro-intestinale.*

INSOMNIE DES DYSPEPTIQUES (Monin)

℞ Sirop de coca.....................	200 gr.
Hydrate de chloral................	8
Bromure de sodium...............	4
Teinture de chloroforme...........	XX gtt.

M. S. A.

Une cuillerée à soupe trois fois, d'heure

en heure. Aucune irritation gastrique n'est à redouter et le sommeil apparaît paisible. Le chloral influence même, comme un utile antiseptique, certaines gastropathies putrides ou microbiennes.

DYSPEPSIE GOUTTEUSE (Monin)

℞	Alcoolature de sem. de colchique	ãã	15 gr.
	Teinture d'ignatia		
	M. S. A.		

De douze à vingt gouttes avant le repas, dans de la tisane de frêne ou de l'eau de Vals-Saint-Jean.

PRISES CONTRE LA DYSPEPSIE DES FÉCULENTS (Le Gendre)

℞	Malt pulvérisé....................	10 gr.
	Pancréatine	5
	Chlorure de sodium................	2
	F. S. A. 10 paquets.	

Conserver à l'abri de l'humidité.

Prendre un paquet aussitôt après le repas et un second quatre heures après.

PURGATIF DES DYSPEPTIQUES (Monin)

℞	Eau de tilleul.....................	250 gr.
	Sirop de nerprun	40
	Teinture de rhubarbe	20
	Citrate de magnésie................	35
	Bicarbonate sod	4
	M. S. A.	

(A prendre en deux fois, à cinq minutes d'intervalle.)

LACTOPEPTINE AMÉRICAINE

℞ Lactose		240 part.
Pepsine		48
Pancréatine		36
Diastase		3
Acide chlorhydrique	āā	4
— lactique		

Chez les dyspeptiques anémiques, peptonate de fer Robin.

POTION CONTRE DYSPEPSIE INFANTILE (Toussaint)

℞ Papaïne pure	0 gr. 50
Acide lactique	2
Sirop simple	50
Eau distillée	150
Teinture de vanille	Q. s.

dont on administre une cuillerée à café *immédiatement* après les tétées.

AUTRE FORMULE (Despine et Picot)

℞ Eau distillée	āā	30 gr.
Sirop de limon		
Glycérine anglaise		20
Pepsine soluble		2
Acide chlorhydrique dilué		IV gtt.

M. S. A.

Une cuillerée à dessert après chaque repas.

DYSPEPSIE DES CHLOROTIQUES

℞ Rhubarbe pure	0 gr. 25
Sous-carbonate de fer	0 20
Poudre de cannelle	0 10

M. S. A. pour un cachet.

A chaque repas.

Voyez : *Anémie* et *Chlorose*.

Gouttes antidyspeptiques (A. Robin)

℞ Teinture de rhubarbe..........	}	
— de badiane...........	} ãã	10 gr.
— *Menispermum cocculus.*	}	
— d'ipéca..............	} ãã	5
— thébaïque............	}	

M. S. A.

Prendre dix gouttes dans une cuillerée d'eau quelques minutes avant le repas.

Aux repas, boire de l'eau de Pougues (source Saint-Léger).

Potion carminative (Parès)

℞ Sirop de gingembre................	24 gr.
Alcoolat de carvi	20
Hydrolat de menthe poivrée........	16
Magnésie calcinée	4
Alcoolat de lavande comp..........	4

M. S. A.

A prendre en deux fois, après chaque repas.

Dyspepsie paroxystique (Monin)

℞ Extrait de condurango.............		0 gr. 10
— de cannabis...........	} ãã	0 03
Chlorhydrate de cocaïne	}	

M. S. A. pour une pilule.

A administrer toutes les dix minutes au moment des crises. Ne pas dépasser six par jour.

Consulter mon livre : *Hygiène et traitement des troubles digestifs.*

DYSPNÉE

Inhalations d'oxygène ; cigarettes et papier antiasthmatiques (voir : *Asthme*), sels anglais, ammoniaque ; iodure d'éthyle ; injections sous-cutanées de morphine ; perles d'éther et de valérianate d'ammoniaque. Vin Bravais.

Station assise, cou et poitrine libres, fenêtres ouvertes.

SELS ANGLAIS (Monin)

℞ Acide acétique cristallisé..........	100 gr.
Camphre raffiné....................	10
Essence de lavande.......... }	āā X gtt.
— de girofle........... }	
— de cédrat............ }	
— de géranium.......... }	

Carmin de safranum, Q. s. pour colorer en rose.

POTION (Monin)

℞ Eau de laitue....................	125 gr.
— de laurier-cerise..............	10
Sirop de belladone................	30
Acétate d'ammoniaque.............	3
Teinture thébaïque................	XX gtt.

M.

Une cuiller à soupe, de quart d'heure en quart d'heure, jusqu'à sédation.

GOUTTES (Monin)

℞ Eau de laurier-cerise......... }	āā p æ.
Teinture thébaïque........... }	
Ether sulfurique.............. }	

M.

Dix gouttes, de cinq en cinq minutes, dans un peu d'eau sucrée.

Voyez: *Asthme*, *Cardiopathies*, etc.

DYPSNÉE CARDIAQUE (G. SÉE)

℞ Sirop diacode................	⎫ āā	150 gr.
— de raifort..............	⎭	
Teinture d'iode.....................		5
M. S. A.		

De trois à six cuillerées à café par jour.

DYSURIE, STRANGURIE

Tisanes de pariétaire et de chiendent nitré.

℞ Cubèbe en poudre..................	30 gr.
Camphre..........................	1
Poudre de belladone..............	0 30
M. S. A. et divisez en 30 paquets.	

Cinq à six par jour, dans du pain azyme, à des intervalles très réguliers (Mallez).

Suppositoires, bains, etc.

Voyez: *Cystite*.

PILULES DE MALLEZ

℞ Térébenthine de Venise............		6 gr.
Camphre.........................		4
Extrait d'opium..............	⎫ āā	0 30
— d'aconit..............	⎭	
M. pour 60 pilules.		

De trois à six par jour.

Bains tièdes, cataplasmes laudanisés sur

le ventre, infusions de barbes de maïs, queues de cerises, Vals Saint-Jean, etc.

Diurétique efficace

℞	Extrait fluide de pichi	32 gr.
	Nitrate de potasse	4
	Eau distillée	90

Une cuillerée à entremets toutes les trois heures.

On peut aussi employer le pichi sous forme d'infusion à la dose de 5 à 10 grammes pour un litre. Dans les cas de cystites, c'est un petit moyen qui peut soulager un peu le malade.

ÉCLAMPSIE

Chloral à haute dose, en lavement et en potion. Compléter l'anesthésie par quelques inhalations de chloroforme.

En cas d'accidents asphyxiques, saignée de 500 gr., et déplétion utérine.

Accessoirement, purgatifs, diurétiques, sudorifiques et surtout traitement de l'albuminurie (voyez : *Mal de Bright*).

On peut employer aussi les affusions d'eau froide, les injections de morphine, les potions bromurées, etc.

Régime lacté, surtout à titre préventif; calomel à dose réfractée.

POTION DE COLLIN

℞ Eau	250 gr.
Sirop de sucre	10
Teinture d'opium	XXX gtt.
Emétique	0 gr. 40

M. S. A.

Par cuillerées toutes les demi-heures.

Prévenir chutes, morsures de la langue, rétention d'urine.

ÉCLAMPSIE INFANTILE

Voyez : *Convulsions.*

ÉCROUELLES

Voyez : *Scrofule.*

ECTHYMA

Faire tomber les croûtes avec cataplasmes d'amidon et glycérine boriquée ; appliquer sur les ulcères de l'emplâtre de Vigo, de l'acide chlorhydrique étendu, de l'eau phéniquée, etc.

PANSEMENT DE L'ECTHYMA (Monin)

℞ Baume du Pérou	āā	5 gr.
Iodoforme		
Chlorhydrate de cocaïne		0 20
Teinture de quillaya. — Q. s. p^{r} émuls.		

M. S. A.

Pansement, matin et soir, avec cette

mixture étalée sur un écusson en calicot. Même traitement s'applique aux ulcérations pemphigo-rupiques.

EMPLATRE DE VIDAL

℞ Cinabre	1 gr. 50	
Minium	2	50
Diachylum	27	

F. S. A. pour pansements.

Intérieurement, analeptiques et toniques (fer, quinquina, etc.), fumigations de calomel par la méthode Horteloup ; bains d'amidon et de gélatine, suivis de poudrage au sous-nitrate de bismuth. Isoler chaque pustule, de peur d'inoculation.

Soigner l'état général : diathèses, cachexies, entérites chroniques, etc. Frictions générales avec l'alcool camphré et phéniqué.

ECTROPION

Lavages avec :

℞ Eau de roses	200 gr.	
Sulfate de zinc	1	50

M.

Cautérisation de la muqueuse.

Opérations.

Pour l'*Ectropion utérin*, voir MÉTRITE.

ECZÉMA

Repos absolu de la partie atteinte.

Régime végétal. Traiter la diathèse (scrofule, herpétisme). A l'intérieur, purgatifs salins, huile de foie de morue, arséniate de soude.

Voir notre ouvrage : *Hygiène et traitement des maladies de la peau.*

Chez les arthritiques, alcalins à haute dose, Hunyadi-Janos. Pommade au goudron, au calomel, à l'acide borique, au précipité rouge.

Dans la forme sub-aiguë ou chronique, applications de gutta-percha laminée ou de toile caoutchoutée ; essayer les préparations sulfureuses à l'intérieur (pilules d'iodure de soufre, mixture de Biett, etc.). Lavages avec eau d'amidon, cataplasmes d'amidon. Tisanes d'orme pyramidal, de bardane, d'hydrocotyle, etc... Amers et sudorifiques à l'intérieur.

TRAITEMENT DE L'ECZÉMA (Brocq)

℞ Acide salicylique		0,50 à 2 gr.
Oxyde de zinc pulvérisé	ãã	24
Poudre d'amidon		
Lanoline		30 à 40
Vaseline		20 à 30

Pour 100 grammes.

Mêler avec soin, faire une pâte homogène. A appliquer la nuit.

PÉRIODE SUBAIGUE ET CHONIQUE (Bouchut)

℞ Coldcream	ãã	30 gr.
Huile de cade vraie		

M.

Matin et soir.

Eczéma chronique arthritique (Vidal)

℞ Glycérolé d'amidon................ 50 gr.
Tannin........................... 2
Calomel......................... 1
M.

Onctions trois fois par jour et poudrer d'amidon.

Eczéma pituitaire (Monin)

℞ Eau distillée de mélilot............ 200 gr.
Glycérine très pure................ 40
Sulfate de cuivre.................. 3
Essence d'amandes amères......... .. X gtt.
M. S. A.

Introduire, matin et soir, dans la narine malade un bourdonnet d'ouate hydrophile boriquée imbibée de cette mixture, et le maintenir pendant dix minutes environ. La guérison s'opère en trois ou quatre jours.

Eczéma des lèvres (Monin)

℞ Beurre de muscade................. 35 gr.
Huile de bouleau.................. 1
Acide salicylique.................. 0 30
Essence de reine des prés.......... VII gtt.
M. S. A. pour onctions.

Trois fois par jour.

Eczéma facial (Lassar)

℞ Vaseline blanche.................. 50 gr.
Oxyde de zinc.................. } āā 25
Amidon de blé pulvérisé....... }
Acide salicylique.................. 2
M.

Matin et soir, onctions avec cette pommade, qui adhère intimement et ne peut être essuyée pendant le sommeil.

EAU DE TOILETTE CONTBE LA SÉRORRHÉE FACIALE (Monin)

℞ Alcoolé de lavande............ ⎫
 — de menthe............ ⎪
 — de citron.............. ⎬ āā 50 gr.
Teinture de myrrhe........... ⎪
 — de quillaya.......... ⎭
Benzoate de soude................. 20
 M. S. A.

Pour lotions, trois fois par jour; imbiber à l'aide d'un flacon stilligoutte le coin d'une serviette mouillée d'eau chaude et exprimée.

EMPLATRE CONTRE L'ECZÉMA (Quinquaud)

℞ Huile blanche..................... 1 gr.
Lanoline.......................... 3
Cire jaune........................ 1

Faire fondre ensemble les trois substances et les laisser refroidir jusqu'à consistance très pâteuse avant de couler.

ECZÉMA FACIAL (Cazenave)

℞ Eau distillée de tilleul.............. 300 gr.
Acide nitrique................ ⎫ āā XX gtt.
 — chlorhydrique.......... ⎭
M. pour lotions.

A l'intérieur, tisanes amères, bains alcalin et de vapeur, eaux minérales de Vals (Dominique) ; — régime doux.

ECZÉMA DU TRONC ET DES MEMBRES

℞ Baume du Pérou	}	āā	10 gr.
Huile d'olive	}		

Dans les formes squameuses de l'eczéma avec infiltration de la peau, frictionner les parties, deux fois par jour, avec quelques gouttes d'huile de cade, puis les saupoudrer d'amidon ou appliquer de la vaseline.

SOLUTION CONTRE L'ECZÉMA DES PAUPIÈRES (Lailler)

℞ Eau de laurier-cerise	20 gr.
Glycérine	5
Acide acétique cristallisé	0 10

M. S. A.

Badigeonnages quotidiens avec un pinceau un peu dur.

ECZÉMA PALMAIRE (Monin)

℞ Alcool à 90°	200 gr.
Sublimé corrosif	0 20
Acide thymique	10
Essence de Wintergreen	XX gtt.

Carmin de safranum, Q. s. pour colorer.
M. (en frictions trois fois par jour).

On peut aussi prescrire :

℞ Glycérine de Price	}	āā	20 gr.
Sulfo-ichthyolate d'ammoniaque.	}		
Nitrobenzine	}	āā	X gtt.
Essence de badiane	}		

M. S. A.

Pour onctions, trois fois par jour, et recouvrir de tarlatane salicylée.

Voir mon livre : *Hygiène et traitement des maladies de la peau.*

Eczéma anal (E. Besnier)

Badigeonnage, matin et soir, avec solution de nitrate d'argent au centième.

ÉLÉPHANTIASIS

Des Grecs. — Voyez *Lèpre.*

Des Arabes : Sangsues, puis cataplasmes. Collodion ; friction à l'onguent napolitain. Electrisations.

Dans la période d'état, compression méthodique, bains sulfureux, iode et iodures *intus et extra.* Bas lacés de Rainal frères.

Changement de climat ; s'abstenir de tout *ingestum* irritant.

EMACIATION

Voir : *Maigreur.*

EMBARRAS GASTRIQUE

Ipéca stibié. Purgatifs salins (Rubinat, source Condal), cholalogues, si le vomitif n'a pas suffi. Diète absolue. Vals (Magdeleine).

LIMONADE DE BOUCHARDAT

℞ Eau pure		1 bout.
Acide nitrique		6 gr.
Bicarbonate sod		4
Phosphate de soude		50

M. (bouteille ficelée).

Par verrées.

PILULES AMÈRES DE GALL

℞ Extrait de rhubarbe	āā	3 gr.
— de trèfle d'eau		
Poudre d'aloès		2
— de rhubarbe		Q. s.

F. S. A. pilules de 15 centigr.

Trois par jour.

PILULES DE THIBAULT

℞ Euonymine brune	0gr.05
Extrait de jusquiame	0 05

M. S. A. pour une pilule.

Deux par jour.

EMBARRAS GASTRIQUE BILIEUX (Monin)

℞ Poudre d'aloès	4gr.
— de sulfate de quinine	1 50
— de quassine amorphe	1
— de bioxyde de manganèse	0 50

F. S. A. 16 cachets.

Un matin et soir, aux repas.

EMPHYSÈME PULMONAIRE

Voyez : *Bronchite*, *Asthme*, *Cardiopathies*.

Porter de la flanelle ; fuir les climats variables, l'humidité, les poussières, le brouillard, la fumée. Eviter les climats d'altitude et rechercher les stations chaudes et humides, comme Pise ou Venise en hiver, Wight et Jersey en été.

Ventouses scarifiées et vomitifs aux moments des crises dyspnéiques. Vingt gouttes de liqueur d'Hoffmann dans une tasse de polygala.

Bains d'air comprimé et bains sulfureux ; frictions générales à l'essence de pin, fumigations et cigarettes de datura ; sachet pectoral au chlorure d'ammonium.

Un granule d'arséniate de strychnine à 1 milligr. avant chaque repas. A chaque repas, 3 capsules de Derbecq à l'extrait de grindelia.

Eaux minérales sulfureuses et arsenicales, stations hivernales et climats d'altitude.

Cigarettes Espic.

EMPOISONNEMENTS (en général)

ANTIDOTE COMPLEXE (Dorvault)

℞ Magnésie calcinée.............	ãã	p. æ.
Hydrate de peroxyde de fer...		
Charbon animal pulvérisé......		

M.

A administrer à la dose de trois, quatre,

cinq cuillerées à soupe dans de l'eau, dans l'empoisonnement par l'arsenic, les acides, les alcaloïdes.

Il importe, auparavant, de faire rejeter le poison par la titillation de la luette et par une solution de 5 gr. de sulfate de cuivre dans 100 gr. d'eau tiède, administrée de 10 en 10 minutes, par cuillerées à soupe, jusqu'à effet satisfaisant. Quand le poison est dans l'intestin, purgatifs salins et grands lavements. Diurétiques, boissons chaudes, air pur et vif, afin de faciliter l'élimination toxique par tous les émonctoires de notre organisme. Préférer toujours l'antidote chimique à l'antidote dynamique.

Voyez, pour les détails, *aux divers poisons.*

EMPYÈME

Voir : *Pleurésie.*

Ponction ou opération d'Estlander. Thoracocentèse, suivie de drainage. Les injections seront iodo-iodurées, au sulfate de zinc, au sublimé, etc. — Voici une bonne formule de :

Injections désinfectantes et anesthésiques (Hébert)

℞	Eau distillée........................	500 gr.
	Sous-borate de soude..............	5
	Hydrate de chloral.................	10
	M.	

ENCÉPHALITE

Traumatique. — Sangsues mastoïdiennes, saignées, émétique en lavage ; lavements à l'huile de croton, sinapismes sur les membres, glace sur la tête ou larges vésicatoires. Diète et repos absolus. Enlever les esquilles, trépanation.

Chronique. — Voyez : *Méningites, Paralysie.*

ENDOCARDITE

Sangsues précordiales, puis vésicatoires.

Vératrine, 5 à 10 milligr. par jour (Aran).

Dans le cas d'endocardite infectieuse, donner, dans les 24 heures, 1 gr. de quinine et 1 gr. d'acide salicylique.

ENDOCARDITE GRAVIDIQUE (Jaccoud)

Lait alcoolisé. Acide salicylique, 1 gr. à 1 gr. 50 par jour.

Voyez : *Cardiopathies.*

ENDOMÉTRITE ULCÉREUSE

℞	Glycérine neutre....................	350 gr.
	Acide tannique....................	60
	Laudanum Syd....................	10
	M.	

Une à deux cuillerées à soupe par litre d'eau tiède, pour injections matin et soir

(Chéron). Drainage, écouvillonnage, curettage.

Voyez : *Métrites.*

ÉNERVEMENT

Voyez : *Neurasthénie.*

ENGELURES

Bains sinapisés locaux, ou lotions au vinaigre des quatre voleurs, lorsqu'il n'y a pas d'ulcération, et surtout à titre préventif (Monin).

A l'intérieur, amers, ferrugineux, vin de quinquina, huile de foie de morue, vin iodotannique.

Contre les engelures ulcérées, pansements au salol, à l'iodoforme, cautérisations au nitrate d'argent, compresses avec l'alcool camphré, la glycérine boriquée, la liqueur de Labarraque, l'eau de Goulard, le vin aromatique, etc., etc.

MIXTURE DE MIALHE

℞ Alcool à 90°		125 gr.
Baume du Pérou	āā	17
Teinture de benjoin		
Acide chlorhydrique		4
M. S. A.		

Contre les engelures non ulcérées.

Linnée préconisait l'acide chlorhydrique dilué ; je lui préfère les lotions et bains sinapisés.

TRAITEMENT DES ENGELURES (Monin)

℞ Glycérine pure		30 gr.	
Teinture d'iode	} ãã	1	
— d'opium			

M. pour badigeonnages.

Trois fois par jour, appliqué au début, ce traitement est abortif et préventif.

TRAITEMENT DES ENGELURES REBELLES (Monin)

℞ Vaseline camphrée	45	gr.
Borate de soude	5	
Bichromate de potasse	1	
Huile de bouleau	XX	gtt.
Essence d'aspic	XX	

M. S. A.

En onctions trois fois par jour, puis recouvrir de gants de fil préalablement lavés à l'eau chaude.

ENGELURES DU NEZ (Monin)

℞ Beurre de cacao	40	gr.
Huile de noisettes	10	
Acide citrique	0	50
Précipité blanc	0	30
Teinture de benjoin	XX	gtt.

M.

Onctions trois fois par jour, précédées de lotions tièdes avec l'eau de feuilles de noyer.

ENROUEMENT

Voyez : *Laryngites.*

Schrœtter prescrit volontiers des inhalations avec la solution suivante :

℞	Tannin........................ ..	0.50 à 1 gr.
	Alcool..............	10
	Eau................	50
	Teinture d'opium....	XX gtt.

Les pulvérisations à la résorcine ont été proposées pour remplacer les pulvérisations phéniquées.

On emploie, à cet effet, une solution ainsi formulée :

℞	Résorcine........................	1 gr.
	Eau distillée......................	100

On doit les répéter quotidiennement toutes les six heures.

Enrouement du a la fatigue (Bricheteau)

℞	Infusion de tilleul................ ..	100 gr.
	Sirop d'érysimum............ . ..	45
	Ammoniaque liq..............	X gtt.
	M.	

Dans l'*enrouement des chanteurs*, prescrire la coca Dalloz, la limonade nitrique, les pastilles de borax comprimées sans sucre, les bains de pieds sinapisés, les frictions sur le cou avec l'alcool camphré.

En cas d'enrouement subit, donner, dans

un peu d'eau sucrée tiède, cinq à six gouttes de la mixture suivante :

℞ Ether sulfurique	....	āā
Ammoniaque liq	....	
Teinture de castoréum	....	
M.		

A répéter aussi souvent que nécessaire (Monin, *Hyg. du travail*, p. 269).

ENTÉRALGIE

Voyez : *Coliques nerveuses.*

Suppositoires contre les douleurs intestinales des neurasthéniques

℞ Bromure de camphre..............	0gr.50
Extrait de belladone..............	0 03
Beurre de cacao..................	Q. s.

Mêlez. Pour un suppositoire. Faites six suppositoires semblables. — Introduire un ou deux suppositoires dans les vingt-quatre heures.

ENTÉRITE

Voyez : *Diarrhée*, *Dysenterie*, etc.

Pilules de Duboué

℞ Tannin très pur.................. 3 gr.
Conserve de roses, Q. s. pour 20 pilules.

De cinq à huit par jour.

Entérite chronique (Delpeuch)

℞ Benzo-naphtol .... 0 gr. 20
Charbon de peuplier .... } ãã 0 10
Magnésie .... }
M. S. A.

pour un cachet, à prendre immédiatement avant et une heure après chaque repas.

Entérite estivale (Monin)

℞ Eau distillée d'hamamelis .... 200 gr.
Mucilage de coings 30
Glycérine très pure 35
Salicylate de bismuth 10
Gouttes noires anglaises .... XX gtt.
Essence de badiane XV
M.

Une cuillerée trois fois par jour.

Entérite tuberculeuse

Vésicatoires volants pansés à la morphine. Potions et lavements opiacés. Viande crue. Pilules avec 5 centigr. d'extrait d'opium et 25 milligr. d'extrait de belladone, ou encore un gramme par jour de la poudre suivante :

℞ Poudre de craie composée .... 20 gr.
— de Dower 10
M. S. A

Voyez : *Carreau.*

Entérite glaireuse des femmes

Traitement de J. Chéron. — Diète lactée mixte ; lavements d'ipéca à 2 gr. ; teinture d'iode sur la région lombaire. Avant chaque repas, l'un de ces cachets :

℞ Poudre d'yeux d'écrevisses.... — de guarana	ãã	2 gr.
Sous-nitrate de bismuth........ Pepsine anglaise..............	ãã	4
Magnésie lourde....................		6
M. pour 30 cachets.		

Lavements avec 5 à 6 gr. de chlorate de potasse (Bouveret).

Traitement de Bouchut. — Régime doux, herbacé, séjour à la mer. Purgatif salin avec 60 gr. de sulfate de soude. Deux fois par jour, un des paquets suivants, dans une infusion de matico :

℞ Poudre de colombo........... — de sous-nitrate de bismuth...............	ãã	1 gr.
M. S. A.		

Lavement avec 500 gr. d'eau d'amidon et 1 centigr. de chlorhydrate de morphine.

Voyez : *Diarrhée, Dysenterie, Choléra.*

ENTÉRO-COLITE ULCÉRO-INFECTIEUSE

Voyez : *Dysenterie, Entérite, Diarrhée.*

LAVEMENT ANTISEPTIQUE (Audhoui)

℞ Quinquina rouge, poudre grossière.		20 gr.
Eau bouillante......................		1000
Alcool camphré....................		5

Faites infuser le quinquina pendant deux heures ; passez et ajoutez l'alcool camphré.

DÉSINFECTION INTESTINALE (Longo)

℞ Iodoforme..........................	2 gr.
Extrait d'absinthe..................	Q. s.
Coumarine.............	0gr.50
F. S. A. 36 pilules.	

Quatre par jour.

PILULES POUR DÉSINFECTER L'INTESTIN (Spoeth)

℞ Créoline..........................		12 gr.
Alcool dilué..................	ãã	2
Poudre de gomme adragante ..		
Jus de réglisse...............	ãã	21
Poudre de réglisse...........		
P. f. pilules n° 200. D. S.		

A prendre deux pilules, deux à trois fois par jour, dans les processus putrides du canal intestinal, à la suite des maladies infectieuses.

Tisanes de pavots ou de riz gommé, eau albumineuse, charbon de Belloc ; lavements avec la décoction de quinquina et de monesia. Deux à six cuillerées par jour de sirop d'airelle-myrtille. Potion de Trousseau avec 2 ou 3 centigr. de nitrate d'argent (à prendre dans les vingt-quatre heures).

Voir : *Colite*.

ENTÉRORRHAGIE

Boissons et lavements glacés, vessie pleine de glace sur l'abdomen, 2 grammes de perchlorure de fer dans un demi-verre d'eau. Repos absolu.

POTION (Monin)

℞	Sirop de tolu	200 gr.
	Extrait de ratanhia	4
	Ergotine	2
	Sous-nitrate de bismuth	8
	M. S. A.	

Une cuillerée à soupe toutes les deux heures.

Comme boisson, limonade glacée avec trente gouttes d'eau de Rabel.

ENTORSE

Immersion dans l'eau froide ; repos, le membre élevé. Bande roulée imbibée d'extrait de saturne et alcool camphré, parties égales.

(Plus tard, appareil inamovible.)

Massage à l'huile d'olive, pratiqué le plus près possible de l'accident, pendant

10 à 15 minutes. Appliquer ensuite, jusqu'à mi-jambe, une bande élastique peu serrée.

Douches sulfureuses et électrisations.

ENURÉSIE

Voyez : *Incontinence d'urine.*

Deux traitements principaux : *belladone* si contraction vésicale exagérée ; *noix vomique,* si faiblesse musculaire péri-uréthrale.

SIROP DE J. SIMON

℞ Sirop de tolu	āā	60
— de belladone		
M.		

Une cuiller à café matin et soir.

PILULES DE PICARD

℞ Ergotine	0gr.10
Poudre d'ignatia	0 05
M. pour une pilule.	

Deux à cinq par jour.

Electricité d'induction, hydrothérapie, eau de Contrexéville. Si l'enfant urine par paresse, flagellation (Trousseau).

ÉPANCHEMENTS

Voyez : *Hydropisie.*

ÉPHÉLIDES (1)

Voyez : *Masque*.

Lotion avec solution concentrée d'alun, eau de Gowland, laits de Guerlain et Hardy.

Toucher chacune des taches à l'acide phénique pur (Halkin) ou à l'eau oxygénée (Delthil), puis lotionner avec mélange d'eau de roses, de fleurs d'oranger et de laurier-cerise, parties égales (Monin).

TACHES PIGMENTAIRES, MASQUE DE LA GROSSESSE (Monin)

℞ Kaolin		4 gr.
Lanoline		10
Glycérine		4
Carbonate de magnésie	āā	2
Oxyde de zinc		
M. S. A.		

En applications sur le visage ; laisser sécher.

Bain sulfureux chaud tous les cinq jours.

EAU DE TOILETTE CONTRE LE HALE (Monin)

℞ Infusion de grande consoude	500 gr.
Teinture de baume de la Mecque	60
Permanganate de potasse	1
Essence vraie d'amandes amères	XX gtt.
M.	

En lotions pendant 5 minutes, matin et soir.

1. Voyez, pour les détails, notre *Hygiène de la beauté*, (7e édition), 1895.

Contre les taches de rousseur récentes (Monin)

℞ Lait virginal	100 gr.	
Glycérine pure	60	
Acide chlorhydrique méd	10	
Chlorhydrate d'ammoniaque	8	
M. S. A.		

Toucher matin et soir les taches avec un pinceau à aquarelle imbibé de cette mixture.

Ephélide ignéale

Voyez : *Brûlure.*

ÉPIDIDYMITE

Bandage ouaté compressif de Langlebert ou Horand (Rainal frères).

Traitement du Dr Johnson

Il consiste dans des applications locales de compresses imbibées de la solution suivante :

℞ Vinaigre	āā	180 parties.
Eau distillée		
Teinture d'arnica		80 gr.
Chlor. d'ammoniaque en poudre		20
M. S. A.		

Agiter le flacon avant de se servir de la solution.

Quand le sujet éprouve des troubles digestifs, M. Johnson prescrit 0 gr. 3 de calomel ; trois heures après l'administration de ce médicament, il fait prendre 15 grammes de sulfate de magnésie, dont l'usage sera continué les jours suivants.

Enfin, pour agir directement sur le foyer inflammatoire, il prescrit la potion suivante :

℞	Iodure de potassium.......... }	āā	3 gr. 75
	Bromure de potassium......... }		
	Extrait fluide de racine d'aconit....		III gtt.
	Eau camphrée......................		180 gr.
	M. S. A.		

Agitez ; cuiller à thé toutes les heures.

Traitement du Dr Henderson

℞	Eau distillée de menthe..........	125 gr.
	Sirop de codéine.................	30
	Salicylate de soude..........	5
	Teinture de pulsatille............	XXX gtt.
	M.	

Par cuillerées à soupe toutes les deux heures.

Traitement du Dr Drouet

Badigeonnage inguinal (trois à quatre couches) avec : alcool, 1 gr. ; acide phénique cristallisé, 9 gr.

Onctions contre l'orchite

℞	Baume du Pérou.............. }	āā	20 gr.
	Axonge...................... }		
	Iodoforme.......................		4
	M.		

Traitement classique de l'épididymite. — C'est encore le meilleur, *lorsqu'on peut le suivre.* Il consiste en : repos au lit, élever les bourses à l'aide d'une plaque de bois échancrée et garnie de linge. Sangsues et cataplasmes. Ponctions et mouchetures de la tunique vaginale.

Pendant la période chronique, porter un emplâtre de Vigo imbriqué et recouvert d'un bon suspensoir.

Epididymite tuberculeuse

Voyez : *Tuberculose.*

Traitement précédent pendant la période inflammatoire.

Exciser les fongosités herniées et panser à l'iodoforme ou au salol (période de suppuration ou de ramollissement tuberculeux).

Voyez : *Orchites.*

ÉPILEPSIE

Repos cérébral, vie à la campagne. Eviter l'alcool, le tabac, les abus vénériens.

Administrer longtemps le bromure de potassium aux doses de 2 à 6 grammes : c'est le pain quotidien des épileptiques (Leg. du Saulle). Sirop Henry Mure.

Les bromures de sodium et d'ammonium mélangés à celui de potassium (polybromure) permettent la tolérance plus grande du médicament et restreignent les accidents cutanés qui en résultent : l'acide arsénieux joue un rôle analogue. L'acide carbonique également, d'après le savant Erlenmeyer, dont voici la formule anti-épileptique (à consommer en trois repas) :

℞ Eau saturée d'acide carbonique..... 750 gr.
Bromure de potassium............ 4
— de sodium............... 4
— d'ammonium.............. 2
M. S. A.

MIXTURE ANTIÉPILEPTIQUE (Brown-Séquard)

℞ Bromure de potassium........ } āā 2 gr.
Iodure de — .... }
Bromure d'ammonium............ 2
Bicarbonate de potasse............ 2 50
Infusion de columbo............... 180
M.

Trois cuillerées à bouche par jour, dont deux dans la soirée vers l'heure du coucher.

Prescrire les bromures associés : ammonium, potassium et sodium ; débuter par 4 gr. et arriver parfois à 7 gr., de la manière suivante :

PRATIQUE DE CHARCOT

1re semaine.....................	4 gr.	par jour.
2e —	5	—
3e —	6	—

Rester deux semaines à prendre la dose

maximum pour recommencer par la dose minimum, sans jamais cesser un seul jour.

Prendre du bromure une quinzaine de jours et s'arrêter, c'est une pratique déplorable ; alors les attaques re renouvellent, il semble que les crises refoulées débordent.

(Prescrire au malade de marcher beaucoup et de se coucher de bonne heure.)

Bromure d'or (Goubert), 8 milligr. par jour, en solution.

Vertige épileptique : Bromure de camphre, de 2 à 5 centigr. par jour.

Convulsions : Bromure de zinc, caféine.

Epilepsies avec dermatoses : Bromure d'arsenic.

PILULES DE BALL

℞ Extrait de belladone..........	} āā	1 gr.
Oxyde de zinc.................		

Pour 40 pilules.

Une matin et soir (sans préjudice des bromures).

Pointes de feu répétées sur le cuir chevelu (Féré). Douches froides, bains statiques.

Songer toujours à la syphilis, aux vers, au traumatisme antérieur.

EPIPLOITE

Voir : *Péritonite*.

ÉPISTAXIS

La respecter chez le vieillard.

Air frais. Elever la tête, fermer la narine saignante, élever le bras correspondant. Compresses glacées sur le nez et le front (Négrier).

Amadou dans le nez. Compression des carotides ; ligature des membres au-dessus des genoux et des coudes (Franck). Ventouses Junod. Sinapisme entre les épaules.

Compresses chaudes sur le front et injections très chaudes dans les fosses nasales.

Verser, goutte à goutte, de l'éther sur le front.

Pédiluve sinapisé. — Injection de perchlorure de fer dilué ou de sérum aluminé à dix pour cinq cents (siphon de Weber).

Laver à l'eau fraîche la narine saignante pour en enlever les caillots. Injecter ensuite une pleine seringue de jus de citron fraîchement exprimé (Geneuil).

POTION HÉMOSTATIQUE

℞	Eau distillée		120 gr.
	Sirop d'opium		30
	Perchlorure de fer	āā	4
	Eau de Rabel		

M. S. A.

A prendre par cuillerées à soupe.

Petits tampons d'ouate imbibés d'eau de Pagliari ou de Brocchieri.

Injection hypodermique d'ergotine, 50 centigrammes.

Sonde de Belloc et tamponnement (comme ressource ultime).

Chez l'enfant (J. Simon) : Amadou perchloruré introduit en lanières dans la narine et fixé avec bande. *Jamais de sonde de Belloc.*

EPISTAXIS A RÉPÉTITION (Bartholow)

℞ Sulfate de quinine	1 gr.	25
Extrait d'ergot	0	50
Sulfate de manganèse	0	50

M. S. A. pour 10 pilules.

Une toutes les deux heures.

ÉPITHÉLIOMA

Voyez : *Cancroïde.*

Cautériser à l'acide acétique et cicatriser l'ulcération par l'aristol pulvérisé.

ÉPULIS

L'extirpation est toujours préférable à la cautérisation lente.

ÉRECTIONS MORBIDES

Voyez : *Satyriasis.*

ÉRUPTIONS MÉDICAMENTEUSES POLYMORPHES

Il est bon de connaître les médicaments capables de les produire ; ce sont : les bromures et iodures, le copahu, le cubèbe, la térébenthine, l'huile de foie de morue, l'acide salicylique et l'acide phénique, le chloral, la quinine, la belladone, le datura, l'aconit, la digitale, la santonine, la morphine, le phosphore, le mercure et l'arsenic. *Sublatâ causâ...*

Féré a recommandé l'antisepsie intestinale pour conjurer les éruptions du bromisme chez les épileptiques. Les arsenicaux (Legrand du Saulle) sont préférables, à cause de leur action tonique et nervine, qui corrobore l'influence spécifique des bromures.

ÉRUPTIVES (Fièvres)

Voyez : *Rougeole, Scarlatine, Variole,* etc.

ÉRYSIPÈLE

Compresses de salicylate de soude à un pour vingt ; purgatif au calomel ; sulfate de quinine à l'intérieur (Hallopeau).

Compresses avec solution saturée d'acide picrique (Tassi).

Laver au savon la plaque érysipélateuse et les régions avoisinantes. Badigeonner tous les jours ces mêmes régions avec l'acide phénique à cinq pour cent, dissous dans l'alcool absolu (Rosenbach).

MIXTURE DE KOCH

℞	Lanoline	10 gr.
	Iodoforme	4
	Créoline	2
	M.	

A appliquer à l'aide d'un pinceau mou, puis recouvrir d'une feuille de gutta-percha.

TOPIQUE DE C. PAUL

℞	Vaseline blanche	40 gr.
	Sucrate de chaux	10
	Sublimé corrosif	0 05

La guérison serait obtenue en trois jours au moyen de ce topique.

N. B. — Ne jamais oublier, au début, l'éméto-cathartique et le régime tonique : vin, bouillon, quinquina, jus de viande; faire tomber la fièvre par la quinine, l'aconit, l'antipyrine.

Erysipèles à répétition. — Badigeonnages au tannin ; à l'intérieur, dix gouttes de perchlorure de fer tous les jours.

POTION DE SIR JAMES PAGET

℞ Liqueur de perchlorure de fer.....	20 gr.
Sirop de chloroforme..............	10
Infusion de quassia................	250

Une cuillerée à soupe toutes les trois heures.

ÉRYTHÈME

Bain tiède avec 500 gr. d'amidon et deux litres de vinaigre (Vidal) pour 200 litres d'eau. Savon Bobeuf.

VELOUTINE ANTIÉRYTHÉMATEUSE (Monin)

℞ Poudre de talc de Venise.....	āā	20 gr.
— de lycopode.............		
— de tannin (proc. Pelouze).	āā	10
Acide borique porphyrisé.....		
Essence de patchouly, Q. s. pour parf.		
M.		

A appliquer à la houppe sur les visages sujets aux efflorescences, érythèmes.

Erythème solaire. — Catapl. d'amidon froid arrosés d'eau blanche.

Intertrigo. — Mélange de lycopode et d'oxyde de zinc (au cinquième).

Pernion. — Voyez : *Engelures.*

Erythème médicamenteux. — Voyez : *Eruptions.*

A l'intérieur, tisanes amères ; éviter les aliments irritants pour la peau : café, thé, charcuterie, poissons de mer, fraises, gibier, coquillages, etc.

Erythème fessier des nourrissons

℞ Stéatite pulvérisée.................. 90 gr.
Sulfure de zinc...................... 10
M.

Pour poudrer abondamment les parties malades. Grands soins de propreté.

Erythème paratrimme ou du decubitus

Lotions avec perchlorure de fer au centième. Croix de Malte en sparadrap. Matelas d'eau et coussins spéciaux de Rainal frères.

Erythème noueux

Lotions avec le chlorure d'ammonium au vingtième, ou mieux encore la formule suivante :

℞ Infusion de sureau................. 500 gr.
Chlorure d'ammonium............. 30
Teinture de gaultheria............. 15
M. S. A.

En applications topiques, à l'aide d'ouate hydrophile salicylée, recouverte de taffetas gommé (Monin).

Traitement général de l'arthritisme.

POUDRE A POUDRER LES ENFANTS (Monin)

℞ Lycopode		300 gr.
Craie précipitée		150
Acide borique porph		35
Alun calciné		15
Acide phénique neigeux		3
Camphre	ãã	2 gr.
Menthol		
Eucalyptol		
Oléate de zinc		

M.

ERYTHÈME PHARYNGO-LARYNGÉ (N. G. de Mussy)

℞ Chlorate de potasse	0 gr. 10
Teinture saturée de benjoin	0 10
Alcoolat de racine d'aconit	0 05

Gomme adragante et sucre, Q. s. pour une pastille.

Huit à dix en vingt-quatre heures.

Les pastilles de borax, de gaïac et de cocaïne sont également excellentes (voir *Pharyngite* et *Laryngite*).

ERYTHÈME VULVAIRE

Pansements avec l'eau Bobeuf étendue d'eau tiède.

Traitement de Gosselin : Badigeonner avec solution de tannin au dixième et interposer tampon d'ouate entre les parties enflammées.

ÉRYTHRASMA

Badigeonnages iodés. Pommade au calomel.

ESCHARES

Voir : *Erythème* et *Gangrène*.

ESQUINANCIE

Voir : *Angine*. La ponction précoce au bistouri est le meilleur traitement de l'angine phlegmoneuse.

ESTHIOMÈNE VULVAIRE

Attaquer les néoplasies par ce caustique (Ménière) :

℞	Pâte de Canquoin à la glycérine....	20 gr.
	Extrait thébaïque..................	1
	M.	

(A maintenir de quatre à huit heures.)

Pansement de l'esthiomène (J. Chéron)

℞	Naphtol............................	20 gr.
	Camphre pulvérisé..................	40
	M. S. A. pour badigeonnages.	

Tous les jours ou tous les deux jours, sur la partie ulcérée.

Pommade cathérétique

℞	Styrax liquide.....................		60 gr.
	Axonge lavée.......................		30
	Sublimé............................	āā	4
	Emétique...........................		
	Teinture de cantharides............	āā	2
	Poudre d'euphorbe..................		
	M. S. A.		

Voyez : *Lupus.*

ESTOMAC

Voyez : *Dyspepsie, Gastralgie, Ulcère,* etc.

ÉVANOUISSEMENT

Voyez : *Syncope.*

EXANIE

Voyez : *Chute du rectum.*

EXANTHÈMES

Voyez : *Eruptives.*

EXCORIATIONS

Voyez : *Crevasses.*

FAIBLESSE

Voyez : *Adynamie, Asthénie.*

FARCIN

Voyez : *Morve.*

FAUX-CROUP

Voir : *Laryngite striduleuse.*

FAVUS

Voir : *Teignes.*

POMMADE ÉPILATOIRE DE CAZENAVE

℞ Axonge		40 gr.
Carbonate de soude		10
Chaux		5
M. S. A.		

Préférer l'épilation avec la pince, précédée de pulvérisations d'éther et de fomentations de tabac. Eviter le rasoir, qui inocule le parasite.

TRAITEMENT DE PINEL

℞ Axonge		125 gr.
Fleur de soufre	āā	16
Carbonate de soude sec	āā	16
Oxyde rouge de Hg		10
Sulfate de zinc		6
Tutie		4
M. S. A.		

Tous les soirs, enduire le cuir chevelu de cette pommade. Se laver le matin à l'eau de savon chaude. Modifier l'état général (lymphatisme).

FÉTIDITÉ

De l'haleine, voir : *Stomatodysodie*.
De la sueur, voir : *Bromidrose*.

FIBROMES UTÉRINS

a. 1° Chaque matin, prendre 50 centigr. de sabine pulv. (Lucas).

2° A chaque repas, une cuillerée à soupe de :

℞	Sirop de digitale	200 gr.
	Iodure de potassium	5
	Ergotine	1
	M.	

3° Suppositoire vaginal, tous les soirs, avec :

℞	Beurre de cacao	5 gr.
	Spermaceti	2
	Iodure de plomb	0 50
	Extrait de belladone	0 30
	M. S. A. (formule de Macario).	

Faire précéder son introduction d'une injection d'eau tiède. Porter une ceinture de Rainal frères.

b. Saison à Salins, Salies, Luxeuil, Bourbonne, Besançon, Kreuznach.

c. Méthode électrolytique de Tripier-Apostoli (hautes intensités de 100 à 250 milli-ampères).

d. Opérations chirurgicales. (Telles sont les quatre étapes thérapeutiques à parcourir successivement.)

FIÈVRES

Hygiène des fébricitants. — Repos dans un bon lit ; air pur et frais ; vin Bravais pur ou coupé ; nourriture légère (lait, bouillon, œufs clairs) ; tisanes rafraîchissantes et alibiles (eau panée, orge) ; frictions et détersions cutanées.

Fièvre éphémère (V. Audhoui)

℞ Eau distillée	ãã	60 gr.
Eau de fleurs d'oranger		
Eau distillée de laurier-cerise		10
Sirop d'œillet rouge		20

Mêlez.

Donnez une cuillerée de cette potion, d'heure en heure, en ayant soin, bien entendu, de ne point interrompre le sommeil.

Comme tisanes, bourrache, pariétaire, oranger, p. é.

Diète, limonade citrique ou orangeade, sirops de fruits mêlés d'eau de Seltz, tisanes d'orge, bouillon, lait coupé d'eau alcaline.

Fièvres *ataxique*, *adynamique*, *muqueuse*, *bilieuse* (voyez : F. *typhoïde*).

Fièvre *cérébrale*, voyez : *Méningite*.

Fièvre *gastrique*, voyez : *Embarras gastrique*.

Poudre contre la fièvre des foins (Philpots)

℞ Acide borique	2 gr.	
Salicylate de soude	2	50
Chlorhydrate de cocaïne	0	12
Mêlez.		

On insuffle cette poudre dans les fosses nasales des personnes atteintes de rhino-bronchite spasmodique. — Contre les manifestations oculaires, collyres astringents au sulfate de cuivre ou de zinc. — Respirer dix gouttes d'iodure d'éthyle sur un mouchoir, ou bien trois à six gouttes de nitrite d'amyle dès le début de la crise. — Faire quitter au malade l'endroit où la crise s'est déclarée.

Traitement de la fièvre hectique des phtisiques (Liebermeister)

℞ Sulfate de quinine	2 gr.	
Poudre de feuilles de digitale	0	05
Extrait de gentiane	Q. s.	
Pour 40 pilules.		

A prendre six à dix pilules par jour.

Tisane fébrifuge de Magendie

Faire bouillir 20 grammes de feuilles de houx dans 200 grammes d'eau pendant une demi-heure, et sucrer avec 50 grammes de sirop de gentiane.

FIÈVRE CATARRHALE

Potion d'Hammerschlag

Citrate de caféine..................	0 gr. 10
Phénacétine........................	0 20
Savon blanc........................	0 10
M. pour 1 cachet.	

Deux par jour.

Potion de Villemin

℞ Julep gommeux....................		125 gr.
Alcoolature d'aconit...........	āā	1
Acide phénique..............		
M.		

Autre potion

℞ Eau.............................	100 gr.
Teinture d'aloès...................	10
Sirop d'oranges....................	20
Lactate de quinine.................	1 50
M. S. A.	

En deux fois.
Voyez : *Grippe, Asthme.*

Traitement de la fièvre de foin

Mortimer-Granville fait priser la poudre suivante qu'il recommande d'agiter fortement avant l'usage :

℞ Borax pulvérisé....................	1 gr. 25
Capsicum pulvérisé.................	0 25
Carbonate d'ammoniaque finement porphyrisé.....................	0 05
Mêlez avec soin.	

FIÈVRES ÉRUPTIVES

Voir : *Rougeole, Scarlatine, Variole.*

FIÈVRES INTERMITTENTES

Chez l'enfant. — Sulfate de quinine en lavements et frictions ; fer et arsenic à la nourrice.

Dans les formes chroniques, changement d'air ; donner du vin de quinquina, de l'iodure de fer en sirop et des bains de mer très courts.

Administrer toujours la quinine de telle sorte que son action puisse coïncider avec l'instant présumé précis de l'accès.

En injections hypodermiques, le bromhydrate, le sulfovinate et surtout le bichlorhydrate de quinine sont les meilleures préparations.

Quinine sans amertume

℞	Infusion de café froid	100 gr.
	Sirop de menthe	20
	Saccharine	0 50
	Sulfate de quinine	4

M. S. A.

Pommade pour les enfants

℞	Axonge	40 gr.
	Valérianate de quinine	4
	Chlorure d'ammonium	3

M. S. A.

FIÈVRES PALUDÉENNES

Quinine *ut suprà*. Comme boisson, décoction de calisaya. Si l'estomac ne supporte rien, donner la quinine en suppositoire (un pour six), en frictions, en emplâtres, en lavement :

℞	Décoction de pavots	150 gr.
	Sulfate de quinine	1
	Eau de Rabel	X gtt.
	M.	

Contre la malaria, Pepper recommande surtout l'*hypophosphite de quinine*, deux fois plus actif que le sulfate ; il sera dirigé contre les accès. Dans les rémissions, on administrera 3 à 6 cuillerées à café de la solution suivante :

℞	Eau distillée bouillie	310 gr.
	Arséniate de soude	0 20
	Sulfate de strychnine	0 10
	M. S. A. (ne pas filtrer).	

Comme succédanés de la quinine, acide arsénieux, salicine, caféine, antipyrine, pipérin, cnicin, cétrarin, eucalyptol.

Dans les formes chroniques, iodure de fer et de quinine, électuaire de Quarin.

Electuaire de Lobstein

℞	Poudre de calisaya	40 gr.
	— de rhubarbe	15
	Chlorhydrate d'ammoniaque	5
	Sirop des cinq racines, Q. s. pour 20 bols.	

Quatre par jour, à une heure de distance.

OPIAT FÉBRIFUGE (Bourgeois)

℞	Sulfate de fer	6 gr.
	Extrait de quinquina jaune	5
	Poudre de quinquina jaune	25
	Sulfate de quinine	8
	Extrait de genièvre	Q. s.
	M.	

Gros comme une noisette, matin et soir, dans pain azyme.

SOLUTION INJECTABLE DE CHLORHYDRATE DE QUININE

℞	Chlorhydrate de quinine	1 gr.
	Antipyrine	0 50
	Eau distillée	2

L'antipyrine favorise la dissolution (Barillé).

Voir : *Impaludisme.*

FIÈVRE JAUNE

Ventouses scarifiées aux lombes. Purgation avec :

℞	Citrate de magnésie	20 gr.
	Follicules de séné	10
	Badiane concassée	15
	M.	

Jeter un verre d'eau bouillante sur ce mélange, passer et sucrer à volonté (F. Roux).

Bain de vapeur au lit, lotions vinaigrées,

inhalations d'oxygène, électrisation épigastrique.

Comme régime, champagne frappé, lait, bouillon froid dégraissé.

Essence de térébenthine, 10 à 20 gr. par jour.

Teinture de gelsemium, dix à vingt gouttes.

MIXTURE

℞ Eau distillée	1 litre	
Bicarbonate de soude	10 gr.	
Sublimé	0	02
M.		

Toutes les heures, prendre 50 gr. de cette potion glacée (Sternberg).

℞ Calomel à la vapeur	1 gr.	
Sulfate de quinine	1	50
M. et divisez en 4 paquets.		

A prendre dans les vingt-quatre heures.

Voir : *Ictère*.

FIÈVRE PUERPÉRALE

Sangsues à l'hypogastre, suivies d'onctions mercurielles et de cataplasmes. — Collodion riciné sur le ventre. — Vomitifs. — Air frais.

Potion avec 4 gr. d'essence de térébenthine (Bruneau). — Sulfate de quinine à haute dose (Beau), camphre à haute dose

(Copland). — Injections vaginales à l'eau phéniquée à trois pour cent, trois par jour. — Alcool à haute dose (Wittacker). — Potion à l'acide salicylique. Saccharolé de quinquina Vigier.

MIXTURE ANTIPYRÉTIQUE (De Giovanni)

℞	Eau distillée de camomille..........	100 gr.
	Teinture de valériane..............	10
	Ergotine très pure................	1
	M. S. A.	

Une cuillerée toutes les deux heures jusqu'à abaissement de deux degrés (à moins qu'il ne survienne de la diarrhée).

IRRIGATIONS PUERPÉRALES (Hébert)

℞	Chloral..........................	10 part.
	Borax............................	5
	Eau..............................	500

Une cuillerée à potage par injection, avec l'appareil Eguisier. Propreté antiseptique extrême.

POTION TONIQUE (Monin)

℞	Infusion de coca et de maté.........	200 gr.
	Glycérine très pure................	20
	Sirop de quinquina.................	55
	Teinture de kola..............	ãã XXXV gtt.
	— de vanille...........	ãã XXXV gtt.
	— de cascarille.........	ãã XXXV gtt.
	M. S. A.	

Trois cuillerées à soupe par jour.

FIÈVRE RÉMITTENTE VERNALE

℞ Sel de Seignette..............	ãã	16 gr.
Quinquina pulvérisé		
M. (Laprade).		

Trois jours de suite, chaque matin, dans un verre d'eau chaude. Boissons vineuses et acidules. Diète, limonade sulfurique, tisane d'arnica.

Bols fébrifuges et toniques (Alibert)

℞ Poudre de contrayerva........	ãã	2 gr.
— de serpentaire de Virg.		
Acide succinique..................		3
Sirop d'orange, Q. s. pour 2 bols.		

A prendre dans la journée.

Poudre de Hartman

℞ Calisaya pulvérisé..................	10 gr.	
Cascarille pulvérisée................	0	50
Camphre pulvérisé................	0	25
M. en 5 paquets.		

FIÈVRE TYPHOIDE

Eau de Carabana au début ; décubitus varié, pour éviter les congestions pulmonaires, ventouses sèches ; soigner la bouche par des collutoires antiseptiques ; laver la peau à l'eau vinaigrée, matin et soir ; l'intestin tous les jours avec l'eau bouillie additionnée d'huile de camomille camphrée

(Revillod) ; couper les cheveux très court. En fait d'alimentation, à part le lait et le bouillon, on peut employer le *Brandy-egg-mixture* de Stokes. Cette mixture, d'un goût agréable, a la formule suivante :

℞ Jaunes d'œufs	nº 2
Cognac	50 gr.
Eau de cannelle	120
Sirop simple	30
F. S. A.	

LIMONADE VINEUSE

℞ Sirop citrique	60 gr.
Vin rouge de Bordeaux	250
Alcoolat de citron	1
Eau, Q. s. pour obtenir un litre.	

Les préparations gélatineuses sont également utiles ; on les donne sous forme de gelées, faites, de préférence, avec des pieds de veau frais et du vin blanc.

Si *hémorrhagie intestinale*, flanelle et glace sur le ventre, lavement avec quinze à vingt gouttes de perchlorure. Si *laryngotyphus*, teinture d'iode au-devant du cou. Si *lésions pulmonaires*, multiplier les ventouses sèches.

POTION DE MURCHISON

℞ Eau distillée		40 gr.
Sirop simple	ãã	1 50
Teinture d'orange am.	ãã	1 50
— de digitale	ãã	1 50
Sulfate de quinine		0 15
Acide chlorhydrique médicinal		XV gtt.

Dose à administrer toutes les quatre heures.

LIMONADE DE DESPLATS

℞	Sirop simple	150 gr.
	Jus de citron	100
	Acide phénique	2
	Eau, Q. s. pour 1 litre.	
	M.	

Lavement avec trois gouttes de créosote (Pécholier).

Deux gr. d'hyposulfite de soude par jour dans une potion (Trastour).

CONTRE LA TOUX DES TYPHOÏDIQUES

℞	Liqueur ammoniacale anisée	4 gr.
	Alcoolature d'eucalyptus	30
	Essence de menthe poivrée	X gtt.
	Mêlez.	

A prendre dix gouttes toutes les deux heures (Smalkowski). Ces gouttes ont encore pour effet de désinfecter la cavité buccale.

LAVEMENT ANTITYPHIQUE (Briquet)

℞	Eau de guimauve	150 gr.
	Jaunes d'œufs	n° 2
	Musc	2 gr.
	Sulfate de quinine	2
	Acide sulfurique, Q. s. pour dissoudre.	

HÉMORRAGIE INTESTINALE TYPHOÏQUE (Monin)

Cesser les purgatifs ; administrer de la

limonade sulfurique glacée; mettre sur le ventre des cataplasmes laudanisés très froids, changés toutes les demi-heures; des sinapismes aux membres inférieurs.

Toutes les deux heures, une cuillerée à soupe de :

℞	Sirop de codéine	200 gr.
	Teinture de cannelle	100
	Extrait fluide d'ergotine	10
	M.	

Trois fois par jour, un lavement froid avec :

℞	Décoction de tête de pavot	300 gr.
	Extrait de ratanhia	6
	Teinture thébaïque	X gtt.
	M.	

TRAITEMENT DE LA FIÈVRE TYPHOÏDE (Teissier)

1° Matin et soir, donner un des cachets suivants :

℞	Naphtol α	0 gr. 40
	Salicylate de bismuth	0 25

2° Quatre lavements froids en vingt-quatre heures pour augmenter la diurèse ;

3° Après le lavement froid de l'après-midi, prescrire le lavement suivant, tonique et anti-thermique :

℞ Extrait de quinquina	....	4 gr.
Sulfate de quinine	....	0,60 à 1
Infusion de valériane	....	120

4° Compresses froides sur la tête et l'abdomen ;

5° Régime composé de 300 grammes de vin de Bordeaux, 500 grammes de lait et un peu de bouillon, suivant les cas.

FIÈVRE TYPHOÏDE CHEZ L'ENFANT (Jules Simon)

Coucher alternativement l'enfant, le jour et la nuit, dans un lit différent et, si possible, dans une chambre différente ; fréquents changements de linge.

Lotions vinaigrées antiseptiques, trois fois par jour, sur tout le corps.

Malaga, bouillon et lait. Demi-obscurité et silence.

Lavement quotidien avec 2 gr. de borax et deux gouttes de laudanum.

Deux fois par semaine, un verre de limonade purgative.

Contre les accidents *thoraciques*, ventouses sèches ; contre les accidents *cérébraux*, ventouses et bottes d'ouate ; bromures, 1 à 2 gr. par jour.

L'expectation est préférable à une intervention trop violente.

Sur le ventre, cataplasmes arrosés d'huile de jusquiame.

FIÈVRE TYPHOÏDE INFANTILE

(MÉTHODE ANTISEPTIQUE DE LEGROUX)

1° Prescrire, dès que la maladie est confirmée, une dose purgative de calomel, 30 à 60 centigrammes, et la faire ingérer en deux prises ;

2° Deux jours après, administrer le naphtol, seul ou associé au salicylate de bismuth ou bien au salicylate de magnésie.

Existe-t-il une diarrhée de *moyenne* intensité ?

Prescrire toutes les heures un des paquets suivants :

℞ Naphtol β		2 gr.
F. S. A. et diviser en 10 paquets.		

La diarrhée est-elle *abondante*? Faire ingérer d'heure en heure un des paquets ainsi formulés :

℞ Naphtol β	ãã	2 gr.
Salicylate de bismuth		
Pour 10 paquets.		

Prendre ces dix paquets dans les vingt-quatre heures.

3° Il y a de la constipation ? Remplacer le salicylate de bismuth par le salicylate de magnésie, administrer le médicament de la même manière. On formulera donc :

℞ Naphtol β	}	āā	2 gr.
Salicylate de magnésie	}		

Pour 10 paquets.

POUDRE TEMPÉRANTE (Audhoui)

℞ Acide borique	5 gr.
Nitrate de potasse	10
Crème de tartre	20

Mêlez exactement.

Cette poudre est utile à la dose de 1 à 4 grammes par jour, en plusieurs prises enveloppées dans du pain à chanter, contre les fièvres ardentes de nature septique et putride.

PULVÉRISATIONS ANTISEPTIQUES DES CHAMBRES (Mon'n)

℞ Essence de thym	}	
— de romarin	} āā	2 gr.
— de lavande	}	
— de Wintergreen	} āā	1
— de girofle	}	
Eau de Cologne à 80°		500

M.

Trois à quatre fois par jour, à l'aide du pulvérisateur à vapeur de Rainal.

Contre les eschares, on lavera le siège à l'eau phéniquée et l'on saupoudrera ensuite avec :

℞ Acide borique porphyr	} āā
Iodol porphyr	}

M.

On désinfectera les fèces par le chlorol Marye.

FORMES ATAXIQUES DES FIÈVRES

Lavement avec :

℞ Décoction de guimauve		500 gr.
Jaune d'œuf		n° 1
Camphre		0 50
M.		

Potion de Delioux de Savignac :

℞ Vin rouge	āā	60 gr.
Eau gommée		
Sirop de tolu		30
Teinture de musc	āā	4
Extrait aqueux de quinquina		
M. S. A.		

On peut aussi donner deux ou trois gouttes de sulfure de carbone dans une tasse de tisane de gruau.

FISSURE ANALE

Tous les soirs, 3 gr. de magnésie calcinée dans de l'eau sucrée.

Le matin, lavement de camomille tiède glycériné.

Enduire le pourtour de l'anus et placer dans l'anus une mèche imprégnée de la pommade suivante (Mascarel) :

℞ Glycérine	āā	30 gr.
Huile d'amandes douces		
Onguent de la mère		60
M.		

L'*ichthyol* est préférable à cette pommade.

Lavement avec décoction de ratanhia.

POMMADE ONCTUEUSE DE PERRIN

℞	Onguent populéum	20 gr.
	Extrait de monésia	4
	Acétate de plomb cristallisé	4
	Extrait de belladone	2
	Huile de noisettes	Q. s.

M. à introduire avec le porte-pommade Rainal.

SUPPOSITOIRE LABORDETTE

℞	Cire blanche	15 gr
	Onguent populéum	40
	Extrait de fruits de belladone	5

M. S. A. pour 10 suppositoires.

Massage cadencé du sphincter ; opérations, après anesthésie préalable.

FISSURE LINGUALE

Voir *Glossite*.

FISTULE ANALE

Traitement médical. — Lavages avec soluté de sulfate de zinc au quarantième ; application de glycéré de ratanhia boriqué. Injections d'éther iodoformé, tous les deux ou trois jours, dans le trajet fistuleux :

℞ Ether .... 100 gr.
Iodoforme 5
M.

BATONNETS IODOFORMÉS (Billroth)

℞ Iodoforme .... 20 gr.
Gomme arabique pulvérisée... }
Amidon pulvérisé .... } ãã 2
Glycérine pure .... }
F. S. A. des bâtonnets.

destinés à être introduits dans les trajets fistuleux.

Voyez : *Crevasses* et *Gerçures*.

TRAITEMENT NON OPÉRATOIRE DE LA FISTULE A L'ANUS
(Professeur Guyon)

Il ne faut jamais opérer les fistules qui peuvent être tolérées.

Le traitement non opératoire consiste à rendre les garde-robes molles et régulières, à rendre obligatoires les soins d'extrême propreté. L'état général sera l'objet d'un traitement reconstituant, qui consistera surtout dans l'emploi du bromure associé au fer comme dans la formule suivante :

℞ Bromure de potassium .... 10 gr.
Citrate de fer ammoniacal 0 50
Sirop d'écorce d'oranges amères ... 100

Une cuillerée à soupe matin et soir.

Les topiques seront appliqués après chaque défécation. Voici une bonne formule de suppositoire :

℞ Iodoforme .... 0 gr. 10
Extrait de belladone 0 02
Beurre de cacao .... Q. s.
Pour 1 suppositoire.

qui sera appliqué après chaque garde-robe et le soir en se couchant.

Tons les 3 ou 4 jours, injecter dans les trajets fistuleux 6 à 8 gr. d'éther iodoformé à 5 p. 100.

FLATULENCES

Voyez : *Dyspepsie, Météorisme, Tympanisme.*

Liqueur carminative (Audhoui)

℞ Eau distillée de menthe .... 110 gr.
Eau de mélisse spiritueuse 10
Liqueur d'Hoffmann 2
Esprit d'anis 1
Sirop d'œillets rouges 30
Mêlez.

Cette liqueur se donne par cuillerées, pour dissiper les coliques d'estomac venteuses et pour faciliter la digestion.

Flatulence des enfants

℞ Teinture de cardamome .... 10 gr.
— de gingembre .... }
— de cascarille .... } āā 3
— de cannelle .... }
Chloroforme .... X gtt.
M. S. A.

Cinq gouttes trois fois par jour dans du vin de colombo. Charbon de Belloc.

FLUEURS BLANCHES

Voir : *Leucorrhée.*

FLUXION DENTAIRE

Repos, purgation et diète, compression ouatée, extraction de la dent malade.

Gargarismes et fomentations antiseptiques. — Frictions calmantes externes.

Voir : *Dentition (périostite).*

FLUXION DE POITRINE

Voir *Pneumonie.*

FOIE (Maladies du)

Voyez : *Cirrhose, Ictère, Hépatite,* etc.

FOLIE

Voyez : *Aliénation, Manie.*

Pour détails sur l'*Hygiène des fous,* consulter notre livre : *Misères nerveuses.*

FOLLICULITE

Voyez : *Sycosis.*

FRISSON

Voyez : *Fièvre.*

FURONCLES

Pate abortive de Planat

℞	Miel pur...........................	20 gr.
	Extrait de fleurs fraîches d'arnica...	10
	Poudre de lycopode...............	Q. s.
	M.	

Pour un pansement par vingt-quatre heures.

Traitement abortif des clous (Monin)

Badigeonner fréquemment le furoncle avec parties égales de :

℞	Teinture d'iode.................	āā
	— d'arnica..............	āā
	Alcool camphré...............	āā
	M.	

A l'intérieur, boire de l'eau de goudron.

Dans le cas de furoncles confluents, donner chaque matin une cuillerée de :

℞ Glycérine pure à 30°................	250 gr.
Acide phénique crist...............	4
Essence de badiane.................	XX gtt.
M.S.A.	

dans de l'infusion de pensées sauvages.

TRAITEMENT TOPIQUE DES FURONCLES ET DES PETITS PHLEGMONS (Monin)

℞ Vaseline.............................	20 gr.
Extrait d'arnica.....................	1
Acide borique.......................	3
Teinture de tolu....................	XX gtt.
M. pour applications.	

A l'intérieur, chez les lymphatiques, une cuillerée à soupe de :

℞ Sirop de goudron..............	ãã p. æ.
— d'iodure de fer..........	
M.	

Antisepsie intestinale, avec 50 centigrammes de salicylate de bismuth et 50 de naphtol, en trois cachets, tous les jours.

FURONCULOSE (Monin)

℞ Soufre lavé pulvérisé..........	ãã 0 gr. 10
Goudron de Norwège.........	
Aloès............................	0 05

Pour une pilule à prendre en se couchant.

FURONCLE AURICULAIRE (Lœwenberg)

Tant que le furoncle auriculaire ou autre est encore *fermé*, il suffit d'employer la *solution saturée* d'acide borique dans de l'alcool le plus fort possible : mais aussitôt qu'il est *ouvert*, spontanément ou artificiellement, il faut une *solution sursaturée*.

℞	Acide borique en poudre impalpable..	20 gr.
	Alcool absolu........................	100
	M. S. A.	

Le mélange doit être agité avant chaque application.

Furoncle des lèvres (Verneuil)

Traverser la lèvre avec le thermo-cautère.

Onguent boriqué (Lejeune)

℞	Acide borique........................	6 gr.
	Cire....................................	3
	Paraffine..............................	6
	Lanoline...............................	11
	Huile de noisettes..................	10
	M. S. A.	

Emplatre de Lister

℞	Acide phénique cristallisé..........	2 gr. 50
	Cire vierge...........................	3
	Litharge...............................	12
	Huile d'olives........................	12
	M.	

Voir aussi : *Anthrax*.

FURONCULOSE

Chez les arthritiques : X à XX gouttes

de teinture de colchique tous les jours dans un petit verre de cognac (Th. Anger).

Chez les herpétiques : eau de goudron aux repas, avec VII gouttes de Fowler.

Chez les anémiques : X gouttes de perchlorure de fer tous les jours.

Chez les auto-intoxiqués :

Naphtol β....................	ãã	0 gr. 25
Salicylate de magnésie........		

M. pour 1 cachet.

Trois à quatre par jour.

Chez les lymphatiques : X gouttes de teinture d'iode tous les matins dans du lait.

Traiter le *diabète*, l'*albuminurie*, la *goutte* (Voir ces mots).

MÉDICATION LOCALE (Spohn)

Elle consiste à recouvrir les furoncles de tampons d'ouate antiseptique imbibés de la solution suivante :

℞ Hydrate de chloral................		10 gr.
Eau..........................	ãã	40
Glycérine.....................		

Ce pansement doit être humide et maintenu en permanence. En même temps, on prescrit le sulfure de calcium à l'intérieur.

GALACTOCÈLE

Large corset ; cataplasmes d'amidon, précédés de frictions mercurielles et de fomentation avec la

LOTION DE JUSTAMOND

℞ Esprit de romarin.................. 500 gr.
Chlorhydrate d'ammoniaque......... 15
M. S. A.

Ponction suivie d'injection iodée.
Sevrer l'enfant.

GALACTORRHÉE

Badigeonner les mamelons avec cocaïne au 1/10 (Joire).

Recouvrir les seins de feuilles de persil fraîches et les renouveler à mesure qu'elles se fanent (S. Martin).

Infusions de pervenche ou de canne de Provence. Onction sur les mamelons avec l'extrait de belladone. Purgatifs énergiques. Poudre de seigle ergoté, 30 centigrammes tous les jours.

En cas d'échec des médicaments, exercer une compression régulière par bandelettes de sparadrap (Schwartz).

PILULES D'AUDHOUI

℞ Limaille de fer porphyrisée........ 2 gr. 50
Aloès du Cap..................... 4
Poudre d'éponge torr............. 2 50
Extrait d'absinthe, Q. s. pour 90 pilules.

De trois à neuf par jour, aux repas.

Une cuillerée à soupe toutes les heures.

PILULES ANTILAITEUSES (Monin)

℞ Chlorate de soude		10 gr.
Camphre	} ãã	3
Enonymin		
Extrait de genièvre		4

M. S. A. pour 50 pilules.

Trois au milieu de chaque repas.

GALACTORRHÉE (Rosemberg)

℞ Eau distillée		200 gr.
Sirop de sucre		20
Iodure de potassium	} ãã	1
Iode métallique		

M.

Une cuillerée à soupe toutes les heures.

Trois fois par jour, application sur les seins d'huile de chénevis fraîche. Purgation légère à la mannite, et limonade citrique à volonté. Régime sec et tonique.

PILULES ANTILAITEUSES

℞ Acétate de soude	20 gr.
Camphre	8
Nitrate de potasse	8
Rob de sureau	Q. s.

Pour 100 pilules.

Deux matin et soir.

L'antipyrine semble aussi un agalactique efficace (Guibert).

GALE

Savonner vivement tout le corps, puis prendre un bain d'eau de son. Frictionner ensuite une demi-heure, avec la

Pommade d'Helmerich a la vaseline

℞	Vaseline jaune....................	40 gr.
	Carbonate de potasse.............	5
	(dissous dans 5 gr. d'eau).	
	Soufre porphyrisé.................	10.
	M.	

On peut aussi recourir à la lotion suivante (dite de Bourguignon) :

℞	Glycérine........................		200 gr.
	Gomme adragante................		5
	Fleur de soufre..................		100
	Sous-carbonate de potasse........		35
	Essence de menthe............	ãa	1 gr. 50
	— de lavande	ãa	1 gr. 50
	— de cannelle..........	ãa	1 gr. 50
	— de girofle............	ãa	1 gr. 50

Prendre un second bain, alcalin ou sulfureux.

Les bains des galeux doivent être très prolongés. Pendant ce temps, changer le linge de corps et les draps de lit, brûler les gants, passer les vêtements à l'étuve.

Pas trop de rudesse dans les frictions : commencer par bains alcalins ou d'amidon, s'il existe une forte irritation cutanée. A la pommade d'Helmerich, on peut substituer, chez les sujets trop sensibles, la

POMMADE DE HEBRA

℞ Fleur de soufre	} āā	45 gr.
Huile de cade		
Savon vert	} āā	125
Axonge benzoïnée		
Craie préparée		30
M. S. A.		

Le traitement par la pommade de Kaposi a l'avantage de prévenir l'eczéma scabigineux :

℞ Naphtol	15 gr.
Savon vert	50
Craie pulvérisée	10
Axonge	100
F. S. A.	

Les jours suivants, du reste, il faut toujours prendre quelques bains émollients et faire des onctions avec le glycérolé d'amidon sur les parties irritées, ou encore avec l'huile salolée à 5 p. 100 (Besnier).

La pommade Wilkinson est encore très usitée ; en voici la formule :

℞ Fleur de soufre	} āā	20 gr.
Huile de hêtre		
Savon vert	} āā	80
Axonge		
Craie blanche pulvérisée		5
M. S. A.		

Gale chez les enfants

Formule de W. Peters et Vidal

℞	Onguent styrax	2 part.
	Huile	1
	M.	

En onction matin et soir pendant 5 jours.

Bains antipsoriques

On les prend avec 125 grammes de sulfure de potasse sec : cinq ou six bains d'une heure détruisent la gale.

Contre la gale mal guérie, les lotions à la liqueur de van Swieten (ou les onctions d'onguent citrin) aux endroits prurigineux, suffiront pour la guérison complète. On peut aussi recommander les frictions de Cazenave :

℞	Essence de menthe	⎫
	— de romarin	⎬ āā 2 gr.
	— de lavande	⎪
	— de citron	⎭
	Glycérine	100
	Infusion de thym	5 litres.
	M. S. A.	

N. B. D'une façon générale, il faudra soigner le galeux après la frotte. On lui donnera des bains prolongés et on lui prescrira l'usage de la poudre d'amidon. Chaque jour on fera des onctions sur tout le corps avec du glycérolé d'amidon (Alf. Fournier).

GANGRÈNE EN GÉNÉRAL

Médication tonique, *causale* (Voir : *Diabète*, *Albuminurie*, *Alcoolisme*, *Cardiopathies*). Au début, débrider, fomenter, frictionner, bains locaux d'oxygène (Voir : *Asphyxie symétrique*). Pansements antiseptiques à l'iodoforme et à la ouate. Expectation, suivie ou non d'amputation (Jeannel).

GANGRÈNE PULMONAIRE

Inhalations d'eau phéniquée au centième, de permanganate de potasse au millième (Jaccoud). Matin et soir, 50 centigrammes de sulfate de quinine. Traiter l'hémoptysie et le point de côté. Alimenter avec lait, viande crue, beef-tea, peptones, vins généreux phosphatés, amers, etc... Trois fois par jour, une cuillerée à soupe de :

℞	Sirop diacode	200 gr.
	Jaune d'œuf	n° 1
	Eucalyptol	5 gr.
	Hyposulfite de soude	10

M. S. A. (Monin).

En cas de pleurésie et de pneumothorax, pratiquer l'empyème.

Pulvérisations antiseptiques dans la chambre.

GANGRÈNE DE LA BOUCHE

Voyez : *Stomatite*.

Cautérisation au fer rouge, suivie de lotions buccales avec une solution de permanganate de potasse au millième.

POTION DE HUNT

℞	Eau	50 gr.
	Sirop de sucre	10
	Chlorate de potasse	2
	M.	

Par petites cuillerées toutes les heures. On peut donner aussi, à l'intérieur, le sulfate de quinine, l'acide phénique, le chlorure de chaux et prescrire les gargarismes avec la décoction de quinquina créosotée au vingtième.

GANGRÈNE DE LA VULVE

Bains généraux et locaux avec l'acide phénique au millième.

PANSEMENT DE J. SIMON

℞	Poud. de charbon de vieux bois	ãã	5 gr.
	Poudre de quinquina		
	— d'iodoforme		
	M.		

A appliquer *loco dolenti*, trois fois par jour.

Au début, cautériser au fer rouge ; puis appliquer des compresses avec le permanganate de potasse aux deux centièmes, la liqueur de Labarraque étendue d'eau, ou le chlorol Marye.

A l'intérieur, toniques, quinquina, arsenicaux.

Cataplasme antiseptique (Reuss)

℞	Extrait de quinquina	5 gr.
	Poudre de —	40
	— de camphre	5
	Rue pulvérisée	40
	M. S. A.	

GASTRALGIE, GASTRODYNIE

Soigner l'*anémie*, l'*arthritisme*, la *phtisie* (voyez ces mots).

Diète lactée, régime très régulier ; calmer les crises, porter une ceinture sanglée ; tisanes carminatives et antispasmodiques.

Consulter mon livre : *Hygiène et traitement des troubles digestifs.*

Hydrothérapie : douche en lance de 30 secondes sur l'épigastre et le rachis. — Massage. — Electricité statique et faradisation. — Combattre la chlorose. — Faire cesser la douleur par les calmants : extrait de cannabis (Sée).

Véritables poudre et pastilles de Belloc au charbon de peuplier.

MIXTURE DE H. MOLLIÈRE

℞ Sirop de morphine............ } ãã 30 gr.
— d'éther.................
— de fleurs d'oranger.......
M.

Une cuiller à café, de dix en dix minutes, jusqu'à sédation. Bi-digestine Dalloz.

GOUTTES ANTIGASTRALGIQUES (Monin)

℞ Eau de laurier-cerise.......... } ãã 10 gr.
Elixir parégorique.............
Teinture de valériane..........
— de ciguë.................. 5
M. S. A.

Sept gouttes dans un peu de lait au moment des douleurs.

Vésicatoires volants sur l'épigastre.

MIXTURE D'EWALD

℞ Chlorhydrate de morphine.....	0 gr. 02
— de cocaïne.......	0 gr. 02 à 0 gr. 05
Teinture de belladone....	5 à 10 gr.
Eau d'amandes amères........	25

A prendre 10 à 15 gouttes par heure.

Desnos a employé avec succès, dans les affections de l'estomac à forme gastralgique, la solanine à la dose de 10 centigr. (2 pilules de 5 centigr.).

Elixir Bravais après les repas.

GASTRITE

Etat aigu. — Saignée, diète, eau gommeuse glacée, sangsues épigastriques, cataplasmes laudanisés, injections de morphine, compresses froides.

Etat chronique. — Diète lactée, eaux alcalines de Vichy (Célestins), eau d'orge, beefsteak, fruits cuits, far. Nestlé, pepsine Boudault et peptone Collas, vésicatoires épigastriques.

Traiter les symptômes. Voyez : *Hématémèse*, *Alcoolisme* et *Dyspepsie*.

TISANE DE CADET

℞	Gomme arabique..................	700 gr.
	Sucre de lait......................	1000
	Extrait de chiendent..............	125
	M.	

Quinze grammes dans un litre d'eau de Pougues Saint-Léger.

CRÈME ANALEPTIQUE (Lévis)

℞	Crème de lait......................	200 gr.
	Jaunes d'œufs frais..................	n° 2
	Sucre pulvérisé......................	30
	Eau distillée de cannelle............	5
	M. S. A. (Agita ante usum).	

GASTRO-ENTÉRALGIE

℞	Extrait mou de quinquina......	ãã 4 gr.
	— de valériane...........	
	Poudre de rhubarbe, Q. s. pour solidifier.	
	F. S. A. 30 bols.	

De deux à huit par jour.

Delarue formule ainsi ses pilules antigastralgiques :

℞ Extrait d'opium	0gr.006	
Safran de mars apéritif	0	012
Magnésie calcinée	0	025
Sirop de gomme	Q.	s.

M. pour une pilule.

Il donne chaque jour ces deux pilules, l'une deux heures avant le déjeuner, l'autre trois heures avant le dîner.

Padiolo a composé le sirop suivant :

℞ Sirop de fleurs d'oranger	100gr.	
Extrait aqueux d'opium	0	15
Extrait d'aconit	0	10

F. S. A.

Donner une cuillerée à café deux fois par jour, immédiatement après le repas.

GASTRO-ENTÉRITE

Voir : *Gastrite, Entérite, Diarrhée, Choléra*, etc.

GASTRORRHAGIE

Voir : *Hématémèse.*

GELURES

Frictions locales avec neige ou eau glacée, suivies d'enveloppement dans la ouate salicylée.

Voir : *Congélation*.

GERÇURES

Voyez : *Crevasses* et *Fissures*.

Gerçures par le froid (Monin)

℞	Eau de laitue	200 gr.
	Glycérine pure	50
	Teinture de baume du Pérou	15
	Salicylate de soude	4
	M.	

En lotions matin et soir.

Laver au vin aromatique, puis onctions avec la glycérine boriquée au vingtième.

Le cérat de Galien, la pommade à la Sultane, le baume de Chiron et l'onguent de Montpellier sont des préparations anciennes, mais fort efficaces, contre les gerçures ; ainsi que :

℞	Glycérolé d'amidon	50 gr.
	Tannin	10
	Essence de menthe	X gtt.

Lotion de Startin

℞	Eau de roses	120 gr.
	Glycérine	30
	Biborate de soude	2
	M.	

STYROGLYCÉROLÉ

℞ Teinture de benjoin	4	part.
Glycérine	8	
Savon vert	1	
Eau de roses	16	
M. S. A.		

Contre les gerçures des mains.

Voir mon *Hygiène de la beauté* (formules nombreuses et variées).

POMMADE DE BOYER

℞ Huile d'amandes	30	gr.
Cire blanche	4	
Axonge } āā	25	
Suc de joubarbe }		
M. S. A.		

GERÇURES DU SEIN

Eviter les lotions cocaïnées, provocatrices de l'agalactie.

Appliquer en compresses la solution de chloral à 10 centig. pour 100 gr. d'eau (Mitropolsky).

POMMADE DE CRUVEILHIER

℞ Beurre de cacao	30	gr.
Baume du Pérou	2	
Extrait d'opium	0	05
M.		

LINIMENT DE DEVERGIE

℞ Huile de cade	2	gr.
Huile de noisettes	4	
Glycérine	30	
M.		

Collodion

℞ Collodion élastique................		30 gr.
Ether........................	ãã	4
Salol........................		
M.		

Gerçures des lèvres (Monin)

℞ Beurre de cacao................	10 gr.
Huile de ricin...................	3
Extrait de cachou................	1
Huile de bouleau................	XXII gtt.
Essence de santal................	XV
M.	

Gerçures de l'anus (Brocq)

Applications de baume du Commandeur.

GINGIVITE AIGUE

Enlever le tartre avec soin. Antisepsie buccale.

Cautériser énergiquement avec :

Acide chromique pur.

Lavages avec :

℞ Borate de soude..............	ãã	10 gr.
Chlorate de potasse............		
Eau..............................		300
Essence de menthe................		V gtt.

Potion avec :

Chlorate de potasse.............. 2 à 4 gr.

Traitement général ; suppression des épices, tabac, alcool, etc.

GINGIVITE CHRONIQUE

Cautérisations au feu.

Poursuivre la destruction des bourrelets enflammés par l'application de l'acide chromique pur.

Traitement général : suivant les causes.

Pinard recommande la solution suivante contre la gingivite des femmes enceintes :

℞ Hydrate de chloral............	} āā	5 gr.
Alcoolat de cochléaria........		
M. S. A.		

Cette formule est du Dr Delestre.

Voir *Stomatites*.

GLAUCOME

Pas d'atropine. Iridectomie ou sclérotomie. Instillations d'ésérine ou de pilocarpine. A l'intérieur, quinine et iodures.

GLOSSITES

Arracher les dents cariées, plomber et limer les ébréchées. Eviter les aliments chauds, épicés, le tabac, les liqueurs. Eviter la mastication, avaler des bouillies et hachis.

Pastilles de chlorate de potasse comprimées sans sucre.

Voyez : *Langue, Stomatites, Cancroïdes.*

Voyez aussi : *Leucoplasie, Psoriasis buccal, Syphilis.*

GLOTTE (Œdème de la)

Sangsues à la région laryngée, puis vésicatoire volant. Eméto-cathartique. Injection hypod. pilocarpine, 0,02.

PULVÉRISATION

℞	Eau chaude	100 gr.
	Tannin	10 –
	M.	

INSUFFLATION

℞	Sucre porphyrisé	30 gr.
	Alun	10
	M.	

Déchirer le bourrelet avec l'ongle ou le scarifier. Trachéotomie.

GLYCOSURIE

Voyez : *Diabète.*

LIQUEUR GLYCOVORE (Monin)

℞	Elixir de coca sucré à la saccharine	150 gr.
	Teinture de badiane } āā	50
	— mastic }	
	Carbonate d'ammoniaque	15
	M. S. A.	

Un verre à liqueur après chaque repas.

Cette mixture, agréable au goût, diminue étonnamment la glycosurie, dans le diabète hépatique. Conjointement avec le permanganate (recommandé avant le repas, par le même auteur), elle procure, en quelques semaines, des guérisons durables.

PILULES DE VIGIER

℞ Carbonate de lithine	0gr.	10
Arséniate de soude	0	002
Extrait de gentiane	0	05

M. pour une pilule.

A prendre matin et soir.

PILULES DE BIETT

℞ Arséniate de fer	0gr.	003
Extrait de houblon	0	02
Poudre de gaïac }	āā Q. s.	
Glycérine }		

M. pour une pilule.

Cinq par jour.

SIROP DE FRÉMY

℞ Glycérine	15gr.	
Soluté d'iodure de fer	5	
Chlorhydrate de morphine	0	01

En trois fois dans les vingt-quatre heures.

GOITRE

Habitation sèche, près de la mer, bains

de mer. Sachets de Boinet, à renouveler tous les mois :

℞ Amidon pulvérisé		10 gr.	
Sel ammoniac	ãã	0	50
Iode pulvérisé			
Brome		0	25
M.			

Iodures à l'intérieur, 50 centigr. à 1 gr. par jour. Badigeonnages iodo-iodurés.

PILULES DE REVERDIN

℞ Iodoforme .... 1 gr.
Extrait d'absinthe, Q. s. pour 15 pilules.

Une à chaque repas.

En hiver, huile de foie de morue iodoformée ; en été, sirop iodo-tannique.

Eviter les refroidissements, rechercher le soleil et les climats du Midi. Quitter l'air humide et stagnant des vallées ; modifier l'alimentation en y introduisant du vin de Bordeaux, du café, du quinquina, des toniques et des amers, du sel gris, des eaux minérales naturelles chloro-bromo-iodurées, etc.

Dans les cas réfractaires, injection intrathyroïdienne de Mosetig :

℞ Iodoforme	1 gr.
Benzol	9
Huile de vaseline	10
Huile de gaultheria	II gtt.
M.	

Chez les enfants, badigeonnage de Steiner, matin et soir :

℞ Teinture d'iode .... } āā 15 gr.
— de noix de galle...... }
M. S. A.

Thyroïdectomie dans les cas urgents.

GOITRE EXOPHTALMIQUE

Ni iode ni iodures à l'intérieur. *Hydrothérapie* ou drap mouillé. Eviter les irritants du système nerveux, surtout la colère.

GOÎTRE EXOPHTALMIQUE (Dieulafoy)

℞ Poudre d'ipéca.................... 35 mill.
Poudre de feuilles de digitale........ 2 cent.
Extrait d'opium.................... 2 mill. 1/2

Pour une pilule. En prendre 4 à 6 par vingt-quatre heures.

POTION DE G. SÉE

℞ Sirop de gomme.................... 500 gr.
Iodure de potassium............... 25
Teinture de veratrum viride......... 5
M.

De 1 à 6 cuillères à café par jour.

POTION CONTRE LE MAL DE BASEDOW (Monin)

℞ Sirop d'écorce d'oranges amères.... 400 gr.
Liqueur de Pearson................ 15
Bromure de zinc.................... 10
Teinture de strophantus au 1/20...... 5
M.

Cuiller à soupe avant chaque repas.

Veiller aux affections nasales, utérines, abdominales, qui sont parfois causes de la névrose. En cas de goître anciennement préexistant, conseiller l'extirpation ou bien la ligature des artères thyroïdiennes.

Régime lacté ; 60 à 80 centigr. de sulfate de quinine, tous les jours, pendant longtemps (Friedreich).

2 à 4 gr. de bromure et 4 à 8 milligr. d'acide arsénieux tous les jours (Jaccoud).

Galvanisation faradique cervico-précordiale (Eulenburg). Repos physique et moral.

Traiter l'anémie et le nervosisme. Eviter le fer, toutefois.

En cas d'hypertension artérielle, sachet de glace sur le cœur (Aran), petites saignées.

Contre la toux nerveuse :

℞	Lait sucré	100 gr.
	Eau de laurier-cerise	4
	Bromure de sodium	3
	M. S. A.	

GOMMES

Voir : *Syphilis.*

GONORRHÉE

Voir : *Blennorrhagie.*

GOURMES

Voir : *Erythème, Ecthyma, Impetigo, Scrofule.*

Fumigations de calomel. Pansement avec :

MÉLANGE DE CAZENAVE

℞	Poudre d'amidon....................	125 gr.
	Oxyde blanc de zinc...............	8
	M.	

et recouvrir d'un cataplasme d'amidon.

A l'intérieur, tisanes amères, sirop de raifort iodé, sirop d'iodure de fer, huile de foie de morue, arséniate de soude, purgatifs doux.

Contre les démangeaisons des gourmes, lotions avec l'infusion de belladone, cautérisations superficielles avec HCl médicinal.

La destruction des parasites et la propreté extrême des parties irritées empêcheront les adénites de se produire.

GOUTTE

Rechercher les climats secs à air vif et tonique.

Sobriété et régularité des repas ; nourriture simple, plus végétale qu'animale. Eviter poisson de mer, gibier, crustacés, truffes, café. Boire du vin blanc léger, de la bière faible, un litre et demi de lait par jour, coupé d'eau adoucie par l'anticalcaire Maïgnen. Exercices en plein air, hydrothérapie, frictions, massages, électricité. Régime de laine, lever tôt, gymnastique et escrime, bains sulfureux fréquents, pneumothérapie.

Eau minérales alcalines, tisanes de gaïac et de salsepareille, de feuilles de frêne, etc. Légumes en abondance, sauf oseille et tomates. Cure de fruits. Eviter la bière forte, les liqueurs, les irrégularités dans les repas. Remplacer le pain par la pomme de terre bouillie.

Goutte chronique

℞ Iodure de lithium.................		0 gr. 25
Extrait de quassia............	āā	Q. s.
Poudre de gaïac..............		
M. pour une pilule.		

Deboisredon recommande l'application suivante comme anesthésique local contre la goutte :

℞ Menthol..........................	1 part.
Chloroforme......................	8

Appliquer avec un pinceau de poils de chèvre.

Tous les matins, une cuillerée à café de sel de Carlsbad dans un verre d'eau chaude.

Dix jours par mois, cinq pilules de

benzoate de lithine à 10 centigr. (Jaccoud).

Pendant l'accès, antipyrine ou salicylate de lithine.

Vin de Duflot

℞	Bordeaux vieux	1 lit.
	Macération alcool. de scille blanche.	15
	Teinture d'iode	1 gr.
	Iodure de potassium	0 50
	M.	

Un verre à bordeaux au milieu de chaque repas.

Chastaing a restitué, dernièrement, la formule d'un remède secret contre la goutte, que nous avons reconnue, parfois, comme efficace : la poudre de Pistoia. Cette poudre serait composée de : bulbes de colchique, 20 o/o ; racine de bryone, 10 o/o ; bétoine, 50 o/o ; gentiane, 10 o/o ; fleurs de camomille commune, 10 o/o ; le tout finement pulvérisé. C'est, en somme, à noter et à essayer, le cas échéant. La dose quotidienne paraît être de 2 à 3 gr. environ, en suspension dans de l'eau, à jeun, le matin.

Pilules de Trousseau

℞	Sulfate de quinine	1 gr. 50
	Extrait de semences de colchique...	0 50
	— de digitale	0 50
	M. pour 10 pilules.	

Deux à trois par jour.

On a conseillé aussi 1 gr. de *pipérazine*

pris, tous les jours, pendant six mois, par cuillerées à soupe, dans une potion gommeuse de 120 gr. (contre la diathèse urique).

Bains avec 500 gr. de gélatine et 2 gr. d'arséniate de potasse, ou bien avec 2 gr. d'iode, 2 gr. de potasse et 4 gr. d'acide tartrique.

Diathèse urique (Picard)

℞ Acide benzoïque	1 à 5 gr.	
Phosphate de soude	10	
Eau distillée	100	
Sirop simple	30	

A prendre en trois ou quatre fois.

Liqueur antigoutteuse (Laville)

D'après l'analyse de O. Henry, cette liqueur serait composée de :

℞ Vin d'Espagne	800 gr.	
Alcool rectifié	100	
Eau distillée	85	
Principe actif de la coloquinte	2	05
Quinine et cinchonine	5	
Matière colorante inerte	3	
Sels calcaires	4	50

A prendre, pendant huit jours au plus, une cuillerée à café dans un demi-verre d'eau de Vichy (Célestins), ou dans une tasse de thé, ou dans du sirop de laurier-cerise ou d'orgeat, ou encore dans une infusion de menthe, ou enfin dans du café noir.

Pilules de Jaccoud

℞ Iodure de lithium..................		0gr.25
Extrait de quassia.............	āā	Q. s.
Poudre de gaïac..............		

M. pour une pilule (4 par jour).

Accès de goutte (Mallez)

Une cuiller à soupe, de huit en huit heures, de cette potion :

℞ Infusion de feuilles de frêne......	200 gr.
Bromure de potassium..........	25
Teinture de colchique...........	LXXV gtt.
Sirop d'écorce d'oranges.......	45

M.

Collodion antigoutteux (Monin)

℞ Collodion élastique............	āā	5gr.
Ether sulfurique...............		
Acide salicylique....................		0 50
Chlorhydrate de morphine..........		1

Mêlez.

Application toutes les heures sur le gros orteil atteint de goutte. La douleur cesse bientôt, mais le gonflement persiste, ce qui empêche de redouter la métastase.

On peut aussi essayer le cataplasme de Celse : amandes amères pilées dans du vinaigre.

Frictions contre la goutte torpide (Bouloumié)

℞ Alcoolat de Fioravanti..............		50 gr.
— de lavande..........	āā	20
— de quinquina.........		
— de noix vomique..........		10

M. S. A.

Les faire précéder de massages à la pommade de laurier.

TRAITEMENT DE LA GOUTTE RÉNALE (Potain)

1° Eviter les refroidissements, dont le retentissement sur le rein est si redoutable ;

2° Prescrire un régime alimentaire mixte ; peu de viandes noires, pour éviter la production excessive d'acide urique ; lait, légumes ;

3° Ordonner un exercice modéré, l'exagération pouvant conduire, autre danger, au cœur forcé et au surmenage.

Moyens médicamenteux. — 1° Les alcalins sont utiles surtout si la goutte rénale paraît menaçante. M. Potain prescrit volontiers le mélange suivant :

℞	Carbonate de lithine................	0 gr. 20
	Acide benzoïque....................	0 50
	F. S. A.	

Pour une dose quotidienne que l'on fera ingérer pendant deux septénaires.

2° Pendant les huit jours suivants, on administrera chaque jour deux cuillerées à café de la solution suivante :

℞	Iodure de potassium................	3 gr.
	Eau distillée......................	100
	F. S. A. une solution.	

3° Alterner l'usage des alcalins et des iodiques pendant longtemps.

GOUTTES DE DUJARDIN-BEAUMETZ

℞			
Teinture de colchique.........	}	āā	10 gr.
— d'aconit..............			
— de jalap..............			
— de quinium			

M.

Trente gouttes matin, à midi et soir, dans de la tisane de genêt ou de l'eau de Vals-Précieuse.

TOPHUS ARTICULAIRES (Vigier)

℞			
Carbonate de lithine...........	} āā	10 gr.	
Iodure de sodium sec..........			
Extrait de gentiane............	} āā	1	50
Poudre de gomme.............			
Poudre de réglisse................		6	50

M. pour 100 pilules.

EMPLATRE CONTRE LES ENGORGEMENTS ARTHRITIQUES (Monin)

℞	
Sparadrap diachylum belladoné......	20 gr.
Extrait de colchique.............. .	1
Salicylate de méthyle...............	2

M. S. A.

Bandelettes imbriquées renouvelées toutes les trente-six heures.

GOUTTE MILITAIRE

Voir : *Blennorrhée.*

GRANULATIONS PALPÉBRALES (Folliculaires)

Voir : *Conjonctivite.*

Traitement de Valude

Lotions chaque soir sur les yeux avec une solution *très chaude* d'acide borique ainsi formulée :

℞	Eau distillée de lavande............	250 gr.
	Acide borique......................	6

Cautérisations tous les deux jours du cul-de-sac conjonctival inférieur avec le cristal pur d'alun, taillé en pointe mousse et poli à l'aide d'un linge mouillé.

GRANULATIONS PHARYNGÉES

Voir : *Angine.*

GRAVELLE

Gravelle urique

Sobriété ; régime plus végétal qu'animal; cure de raisin. Eviter gibier, poisson de mer, oseille, tomate, asperge, cresson, haricot vert, pomme, bière forte, bourgogne, liqueurs. Boire de l'eau de Vichy (Célestins), du vin blanc léger étendu de tisane d'uva-ursi. Exercice en plein air, purgation saline hebdomadaire, friction sèche, matin et soir, sur les reins, avec le gant de crin. Tous les trois jours, bain avec 100 gr. de sous-carbonate de soude et 10 gr. d'alcoolat de lavande.

PILULES DE HUCHARD

℞ Benzoate de soude............. } ãã 3 gr.
Carbonate de lithine........... }
Extrait de stigm. de maïs....... }
Huile essentielle d'anis.............. III gtt.
F. S. A. 60 pilules argentées.

Deux à chaque repas.

POUDRE LITHONTRIPTIQUE (Druitt)

℞ Bicarbonate de soude............... 1 gr.
Bicarbonate de soude.......... } ãã 1 50
Azotate de potassium.......... }
M. S. A.

A prendre trois fois par jour dans de la tisane d'alkékenge ou de chamœdrys. Contrexéville (Pavillon).

Emploi du café vert dans la gravelle urique et dans l'arthritis en général (Landarrabilco).

On prend :

℞ Martinique......................... 1 demi
Moka.......................... . 1 quart
Bourbon......................... 1

On mêle le mieux possible les trois espèces de café, et on en fait des paquets de 25 gr. chacun. On met, le soir, dans un verre rempli d'eau, ces 25 gr. de café mélangé, on couvre le verre le mieux possible et on laisse macérer pendant dix ou douze heures au plus.

Le matin, remuez le contenu du verre, passez le liquide pour le débarrasser des grains de café et faites boire à jeun, froid et sans sucre, le produit de la macération. On peut manger peu de temps après. L'eau devra être *adoucie* par le moyen de la poudre anti-calcaire Maignen.

Gravelle phosphatique

Soigner la *cystite*, la *néphrite*, la *pyélonéphrite* (voyez ces mots). Au contraire de la gravelle urique, le régime doit être richement azoté et reconstituant. Les cures de petit-lait et de raisin, les bains de mer et les bains sulfureux, les eaux minérales chlorurées et martiales, l'eau de Pougues, les boissons abondantes, le café et le thé, le cidre, etc., sont recommandables.

Comme médicaments, nous recommandons ordinairement : l'huile de foie de morue phosphorée (voyez : *Rachitisme*) et les pilules suivantes (Monin) :

℞ Extrait de noix vomique....... } āā 0 gr.05
Arséniate de fer.............. }
Pour une pilule.

A prendre avant chaque repas

GRENOUILLETTE

Ouvrir la tumeur, la vider et cautériser sa poche au nitrate d'argent.

GRIPPE

Séjour au lit, pédiluves, diète, éméto-cathartiques. Tisanes de guaco, d'eupatorium, etc., frictions excitantes, potion de Todd au quinquina, lavement au chloral, sinapismes, ventouses sèches sur la poitrine.

POTION CONTRE LA GRIPPE (Monin)

℞ Sirop de codéine.............	} āā	100 gr.
— de quinquina............	}	
Bromure d'ammonium...............		4
Gomme ammoniaque...............		2
Alcoolat de racines d'aconit........		1
M. S. A.		

Par cuillerées à soupe toutes les deux heures.

GRIPPE CATARRHALE FÉBRILE

℞ Infusion de café....................	120 gr.
Sulfate de quinine..................	0 60
Sirop de térébenthine..............	50
M.	

Par cuillerées à bouche, d'heure en heure pendant quatre jours.

Paquets de Latour

℞ Poudre de Dower............	} āā	0 gr. 30
Bromhydrate de quinine.......		

M. pour 1 paquet.

Deux à trois par jour.

Convalescence de la grippe (Pioger)

℞ Extrait mou de quinquina...........	4 gr.
Quassine cristallisée...............	0 04
Arséniate de strychnine............	0 02

M. S. A. pour 20 pilules.

Une avant chaque repas.

Potion expectorante (Juratz)

℞ Sirop de bourgeons de sapin...	} āā	80 gr.
Eau distillée de tilleul........		
Acide chlorhydrique...............		V gtt.
Chlorhydrate d'apomorphine........		0 gr. 01

M. S. A.

Par cuillerée à bouche toutes les heures.

Mixture contre l'influenza (Monin)

℞ Sirop d'ipéca.......................	60 gr.
Teinture de rhubarbe..............	30

M.

Deux fois par jour, une cuillerée à café dans une tasse de décoction de maté.

Cachets (id.)

℞ Poudre d'aloès......................	2 gr.
Bromhydrate de quinine............	1 50
Lactate de manganèse.............	1

M. en 10 cachets.

Un matin et soir.

FORME NERVEUSE PRONONCÉE (Monin)

℞ Poudre d'ignatia............	} āā	2 gr.	
— d'antipyrine..........			
Sulfate de quinine...........	} āā	1	
Acide salicylique............			
Poudre de Dower................		1	50

M. S. A. et divisez en 16 cachets.

Quatre par jour.

ASTHÉNIE GRIPPALE (Huchard)

1° *Strychnine.* — Sulfate : 2 à 3 millig. par jour. Arséniate : 3 à 4 granules d'un demi-milligr. Dans les cas graves, l'injection suivante :

Sulfate de strychnine..............	0 gr.01
Eau distillée......................	20

Une à quatre injections par jour.

2° *Caféine.* — Ses préparations agissent non seulement sur le cœur, mais tout d'abord sur le système nerveux. L'auteur recommande les deux formules suivantes :

Benzoate de soude...........	} āā	2 gr.
Caféine.....................		

Prendre quatre cachets par jour.

Ou encore, en injections hypodermiques :

Caféine..........................	4 gr.
Salicylate de soude..............	3
Eau distillée....................	6

Chaque seringue de Pravaz contient ainsi

40 centigr. de caféine. Donner de six à huit seringues par jour. Dans les cas graves, ajouter des injections d'éther.

3° *Phosphore.* — Phosphates aux doses de 4 à 6 gr. par jour. Phosphure de zinc : deux à trois granules de 1 milligr. par jour.

Voir aussi : *Influenza.*

HALEINE FÉTIDE

Voir : *Stomatodysodie.*

HALLUCINATIONS

Isolement surveillé ; 4 gr. de bromure d'ammonium par jour. Un cachet de 0,25 de paraldéhyde toutes les heures. Voir : *Alcoolisme, Manie.*

HÉMATÉMÈSE

Suc de citron glacé dans de l'eau de Seltz. Potion avec 4 gr. d'extrait de monésia et 0 gr. 50 d'ergotine ; vessie de glace sur l'épigastre. Alimentation liquide et glacée.

Lait additionné d'eau de chaux, lavements de peptone. Eau de Rabel.

Potion contre l'hématémèse

℞ Décoction de roses de Provins.....		125 gr.
Sirop d'orties..................	ãã	20
— diacode..................		
Alun de potasse....................		4
M. S. A.		

Par cuillerées à soupe.

Marteau de Mayor au creux de l'estomac.

Injections de caféine.

HÉMATOCÈLE DE L'HOMME

Ponction, incision, décortication, castration.

(Essayer, auparavant, le traitement médical des *orchites*.)

HÉMATOCÈLE RÉTRO-UTÉRINE

Repos absolu, cataplasmes froids, lavements purgatifs, puis opiacés. Potion de Nélaton :

℞ Eau distillée......................	100 gr.
Sirop d'opium......................	30
Perchlorure de fer..................	X gtt.
M. (par cuillerées toutes les heures).	

Ponction, incision, drainage.

Toniques généraux (transfusion séreuse de Chéron).

HÉMATURIE

Repos absolu ; quarts de lavements froids, bains frais ; toutes les heures, une cuillerée à soupe d'eau de Tisserand ; 1 gr. 50 de sulfate de quinine en trois fois dans la journée.

Potions avec perchlorure de fer, tannin, ratanhia, monésia, etc.

Sinapismes aux membres inférieurs et ventouses sèches sur l'hypogastre. Boissons délayantes.

Combattre la *cystite*, le *cantharidisme*, la *gravelle* (voyez ces mots). Cathétérisme, injections intra-vésicales (au déclin de l'hématurie).

PILULES CALMANTES

℞ Camphre	} ãã	0 gr.50
Extrait d'opium		

Pour 15 pilules argentées.

Deux à trois par jour.

Combattre l'anémie consécutive à l'hématurie.

ELECTUAIRE CONTRE L'HÉMATURIE ASTHÉNIQUE
(Mallez et Grimaud)

℞ Limaille de fer	}	
Sucre	} ãã	100 gr.
Miel	}	
Ergot de seigle		15
Cannelle pulvérisée		35

M. S. A.

1 gramme matin et soir.

SUPPOSITOIRE D'ULTZMANN

℞ Extrait d'ergot......................	1 gr.50
Beurre de cacao....................	15

M. Faire 6 suppositoires.

Dose : quatre par jour.

Eviter le cathétérisme chez les tuberculeux et les cancéreux.

HÉMÉRALOPIE

Fumigations de foie de bœuf (antique, mais excellent). Huile de foie de morue à haute dose à l'intérieur. Electrisations, mouches de Milan derrière les oreilles. Verres fumés.

Collyre à l'ésérine, injections sous-cutanées de strychnine et de pilocarpine.

HÉMIANESTHÉSIE

Voir : *Hystérie.*

HÉMICHORÉE

Voir : *Chorée, Hystérie.*

HÉMICRANIE

Voir : *Céphalée, Migraine.*

HÉMIPLÉGIE

Voir : *Paralysie*.

HÉMOGLOBINURIE

Traiter la syphilis, éviter le froid (séjour au lit durant les crises). Régime lacté.

Toniques martiaux et reconstituants ; contre l'impaludisme, sulfate de quinine, 1 gr. par jour, et arsenicaux. Vin Bravais.

Bains sulfureux. *Régime lacté*. Pas d'alcool, pas d'aliments oxaliques diurétiques, riches en extractifs (café, thé, bouillon, asperges, oseille, tomate, etc.).

HÉMOPHILIE ou HÉMORRHAPHYLIE

Arrêter les hémorragies lorsqu'elles se produisent. Air marin, traitement de l'*anémie* et de la *chlorose*. Injections hypod. d'ergotine. Au besoin, transfusion du sang.

CACHETS CONTRE L'HÉMOPHILIE

℞ Sulfate de quinine	1 gr.	
Pyrophosphate de fer	0	10
M. en 3 cachets.		

A prendre journellement.

Soigner les gencives, tonifier le sang. Inhal. d'oxygène.

POTION STYPTIQUE (C. de Gassicourt)

℞ Infusion de roses rouges		100 gr.
Sirop de roses	āā	30
— de cachou		
Extrait de ratanhia		2
Eau de Rabel		XV gtt.
Alun pulvérisé		0 gr. 50

M. S. A.

Par cuillerées à bouche toutes les demi-heures.

Voyez : *Purpura*.

HÉMOPTYSIES

Repos absolu ; éviter de parler, de tousser. Air, aliments et boissons froids, lait glacé. Ventouses sèches ou sinapismes sur la poitrine. Décubitus dorsal, la tête étant surélevée le plus possible. Ligatures des membres (Hippocr.), ou mieux grandes ventouses (Junod). Glace sur les parties génitales (Gros).

Ipéca à dose nauséeuse (Trousseau), 10 centigr. tous les quarts d'heure jusqu'à cessation de l'hémorragie.

Potion et pilules au tannin, au ratanhia, à l'hamamelis.

PRISES DE GIMBERT

℞ Seigle ergoté	2 gr.
Sulfate de quinine	0 50

En 10 prises.

Une toutes les heures.

Injections sous-cutanées d'ergotine (Jaccoud).

Potion de Chopart, employée dans les hôpitaux militaires contre les blennorrhagies.

HÉMOPTYSIES (N. Guéneau de Mussy)

℞ Ergot de seigle...............	} āā	4 gr.
Extrait de ratanhia............	}	
Poudre de digitale................		0 75
Extrait de jusquiame..............		0 30

M. S. A. pour 20 pilules.

De quatre à six par jour.

POTION DE PETER

℞ Eau distillée......	200 gr.
Sirop de morphine................	30
Ergotine	5
Teinture de digitale..............	2

M.

Cuiller à soupe toutes les heures.

INJECTION SOUS-CUTANÉE (*Monin*)

℞ Ether sulfurique	1 gr.
Teinture éthérée de digitale........	0 25

M. S. A.

A préférer, en cas de tendance au collapsus.

POTION CONTRE LES HÉMOPTYSIES (Monin)

℞ Infusion de bourgeons de sapin.....	120 gr.
Sirop de cachou....................	50
Teinture de tolu...................	10
— de benjoin...............	5
— de quillaya...............	Q. s.

Toutes les demi-heures, une cuillerée à café, dans une petite tasse de polygala.

PILULES DE JORISENNE

℞ Iodoforme		0gr.05
Tannin	} ãã	0 10
Extrait de quinquina		
M. pour une pilule.		

De trois à cinq par jour.

POUDRE DE BAMBERGER

℞ Alun	1 gr.
Poudre de digitale	0 20
Chlorh. de morphine	0 05
Sucre blanc	5
M. S. A. en 6 paquets.	

Une toutes les deux heures.

Voyez : *Cardiopathies, Tuberculose.*

HÉMORRAGIE EN GÉNÉRAL

Si elle est accessible, compression avec l'amadou, repos, glace, révulsifs. Eaux de Léchelle, de Brocchieri, de Pagliari, de Memphis. Liqueur iodo-tannique.

EMULSION DE CARMICHAEL

℞ Essence de térébenthine	16 gr.
Jaune d'œuf	n° 1
Emulsion d'amandes	125 gr.
Sirop d'écorce d'oranges	64
Essence de cannelle	IV gtt.
M. S. A.	

Cuillerée d'heure en heure.

On peut aussi donner l'eau de Tisserand, l'électuaire Ste-Marie, la teinture d'orties blanches, celle d'hamamelis (voir aux diverses hémorragies). Injections d'éther et transfusion du sang. Peptonate de fer Robin.

Pilules hémostatiques (Huchard)

℞ Ergotine	} āā	2 gr.	
Sulfate de quinine			
Poudre de digitale	} āā	0	20
— de jusquiame			

M. pour 20 pilules.

De cinq à dix par jour.

Idem (N.G. de Mussy)

℞ Extrait de ratanhia	4 gr.	
Ergot de seigle	3	
Poudre de digitale	0	50
Extrait de jusquiame	0	25

Pour 20 pilules.

De quatre à six dans les vingt-quatre heures.

Mélange hémostatique pour tamponnement (Pavesi)

℞ Acide phénique	25 gr.
Alcool rectifié	25
Acide benzoïque	5
Acide tannique	5
Glycérine	125
Eau de roses	200

M. S. A.

HÉMORRAGIE ASTHÉNIQUE (Monin)

℞ Hydrolat de cannelle		200 gr.
Sirop de café Bourbon		50
Extrait d'hamamelis		10
Teinture de Kino	ãã	4
— de benjoin		
M.		

Une cuillerée à soupe toutes les trois heures (cancer, fièvres graves, phtisie cachectique, etc.).

IDEM (Saint-Marc)

℞ Eau distillée de goudron	60 gr.
Sirop de tolu	30
Essence de citron	I gtt.
M.	

Une cuiller à soupe toutes les quatre heures dans du lait.

TEINTURE DE BESTUCHEFF

℞ Liqueur d'Hoffmann	7 gr.
Perchlorure de fer sec	1
M. S. A.	

Dix à quinze gouttes dans un peu d'eau.

HÉMORRAGIE CÉRÉBRALE

Voir : *Apoplexie.*

HÉMORRAGIE INTESTINALE

Boissons glacées, injections de morphine. Voir : *Entérorragie.*

Hémorragie stomacale

Voir : *Hématémèse.*

Hémorragie utérine

Repos complet dans la position horizontale, sans oreiller ni traversin.

En dehors de la grossesse. — Injections intra-utérines d'eau à 43°, injections hypod. intra-musculaires d'ergotine. — Administrer d'heure en heure une tasse d'infusion de café torréfié (100 gr. pour un litre).

Voyez : *Métrorrhagie.*

Hémorragies utérines de la grossesse. — Compresses froides sur les cuisses, manuluves sinapisés, ventouses sèches sur les mamelles, 3 gr. de sulfate de quinine et 3 gr. de seigle ergoté en trois doses.

Si la perte continue, tamponnement vaginal.

Hémorragie grave pendant le travail. — Accouchement forcé par le forceps, la version et manœuvres diverses.

Hémorragies après le travail.

Potion de Duncan

℞ Sirop de cachou		100 gr.
Teinture d'ergot	ãã	1 50
— de haschisch		

M. S. A.

En trois fois, à une heure d'intervalle.

Hémorragie vésicale

Voir : *Hématurie.*

HÉMORROIDES

Traitement de la *constipation* (voir ce mot).

Dans les hémorroïdes très vasculaires, sachets de glace (Richet) ; quand elles sont douloureuses et sèches, sangsues.

Potages, viandes blanches, légumes verts et fruits, bière légère en mangeant. Tous les matins, une demi-cuillerée à soupe de cet électuaire :

℞ Soufre lavé		2 part.
Miel de Chamounix		1
M. S. A.		

Tous les jours, un litre de tisane de grande consoude additionnée d'une cuillerée à soupe d'*extrait* d'hamamelis.

Pommades : avec beurre frais et persil pilé, parties égales (Bouchut). Pommade Fontaine.

Pommade de T.-V. Sabal

℞ Vaseline		30 gr.
Iodoforme	āā	4
Tannin	āā	4
Poudre de Dower		1
M.		

pour appliquer matin et soir après chaque évacuation et un lavage préalable à l'eau chaude.

Injection de glycérine phéniquée dans la tumeur (Blackwood).

POMMADE (Monin)

℞	Onguent populéum	40 gr.
	Lanoline	10
	Cachou	4
	Extrait d'hamamelis	3

Pour onctions trois fois par jour.

HÉMORROÏDES INTERNES (Kossubudski)

℞	Chrysarobine	0 gr. 08
	Iodoforme	0 02
	Extrait de belladone	0 01
	Beurre de cacao	2

F. S. A. pour 1 suppositoire.

En trois ou quatre jours, les douleurs et hémorragies disparaissent, et il est rare qu'après deux ou trois mois la guérison ne soit pas complète.

SUPPOSITOIRES POUR RAPPELER LES HÉMORROÏDES (Trousseau)

℞	Beurre de cacao	8 gr.
	Aloès pulvérisé	0 20
	Tartre stibié	0 05

F. S. A.

HÉMORRHOÏDES FLUENTES (Vallez)

℞	Onguent populéum	30 gr.
	Alun calciné	1 50
	Extrait de feuilles de sureau	4

M.

Pour onctions trois fois par jour.

HÉMORROÏDES INTERNES (Monin)

℞			
	Eau distillée..................	} ãã	150 gr.
	Glycérine pure...............		
	Sulfovinate de soude...............		50
	M. S. A.		

Cuiller à soupe avant chaque répas.

POMMADE DE DUVAL

℞			
	Axonge camphrée..................		30 gr.
	Extrait de saturne.............	} ãã	4
	Poudre de noix de galle......		
	Extrait de belladone................		0 50
	M. S. A.		

Onctions deux à quatre fois par jour.

POTION DE DUJARDIN-BEAUMETZ

℞			
	Extrait fluide d'hamamelis......	} ãã	4 gr.
	Sirop d'écorce d'oranges......		
	Teinture de vanille..................		XX gtt.
	M.		

Cuiller à café par heure (dans les cas rebelles).

Dans les formes très douloureuses et anciennes, dilatation digitale du sphincter.

Dans certaines circonstances, il est nécessaire de rappeler le flux hémorroïdaire. (Voir, plus haut, la formule de Trousseau.)

HÉPATIQUES (Coliques)

Voyez : *Coliques*, *Lithiase*, *Calculs biliaires*.

HÉPATITES

Sangsues *loco dolenti*, purgatifs salins, eau de Carabana, diète, lait coupé d'eau de Vichy (Hauterive) ; lavements vineux, digestine pancréatique de Dalloz.

POUDRE DE HUFELAND

℞ Poudre de racine de rhubarbe......	2 gr. 50
— — de belladone......	0 50
En 10 paquets.	

Trois par jour.

On peut prescrire aussi le calomel, jusqu'à 1 gramme par jour, les pilules d'aloès et de savon, les bains alcalins avec 100 gr. d'alcoolé de lavande et 300 gr. de bicarbonate de soude.

En cas d'abcès du foie, évacuer le pus.

PILULES DE COÉROLY

℞ Extrait de saponaire................	8 gr.
Calomel..........................	4
M. pour 72 pilules.	

Trois ou quatre par jour.

Dans l'hépatite chronique (voyez : *Cirrhose, Ictère*), essayer les préparations iodurées, l'eau de la Vallière.

Hépatite aigue (Cutcliffe)

℞ Nitrate de potasse.................. 8gr.
Tartre stibié...................... 0 12
M. S. A. et divisez en 8 paquets.

A prendre un de demi-heure en demi-heure.

HERPÈS

Si la peau est sèche, onctions à la vaseline: sinon, lavages avec eau phéniquée étendue au millième, puis poudrer avec le mélange de Besnier :

℞ Amidon de riz...................... 100 gr.
Tannin............................ 5
Salicylate de bismuth............... 1
M. S. A.

Prévention des récidives de l'herpès génital (Monin)

1° Deux fois par semaine, douche froide de trente secondes, en lance, sur le rachis lombaire ;

2° Lotion glando-préputiale, matin et soir, avec le vin aromatique. Ces lotions ont, en outre, pour effet de renforcer la puissance génésique ;

3° Hygiène sévère, *fidélité conjugale* ; ne pas changer son alimentation ; se garder du découragement ; continence pendant les éruptions (voir notre *Hygiène des sexes*).

Herpès circiné

Badigeonner journellement avec huile de cade et teinture d'iode morphinée, parties égales (Monin).

Herpès labialis (Monin)

℞ Glycérine.................... } āā
Salicylate de bismuth........... }
M. en applications.

Contre l'herpès *iris*, buccal ou oculaire, applications de compresses boratées et glycérinées.

Herpès tonsurans

Voir : *Teigne*.

HERPÉTISME

Voir mon livre : *Traitement des maladies de la peau*.

Pilules de Guibout

℞		
Arséniate de soude.................	0gr.001
Extrait de gentiane.................	0	10

M. pour une pilule.

De six à douze par jour, au repas.

Tisanes de gentiane, houblon, bardane, fumeterre, douce-amère, etc., préparations alcalines, arsenicales, sulfureuses et ferrugineuses (voir : *Eczéma*). Hunyadi Janos.

Vie au grand air, hydrothérapie, climats de montagnes, sobriété. Abstinence d'alcool, d'acides, de café, de bouillon, de salaisons, de viande fumée, homard, huîtres, moules, crustacés, coquillages, poisson de mer, tarte aux fruits, sarrasin, saucisses, fromages fermentés, épices, salades, noix.

Sobriété, viandes bien cuites, régime végétal.

Comme boissons, petit-lait, bière légère, bordeaux léger, Vals-Saint-Jean, la Vallière.

Pas de flanelle ; bains tièdes, bains sulfureux, massage.

Le bromure de potassium et l'arséniate de strychnine sont indiqués dans les accidents nerveux de l'herpétisme, ainsi que les cures d'altitude.

FORMES REBELLES D'HERPÉTISME (Monin)

℞	Julep gommeux	500 gr.
	Sulfate de cuivre	1
	Teinture de gelsémium	10
	M. S. A.	

Une cuillerée à dessert avant chaque repas.

HOQUET

Supprimer la cause, si possible ; boire de

l'eau de Vals Saint-Jean en abondance. Avaler de petits morceaux de glace ; des perles d'éther ou de chloroforme. Sinapisme à l'épigastre ; cigarettes d'éther. Métallothérapie, injections de morphine, de pilocarpine.

Compression épigastrique (Rostan) ; des poignets (Peretti). Suspension respiratoire.

Avaler une pincée de sel de cuisine (Ommegank).

Sucer un peu de sucre imbibé de vinaigre (fréquemment efficace). Si le hoquet se répète, pilules avec :

℞	Valérianate de zinc..................	0 gr. 05
	Extrait de belladone..................	0 01
	M.	

Dix à vingt gouttes de teinture de piscidia, ou bien un granule de valérianate d'atropine à 1 milligr. ; une dragée de bromure de camphre à 1 centigr., etc.

CONTRE LE HOQUET REBELLE (Marage)

℞	Huile d'amandes douces............	60 gr.
	Sirop diacode......................	30
	Sirop de menthe poivrée...........	12
	Chloroforme.......................	2
	M.	

Par cuillerées toutes les trois heures.

AUTRE FORMULE (Weissemberg)

℞	Cocaïne chlorhydratée.............	0 gr. 10
	Extrait de belladone................	0 58

Poudre et extrait de rhubarbe, Q. s. pour 20 pilules.

Une à chaque repas.

Contre le hoquet *hystérique*, isolement et suggestion.

HYDARTHROSE

Immobilisation. Salicylates à l'intérieur.

Vésicatoire en fer à cheval (Velpeau). Compression ouatée ; ponction suivie d'injection iodée ou phéniquée.

POMMADE DE JOBERT

℞ Axonge		30 gr.
Nitrate d'argent		4

M. S. A.

En frictions à la dose de 1 gr.

HYDATIQUES (Kystes)

A l'intérieur, préparations iodurées.

Ponctionner et injecter ensuite la solution suivante (Pavy) :

℞ Eau distillée		24 gr.
Extrait mou de fougère mâle	ãã	2
Liqueur de potasse		

M. S. A.

HYDRAMNIOS

Traitement de la syphilis. Ponction des

membranes au milieu de l'œuf avec un trocart courbe.

HYDRARGYRIE ou HYDRARGYRISME

Empoisonnements aigus : 1° Vomitifs ; 2° *Eau albumineuse* (4 blancs d'œufs pour $1^l,15$ d'eau) donnée en grande quantité ;

3° *Soufre* (toutes les trente minutes, une cuillerée à bouche d'un électuaire de fleur de soufre) ;

4° *Limaille de fer* (une cuillerée à café dans un demi-verre d'eau ; répétez six fois toutes demi-heures).

Si l'on arrive trop tard, donner un purgatif salin, des eaux sulfureuses naturelles comme boisson, et toutes les demi-heures une cuillerée à soupe de :

℞	Eau	100 gr.
	Iodure de sodium	10

Empoisonnement chronique. — Le matin, à jeun, deux cuillerées à café d'un électuaire de soufre sublimé et de miel, déglutiés à l'aide d'un peu d'eau froide (Luton) ; tel est, avec la potion iodurée précédente, le traitement de l'empoisonnement chronique par le mercure. On peut aussi essayer le chlorate de potasse (Herpin).

Voir mon livre : *Hygiène du Travail.*

HYDRÉMIE

Voir : *Anémie, Chlorose.*

HYDROA

Ni cataplasmes ni bains. Calmer le prurit par un mélange d'eau blanche et d'eau de laurier-cerise en compresses ou par une solution phéniquée très faible. Saupoudrer ensuite avec :

℞ Amidon pulvérisé..............		
Sous-nitrate de bismuth........	aã	p. æ.
Acide salicylique..............		
Acide borique.................		

M. S. A. Porphyrisez.

A l'intérieur, donner le *lemon squash*, la limonade tartrique, le lait additionné de 4 à 5 gr. de bicarbonate de soude ou 25 centigr. de phosphate de soude par jour (Quinquaud).

HYDROCÈLE

Ponction suivie d'injection iodurée et de compression par une cuirasse de diachylum et un suspensoir.

Mixture résolutive (Carus)

℞ Eau distillée de rue.................		300 gr.
Vinaigre de rue......................		150
Teinture d'arnica..............	aã	10
Sel ammoniac..................		

M. S. A.

On peut essayer cette mixture chez l'adulte, mais elle réussit surtout dans le jeune âge.

Chez les enfants (Augé). — Badigeonner tous les jours, avec du bon collodion riciné, les bourses ou la tumeur du cordon.

EMPLATRE DE LILLENIUS

℞	Onguent citrin....................	8 gr.
	Protoiodure de Hg...............	1
	M.	

A appliquer pendant un mois, mais en surveillant tous les trois ou quatre jours l'état des parties.

HYDROCÉPHALIE

Essayer les diurétiques, les purgatifs, la compression. Ponction suivie de compression.

Voyez : *Méningite.*

HYDRONÉPHROSE

Ponction ou incision.

HYDROPHOBIE

Voyez : *Rage.*

HYDROPISIES

Voyez : *Anasarque*, *Ascite*.

HYDROPNEUMOTHORAX

Voyez : *Empyème*.

HYDRORACHIS ou SPINA BIFIDA

Compression, ponction, incision.

HYDRORRHÉE

Repos au lit, lavement laudanisé ; vingt gouttes de teinture de viburnum avant chaque repas.

HYDROTHORAX

Traitement des *hydropisies* (voir ce mot) ; thoracentèse.

HYGROMA

Repos, compression, résolutifs, ponction, injection iodée. Si la poche est épaisse, extirpation totale.

HYPERCHROMIE

Voir : *Chloasma, Ephélides.*

HYPERÉMIE

Voir : *Congestion.*

HYPERHIDROSE ou HYPERÉPHIDROSE

Traitement de Unna. — Pédiluves et manuluves à l'alcool camphré ou au vinaigre eucalypté. Onctions avec :

℞ Ichthyol	ãã	5 part.
Térébenthine		
Pommade à l'oxyde de zinc		10
M.		

Pendant le jour, on peut saupoudrer les pieds avec le mélange suivant :

℞ Farine de moutarde	1 part.
Talc pulvérisé	30
M.	

Contre la transpiration des mains (Edgerly)

℞ Eau de Cologne	90 gr.
Teinture de belladone	15
M. S. A.	

Se frotter les mains deux ou trois fois par jour avec une demi-cuillerée de cette mixture.

LINIMENT CONTRE L'HYPERHIDROSE DES MAINS (Scott)

℞ Biborate de soude............ Acide salicylique.............	} āā	7 gr. 50
Acide borique....................		2
Glycérine à 30°.............. Alcool......................	} āā	30
Mêlez.		

Liniment dont on se frottera les mains trois fois par jour.

HYPERHIDROSIS PEDUM (Armée Suisse)

℞ Talc de Venise....................	10 part.
Alun ordinaire......................	2
M. S. A. pulv.	

Pour saupoudrer les pieds matin et soir.

Bains avec la décoction d'écorce de chêne (Pierron).

A l'intérieur, préparations d'atropine, d'agaric, de tannin, de tannate de quinine, de phosphate calcique.

PILULES DE ROYER

℞ Agaric blanc.......................	1 gr.
Extrait de belladone................	0 15
M. pour 6 pilules.	

Une le soir.

TRAITEMENT DE BARDET

1° *Sueurs des pieds :*

Se laver les pieds tous les matins en hiver, matin et soir en été, et faire des lotions à l'alcool après le bain de pieds. Changer de chaussettes tous les jours et verser sur celles-ci une petite quantité de la poudre suivante :

℞	Talc	40 gr.
	Sous-nitrate de bismuth	45
	Permanganate de potasse	13
	Salicylate de soude	2

Cette poudre doit être soigneusement porphyrisée, de manière à former un mélange impalpable.

2° *Sueurs du corps :*

Beaucoup de personnes, et particulièrement les femmes rousses, exhalent, lorsqu'elles ont très chaud, une odeur sûre, fort désagréable, qui est due aux acides valérianique et caproïque éliminés par la sueur. Cette odeur disparaît ou se trouve très diminuée en poudrant le buste avec la poudre suivante, à l'aide d'une houppe à poudre de riz :

℞	Poudre de riz	60 gr.
	Sous-nitrate de bismuth	15
	Permanganate de potasse	10
	Poudre de talc	5

Comme la précédente, cette poudre doit être impalpable.

Voir mon livre: *Les odeurs du corps humain.*

A l'intérieur, prescrire une fois avant chaque repas :

℞	Tannate de quinine..................	0 gr.10
	Extrait de gentiane.................	Q. s.
	Pour une pilule.	

ou bien la poudre de Rudolfi, trois fois par jour.

℞	Bicarbonate de sodium.............	0 gr.50
	Soufre sublimé......................	0 15
	Sous-nitrate de bismuth............	0 15
	M. S. A.	

Voyez aussi : *Bromhidrose*, *Sueurs*.

HYPERMÉTROPIE

Verres convexes pour la vision rapprochée.

HYPERSPLÉNOTROPHIE

Voir : *Cachexie palustre*, *Impaludisme*.

PILULES DE MOSSLER

℞	Pipérine..........................	5 gr.
	Essence de feuilles d'eucalyptus....	10
	Chlorhydrate de morphine.........	2
	Cire blanche........................	6
	Magnésie..........................	Q. s.
	F. S. A. 200 pilules.	

Dix à quinze par jour, en trois fois.

Régime composé de viandes blanches, lait, poisson, herbes, fruits, eau vineuse.

Sulfate de quinine (voir : *Fièvres intermittentes*).

Acide arsénieux, bromures (Cl. Bernard), douches froides, eaux minérales alcalines et ferrugineuses, électrothérapie et massage.

Splénectomie.

HYPERTHERMIE

Voyez : *Fièvres*.

PILULES DÉFERVESCENTES DE VAN RENTERGHEM

℞ Aconitine amorphe..........	ãã	0gr.05
Digitaline —		
Vératrine pure..........................		0 025
Arséniate de strychnine............		0 01
Teinture de gentiane..........	ãã	0 05
Miel blanc....................		
Glycérine..........................		1/2 gtt.
F. S. A. 50 pilules.		

Une toutes les deux heures.

HYPERTROPHIE DES AMYGDALES

Voir : *Amygdales*.

HYPERTROPHIE DU CŒUR

Voir : *Cardiopathies*.

HYPOACOUSIE SÉNILE

Sabolini fait fondre du phosphore dans

de l'huile d'olives jusqu'à saturation et introduit ce liquide dans le conduit et sur le tympan à l'aide d'un pinceau.

Voyez : *Otites.*

HYPOCONDRIE

Soigner l'estomac et l'intestin (écouter avec bonté même les récits de souffrances imaginaires) ; traitement moral ; occupations ; redresser le régime ; conseiller les douches, les bains de mer, les eaux minérales (quand ce ne serait que comme déplacement). Voir : *Anémie, Dyspepsie, Constipation, Mélancolie.*

Donner les bromures et les opiacés à petite dose, les préparations d'aloès, de magnésie, de musc, les eaux minérales naturelles de Vals-Saint-Jean. Massothérapie et bains électro-statiques.

MIXTURE EXHILARANTE (Luton)

℞ Teinture d'ergot de seigle.......... 5 gr.
Solution de phosph. de soude au 10e 15
M.

A prendre, à jeun, en une fois, dans un quart de verre d'eau sucrée.

VIN DE BATEMAN

℞ Vin blanc.......................... 360 gr.
Gratiole.......................... 7
F. S. A.

Par cuillerées toutes les deux heures.
Voir notre livre : *Misères nerveuses.*

HYSTÉRIE, HYSTÉRO-ÉPILEPSIE

Bains chauds et douches, électricité statique, frictions, flagellations.

Isolement, restreindre l'affectivité. Donner surtout les toniques et l'hydrothérapie. Essayer les aimants et la métallothérapie. Traitement moral.

Médecine des symptômes :

Contre attaques : aspersions, compression ovarienne, inhal. d'éther et de chloroforme, courants continus; appliquer les doigts sur les paupières.

Contre vomissements : suralimentation (G. Ballet). Voir *Anorexie*, *Céphalée*, *Paralysie.*

Contre spasmes : bromures, etc.

Contre anurie, diète lactée et bains tièdes de 5 ou 6 heures.

En général, nourriture analeptique et digestive, vin de kina-coca ; bière aux repas. Calme d'esprit, distractions, exercice en plein air, frictions au gant de crin sur tout le corps ; gymnastique. Voyages, isolement du milieu.

Contre les gaz : dix gouttes d'ammoniaque dans un verre d'eau sucrée.

Eviter les médications perturbatrices : *Obtemperare naturæ, non imperare.*

PILULES DE DEBREYNE

℞ Camphre et ase fétide	āā	12 gr.
Extrait de belladone		3
— thébaïque		1
Sirop d'anis, Q. s. pour 120 pilules.		

De une à six en vingt-quatre heures.

ZINCATER

℞ Ether sulfurique à 56°	8 gr.
Alcool à 85°	4
Chlorure de zinc	2
F. S. A.	

Deux gouttes dans un verre d'eau sucrée contre les spasmes (vieux remède à tort délaissé).

VIN DE SIREDEY

℞ Vieux Malaga	500 gr.
Bromure de potassium	20
Citrate de fer ammon	10
M.	

Une cuillerée à chaque repas.

POUDRE ANTIHYSTÉRIQUE (Monin)

℞ Poudre de cannelle	āā	4 gr.
— de vanille		
— de badiane		
— de valériane		
— d'oxyde de zinc		
— de fèves de St-Ignace		
M. et divisez en 24 paquets.		

Un avant le repas, dans du pain azyme

(spasmes des femmes enceintes, état nerveux).

Hystérie avec agitation mentale (Blocq)

℞	Camphre monobromé	3 gr.
	Extrait de quassia	2
	Sirop de belladone	Q. s.

Mêlez et divisez en 30 pilules. Une à trois par jour.

ICHTHYOSE

Bains alcalins et frictions glycérinées, alternés de jour en jour ; massages ; huile de f. de morue.

Traitement de Hébra. — Frictions deux fois par jour au savon mou, suivies d'enveloppement dans des couvertures de laine, pendant dix jours. Au bout de ce temps, bain tiède quotidien de deux heures au moins.

Glycéré contre l'ichthyose (Lailler)

℞	Hydrolat de laurier-cerise	10 gr.
	Glycéré d'amidon	100

Mêlez.

On commence par faire deux onctions par jour avec ce glycérolé. Plus tard, on n'en fait plus qu'une, et enfin, lorsque la peau a repris son apparence normale et qu'il ne s'agit plus que de lui conserver sa souplesse, on se contente d'une onction par semaine.

POMMADE AU GOUDRON (Emery)

℞	Goudron...........................	50 gr.
	Axonge...........................	150
	M. S. A.	

Les bains avec 1 kgr. de glycérine et deux cents litres d'eau de goudron peuvent être prescrits aux malades riches ; on peut additionner ces bains de 50 gr. de borax et les parfumer avec 5 gr. d'essence de wintergreen (Monin).

ICTÈRE ou JAUNISSE

Lait coupé d'eau de Vals ; repos ; bains alcalins tièdes. Purgatif salin, eau de Carabana ; sangsues dans la région hépatique. Lavement froid avec un litre d'infusion de camomille et 2 grammes de salicylate de soude.

LOTION CONTRE LE PRURIT DE L'ICTÈRE (Legendre)

℞	Eau de laurier-cerise...............	300 gr.
	Alcool camphré....................	30
	Sublimé corrosif.............. } ãã	0 30
	Chlorure d'ammonium......... }	
	M. S. A.	

Contre l'anorexie persistante, macération de quinquina et de rhubarbe. Contre l'embarras gastrique, vomitifs.

POTION CONTRE L'ICTÈRE (Frerichs)

℞ Sulfate de soude.................. 25 gr.
Bicarbonate de soude.............. 6
Sirop de sucre..................... 25
Eau distillée....................... 200

A prendre par cuillerées à bouche.

POTION CHOLAGOGUE (Monin)

℞ Eau distillée....................... 200 gr.
Glycérine pure..................... 100
Extrait de boldo................... 10
— de chélidoine............... 5
Salicylate de soude................ 10
M.

Cuiller à café toutes les 3 heures dans infusion chaude de saponaire.

Ictère des nouveau-nés. — Bains et lavements alcalins, sirop de chicorée.

Trois gr. de phosphate de soude trois fois par jour (Kitrell).

PILULES DE CŒROLY

℞ Extrait de saponaire............... 10 gr.
Calomel à la vapeur................ 5
M. pour 100 pilules.

Quatre par jour.

Ictère chronique. — Voyez : *Lithiase, Coliques, Cirrhose, Calculs, Hépatite.*

Cure à Vals ou Pougues.

MIXTURE CONTRE ICTÈRE (Mutzel)

℞ Eau distillée....................... 250 gr.
Extrait de centaurée .... } ãã 10 gr.
— de pissenlit............ }
Tartrate de potasse........... }
M. S. A.

Une cuillerée à soupe toutes les deux heures dans du suc d'herbes.

Electuaire de Kort

℞ Conserve de cochléaria.............. 100 gr.
Extrait de chiendent........... } āā 50
— de pissenlit............ }
Acétate de potasse........... }
M.

Une cuillerée à café quatre fois par jour.

Pilules antibilieuses (Navarre)

℞ Calomel.............................. 1 gr.50
Ipéca pulvérisé........................ 0 50
Extrait de rhubarbe.................... 4 60
— de jusquiame.................. 2 30
Huile essentielle de lavande..... XLVIII gtt.

Mêlez et F. S. A. 48 pilules, enrobées de gélatine ou d'albumine. Dose : deux à trois par jour.

Pilules de Bamberger

℞ Extrait d'aloès..................... 3 gr.
— de rhubarbe................. 2
— de pissenlit................. 5
Pour 60 pilules.

Trois matin et soir.

Pilules cholagogues

℞ Extrait de rhubarbe................ 1 gr.
— de jusquiame.......... } āā 0 50
Podophyllin.................. }
Savon médicinal.............. }
M. pour 10 pilules.

Une avant chaque repas.

CONTRE « THE TORPOR OF LIVER » (Curtiss)

℞ Savon amygdalin..............	} āā	0 gr.	20
Rhubarbe pulvérisée...........			
Calomel à la vapeur...............		0	10

F. S. A. 1 bol.

Matin et soir.

LAIT PURGATIF DE PLANCHE

℞ Lait de vache pur..................	120 gr.	
Sucre de lait.......................	15	
Eau de laurier-cerise.............	5	
Scammonée d'Alep.................	0	50

M.

A prendre en une fois.

Murchison conseille, trois fois par jour, 1 gr. de chlorure d'ammonium dans une tasse de lait.

Le benzo-naphtol (2 à 3 gr. par jour) est actuellement à la mode contre l'ictère, en cachets de 50 centigr.

Contre le prurit de l'ictère, Boulland conseille :

℞ Alcool........................	} āā	40 gr.
Ether sulfurique..............		
Icthyol............................		10

On fait avec cette préparation des frictions sur la peau.

TEINTURE ANTIBILIAIRE (Monin)

℞ Teinture de boldo............	} āā	5 gr.
— de rhubarbe.........		
— d'hydrastis...........		
— de jalap..............		
— de savon............		

M S. A.

Dix gouttes trois fois par jour dans une infusion de pichi.

ICTÈRE DES NOUVEAU-NÉS

A l'intérieur, une cuillerée à café d'huile d'amandes douces ; frictions sur le foie avec : axonge, 20 gr. ; carbonate de soude, 5 gr. (Bouchut).

ICTÈRE GRAVE

Régime lacté, bains alcalins. Matin et soir, 50 centigr. de salicylate de quinine. Une capsule d'essence de térébenthine toutes les heures. Lavement journalier avec 2 gr. de chloral pour un litre d'infusion de boldo.

Voir : *Fièvre jaune.*

ILÉUS

Eméto-cathartique ; vessie de glace ; massage.

Bain tiède prolongé. Lavement avec la solution de bicarbonate de soude, puis d'acide tartrique. Toutes les heures, l'un des paquets suivants (G. Sée) :

℞ Calomel		0gr.20
Jalap	āā	0 10
Rhubarbe		

M. finement pulvérisé.

On peut essayer aussi l'hyosciamine et la caféine administrées simultanément en granules toutes les trois heures : 1 milligr. d'hyosciamine et 1 centigr. de caféine.

LAVEMENT D'ABERCROMBIE

℞ Feuilles sèches de tabac		1 gr.
Eau bouillante		250
M. S. A.		

Courants induits, recto-abdominaux. Ponction. Laparotomie.

IMPALUDISME

Voyez : *Fièvres paludéennes* et *intermittentes, Cachexie palustre.*

IMPALUDISME (Rod. dos Santos)

℞ Sulfate de quinine	} āā	0gr.08
Sulfate de fer		
Extrait mou de quinquina		0 10
Pour une pilule.		

En prendre une toutes les trois heures.

M. Rodrigues dos Santos prescrit en outre : des toniques, du fer, l'extrait du jurubeba, la strychnine ou l'extrait de noix vomique ; l'exercice à l'air libre, une bonne alimentation, et, extérieurement, des embrocations avec de la teinture d'iode sur la région hépatique ou splénique, compléteront le traitement.

PILULES DE SIGMUND

℞	Acide arsénieux....................	0gr.10
	Protochlorure de fer...............	1
	Chlorhydrate de quinine............	3
	Poudre et extrait de cannelle......	Q. s.
	Pour 100 pilules de 20 centigr.	

De deux à six par jour.

PILULES DE MALHERBE

℞	Iodoforme....................	}
	Lactate de fer...............	} āā 1 gr.
	Valérianate de quinine.......	}
	Pour 18 pilules.	

Six par jour.
Rapatriement. Climat d'altitudes.

IMPÉTIGO

℞	Vaseline...........................	30 gr.
	Onguent de Vigo....................	5
	Acide borique......................	1

Cette pommade, étendue sur un linge fin, est appliquée en forme d'emplâtre sur la surface malade et après la résolution de toute inflammation (Besnier).

℞	Emplâtre de diachylon............	20 gr.
	Minium...........................	2 50
	Cinabre..........................	1

On applique cet emplâtre en petits morceaux ; on renouvelle tous les jours ces derniers, en faisant précéder chaque pansement d'une lotion avec une solution d'alcool camphré (Vidal).

M. Gaucher préfère les onctions aux emplâtres, sous forme de glycérine boriquée :

℞	Glycérine	100 gr.
	Acide borique	10

M. Eloy préfère encore la vaseline boriquée d'après cette formule :

℞	Vaseline	50 gr.
	Acide borique	4

Dans les impétigos étendus ou généralisés, il faut employer les bains antiseptiques additionnés de 1 à 4 grammes de sublimé, ou encore les lotions avec la liqueur de Van Swieten étendue de moitié d'eau tiède. Bains sulfureux tous les deux jours, chez les scrofuleux. Douches de vapeur locales.

Enfin, il ne faut jamais oublier le traitement *général : huile de foie de morue, iodiques*, ferrugineux, alcalins, arsenicaux, etc., et surtout la suppression des poux, grands entreteneurs de cette éruption infantile.

Impétigo larvalis (B. Squire)

Laver les croûtes à l'eau savonneuse tiède, essuyer, puis recouvrir de glycérine pure et poudrer avec :

℞ Amidon .... } āā p. æ.
Iodoforme .... }
M. porphyr.

IMPUISSANCE

Régime tonique et phosphoré (œufs, cervelles, poisson). Douches, massages, faradisation rachidienne, fustigation. Suggestion morale capable de « dénouer l'aiguillette ».

℞ Acide hypophosphorique dilué...... 30 gr.
Sulfate de strychnine 0 03
M.

Dix gouttes trois fois par jour, avant les repas, dans une cuillerée à thé d'extrait fluide de coca (Hammond).

Chez la femme :

℞ Extrait de chanvre indien...... } āā 2 gr.
— de noix vomique....... }
— d'aloès..................... 1
M. pour 100 pilules.

Une à chaque repas.

Pilules aphrodisiaques (Mallez)

℞ Phosphore....................... 0 gr. 10
Extrait de noix vomique.......... 1
F. S. A. 50 pilules.

Une avant chaque repas.

MIXTURE EXCITANTE (Piogey)

℞ Eau distillée de mélisse	200 gr.	
Teinture de coca	30	
Citrate de caféine	0	30
M.		

Quatre cuillerées par jour.

EMULSION DE VAN MONS

℞ Huile de cantharides par infusion	6 gr.
Jaune d'œuf	n° 1
Miel	30 gr.
Gomme arabique	8
Eau distillée de genièvre	90
M. S. A.	

Trois cuillers à soupe par jour.

Voyez : *Anaphrodisie* et *Spermatorrhée.*

(Voyez aussi notre *Hygiène des sexes.*)

INAPPÉTENCE

Trois fois par jour, prendre un granule de quassine amorphe à 5 milligrammes et un granule d'arséniate de strychnine à un demi-milligramme simultanément.

VIN APÉRITIF (Monin)

℞ Vieux Porto		950 gr.
Teinture de calisaya	āā	10
— de quassia	āā	10
— de gentiane	āā	10
— d'absinthe	āā	10
— d'ignatia		5
M. S. A.		

Un verre à madère *ante cibum*.

Voyez : *Anorexie*, *Embarras gastrique*.

INCONTINENCE NOCTURNE D'URINE

Bains frais tous les deux jours ; reconstituants. Faire uriner à des heures déterminées. Xérophagie.

PILULES DE RIBES

℞ Ethiops martial		5 gr.
Extrait de noix vomique		0 05
M.		

De une à six par jour.

Frictions périnéales avec la pommade de Kennard :

℞ Axonge		10 gr.
Vératrine	āā	0 30
Sulfate de morphine		
M.		

Trois fois par jour.

Chez les petites filles, traiter la vulvite et la leucorrhée ; chez les garçons, le phimosis et la cystite.

TRAITEMENT DE L'ÉNURÉSIE (Monin)

℞ Teinture de belladone	āā	10 gr.
— de cubèbe		
— de noix vomique	āā	5
— de rhus aromatica		
— de cascarille		8
M. S. A.		

Dix gouttes en se couchant et dans la nuit, pour un enfant de sept à dix ans.

ENURÉSIE (Richards)

℞	Bromure de potassium	0 gr. 60
	Teinture de belladone	XXX gtt.
	M. D. S.	

A prendre le soir, avant de se coucher.

Autres traitements. — 1 à 2 grammes d'antipyrine dans les vingt-quatre heures (Perret).

Pendant huit jours, tous les soirs, une pilule avec 5 centigrammes d'ergotine et 1 de lactate de fer.

Pratiquer la circoncision. Traiter les ascarides et les oxyures. Electrisation du col vésical.

Voir : *Enurésie, Épilepsie.*

INDIGESTION

Faciliter les vomissements. Cataplasmes chauds sur le ventre. Toutes les dix minutes, une cuiller d'eau de Pougues Saint-Léger et d'eau de cannelle. Thé chaud au rhum. Air pur, massage abdominal.

POTION DE HANFIELD

℞	Eau	100 gr.
	Acide lactique	XII gtt.
	M.	

A prendre après le repas.

Lavement laxatif

℞ Décocté de guimauve		500 gr.
Sulfate de soude		15
Feuilles de séné		15

Voyez : *Dyspepsie*.

INERTIE UTÉRINE

Poudre ocytocique de Schmidt

℞ Seigle ergoté	aa	0gr.50
Borate de soude		
Oléo-saccharure de camomille		

Divisez en 6 doses.

Une par quart d'heure.

INFECTION PURULENTE

Voyez : *Pyohémie*.

INFLUENZA

Voyez : *Grippe*.

Cachets anti-influenziques (Monin)

℞ Rhubarbe pulvérisée	aa	4 gr.
Antipyrine		
Noix vomique pulvérisée		2

M. pour 20 paquets.

4 à 6 par jour.

Autre formule

℞ Chlorhydrate de quinine	50 centig.
Phénacétine	25

Pour un cachet : 2 à 3 par vingt-quatre heures.

Après chaque cachet, un gobelet-mesure de vin Bravais.

(Dans la forme nerveuse de l'influenza.)

INFLUENZA HYPERTOXIQUE (Doussain)

℞ Sulfure de calcium		0 gr. 05
Digitaline	} ãã	0 001
Arséniate de quinine		

M. S. A. pour une pilule.

A renouveler toutes les deux heures.

Garder la chambre et se soumettre à un régime doux, jusqu'à guérison complète. Ventouses sèches sur la poitrine. Trois fois par jour, un des cachets :

℞ Benzoate de soude	} ãã	0 gr. 50
Soufre sublimé		
Acide salicylique		

M. S. A. pour 3 cachets (Monin).

INSECTES

Voir : *Pediculi, Phthiriase.*

LOTION PRÉSERVATRICE CONTRE LES PIQURES D'INSECTES

℞ Ether acétique	5 gr.
Eucalyptol	10
Eau de Cologne	40
Teinture de pyrèthre	50

A appliquer en lotions sur la peau, après dilution dans trois à six parties d'eau.

Onctions analogues (Pedkow)

℞	Vaseline liquide..............	āā	p. é.
	Naphtaline....................		
	M.		

Pour préserver la face et les mains des moustiques.

Id. (Monin)

℞	Vaseline............................	20	gr.
	Baume du Pérou.................	10	
	Soufre lavé..........................	5	
	Essence de pyrèthre..............	2	
	M. S. A.		

Solution contre les piqures d'insectes

℞	Ammoniaque liquide...............	15	gr.
	Collodion............................	5	
	Acide salicylique..................	0	50

Ds. : Quelques gouttes sur chaque piqûre.

INSOLATION ou COUP DE CHALEUR

Placer le malade au frais ; lotion à l'eau fraîche sur le visage ; décubitus horizontal, le sujet étant dépouillé de ses vêtements ; sinapismes promenés sur les membres ; parfois, saignée ou glace sur la tête ; lavements purgatifs.

A l'intérieur, café alcoolisé.

Potion contre le coup de chaleur (Monin)

℞ Infusion de café fort	250	gr.
Sirop de quinquina	50	
Bromhydrate de quinine	2	
Salicylate de soude	1	50
Citrate de caféine	1	

M. S. A.

Par cuillerées à soupe d'heure en heure.

Dans les cas graves, appliquer le marteau de Mayor sur le cœur et un vésicatoire à la nuque.

INSOMNIE IDIOPATHIQUE

Rechercher toujours la cause, pour la traiter.

Voyage, distractions, éviter travaux intellectuels exagérés ; boire des vins généreux ; coucher dans une chambre fraîche et très obscure ; boire un verre de bière ou un grog froid en se couchant. Hydrothérapie. Frictions.

Insomnie sénile (Dana)

℞ Extrait de fleurs de cannabis	VI gtt.
Codéine	0gr.01

M. S. A.

A prendre en se couchant.

Donner aussi le sirop de chloroforme, l'hydrate de chloral en lavements, les gouttes de teinture de piscidia (quarante par jour), le sulfonal (un cachet de 50 centigr. en se couchant et un dans la nuit).

INSOMNIE NERVEUSE (Fronmüller)

℞	Hydrate d'amylène................	7 gr.
	Eau distillée de menthe poivrée.....	40
	Sirop de groseille.................	30
	Essence de menthe poivrée........	1 gtt.
	M. D. S.	

En prendre la moitié le soir.

℞	Tannate de cannabine.............	1 gr.
	Sucre............................	2
	P. F. pilules n° 4.	

S. — A prendre une à deux pilules le soir avant de se coucher.

POTION HYPNOTIQUE (Yvon)

℞	Hydrate de chloral................	2 à 5 gr.
	Bromure de sodium................	1 à 4
	Sirop de codéine............. } āā	15 à 20
	Eau de laurier-cerise.......... }	
	Eau..............................	100
	M. S. A.	

Si alcoolisme, opium et chloral; si tendances congestives, bromures; si fièvre, antithermiques.

INSOMNIE DES HALLUCINÉS (Luys

℞	Julep gommeux....................	160 gr.
	Sirop de chloral..................	50
	Ergotine..........................	0 50
	M.	

Une cuiller à soupe toutes les heures.

Bains tièdes avec décoction de 500 gr. de tilleul et 250 gr. de gélatine dissoute.

Pour l'hygiène des insomniaques, consulter mon livre : *L'Hygiène des Riches.*

ELIXIR A LA PARALDÉHYDE

℞	Sirop de menthe	60 gr.
	Eau de menthe	30
	Alcool à 90°	48
	Paraldéhyde	10
	Teinture de vanille	2
	M.	

Cuiller à soupe d'heure en heure.

ELIXIR D'HYPNONE

℞	Hypnone	I gtt.
	Alcool à 60° } ãã	3 gr.
	Sirop de menthe } ãã	
	M. pour une dose.	

FRICTIONS SOPORIFIQUES (Bouchut)

℞	Extrait de belladone } ãã	5 gr.
	— d'opium } ãã	
	M.	

Pour frictions sur les tempes et recouvrir de taffetas ciré.

INSUFFISANCES VALVULAIRES

Voir : *Cardiopathies.*

INTERTRIGO

Lavage et isolement minutieux de la région.

Compresses boriquées à cinq pour cent, suivies de poudrage au lycopode. On peut aussi employer le glycérolé tartrique à un pour cinquante et le poudrage d'amidon consécutif, ou bien encore le perchlorure de fer en lavages à cinq pour cent.

Chez les enfants. — Wertheimer conseille d'appliquer trois fois par jour, pendant une heure, des compresses imbibées de :

℞	Eau distillée	200 gr.
	Sublimé	0 10
	M.	

S'il est diphtéroïde, préférer l'eau phéniquée ou bien les lotions suivantes (Monin) :

℞	Infusion de camomille		100 gr.
	Eau de Cologne		20
	Teinture d'iode	āā	1
	Iodure potassique		
	M. S. A.		

Intertrigo rebelle (Monin)

℞	Emulsion de créoline	200 gr.
	Acide salicylique	10
	Essence de badiane	XV gtt.
	M. S. A.	

En badigeonnages trois fois par jour et recouvrir d'ouate hydrophile.

INTOXICATIONS

Voyez : *Empoisonnements.*

INVAGINATION INTESTINALE

Voyez : *Iléus.*

Insufflations d'air dans le rectum ou lavement gazeux, électricité, glace sur le ventre.

Déglutir une cuiller à café de mercure métallique ; donner des lavements d'acide carbonique et à l'intérieur du calomel.

Faire respirer du chloroforme.

Ponctionner l'intestin.

INVAGINATION RECTALE

Douches ascendantes à l'eau de Seltz.

Lavement à l'extrait de ratanhia (voir : *Chute*).

IODE (Empoisonnement)

Alternativement, donner une cuiller à café d'amidon délayé et une cuillerée à soupe de la potion suivante (chaque demiheure) :

℞	Eau distillée	150 gr.
	Hyposulfite de soude	4
	M. S. A.	

IODOFORME (Empoisonnement)

Toutes les cinq minutes, une cuillerée à

soupe d'une solution aqueuse de bicarbonate de potasse à dix pour cent (Behring).

IRIDO-CHOROIDITES

Traitement de l'iritis.
Ponction, iridectomie.

IRITIS (Traitement de l') (Galezowski)

1° Trois fois par jour, X à XII gouttes de ce collyre :

℞	Eau distillée........................	10 gr.
	Sulfate n. d'atropine..............	0 02
	M.	

2° Deux fois par jour, 50 centigrammes de sulfate de quinine ;

3° Une sangsue derrière chaque oreille ;

4° Traitement de la syphilis ou du rhumatisme (sirop de Gibert, salicylates, alcalins, colchique, antipyrine).

Frictions contre l'iritis (Desmarres)

℞	Onguent mercuriel............	ãã p. æ.
	Extrait de belladone...........	
	Camphre....................	
	M.	

Purgatif contre l'iritis (Sichel)

℞	Calomel.............................	0gr.60
	Huile de ricin......................	30
	Sulfate de soude....................	4
	M.	

IRRITATION CÉRÉBRALE
(Chez les enfants)

Traitement de J. Simon. — Eloigner l'enfant des réceptions et des fêtes, et même des réunions enfantines.

Administrer le bromure ; — ventouses sèches pneumatiques le long du rachis. Lavements fréquents, bains de valériane. Eviter l'électricité, le séjour à la mer.

EAU IODO-FERRÉE (Jeannel)

℞	Eau commune	650 gr.
	Acide citrique	5
	Bicarbonate de soude	4
	Iodure de potassium	1
	Tartrate ferrico-potass	1
	M. S. A.	

A boire aux repas.

PILULES DE LUTON

℞	Acétate neutre de cuivre	0gr.01
	Phosphate de soude	0 05
	Poudre de réglisse et glycérine	Q. s.
	Pour une pilule.	

Deux fois par jour.

Voir : *Méningite.*

IRRITATION SPINALE

Traitement de Glatz. — Nourriture très azotée, pneumothérapie, hydrothérapie, électrisation des centres nerveux par les courants continus. *Pro die*, trois de ces pilules :

℞	Extrait de noix vomique...........	0 gr.02
	Phosphure de zinc.................	1 à 2 mill.
	Gentiane pulv......................	Q. s.
	M. pour une pilule.	

ISCHÉMIE

Voyez : *Anémie*.

ISCHURIE

Voyez : *Dysurie*.

IVRESSE

Voyez : *Alcoolisme aigu*.

JAUNISSE

Voyez : *Ictère*.

KÉLOIDE

Pommade à un pour cent à la résorcine (Nüssbaum).

Emplatre de Kaposi

℞	Vigo C. M....................	āā 15 gr.
	Emplâtre de mélilot	
	M.	

Etendez sur un linge, et poudrez avec 12 gr. de poudre fraîche d'opium.

Exercer compression légère avec amadou. Eviter les interventions chirurgicales, sauf légères scarifications ou pointes de feu. Ne pas négliger de traiter l'anémie et la strume. Douches sulfureuses.

Vésicatoires, cautérisations au chlorure de zinc, ablution.

Voyez *Chéloïde*.

KÉRATITES

Phlycténulaire : voyez : *Conjonctivite id.*

Interstitielle ou diffuse : dans la première période, compresses chaudes, collyres astringents, atropine. Dans la deuxième, émollients, sangsues, scarifications.

Traitement général de la scrofule et de la syphilis.

Granuleuse : scarifier le pannus ; collyre à l'atropine, émollients et sangsues.

Suppurative : sangsues, atropine, cataplasme d'amidon avec extrait de saturne, paracentèse de l'abcès.

Chronique (taies) : insufflations de calomel le matin ; le soir, quelques gouttes du collyre suivant :

℞	Eau distillée..........................	10 gr.
	Iodure de potassium................	4
	M.S. A.	

Tatouage de la cornée ou pupille artificielle.

Sirop iodo-tannique suivant la formule d'Abadie :

℞	Sirop de framboise................	200 gr.
	Extrait de ratanhia..................	2
	Iode pulvérisé.........................	0 50
	M. S. A.	

De 5 à 30 grammes par jour, suivant l'âge.

KÉRATOME

Voir : *Cors.*

KÉRATOSE

Voir : *Xérodermie, Ichthyose.*

Onctions contre la kératose pilaire (Monin)

℞	Huile de foie de morue brune......	250 gr.
	Résorcine..............................	15
	Salol....................................	5
	Naphtol β.............................	2 gr.
	Saponine..............................	Q. s p. é.
	Essence de reine-des-prés, Q. s. pour parfumer.	
	M.	

Onctions 3 fois par jour avec de l'agaric.

KYSTES HYDATIQUES DU FOIE

Donner à l'intérieur des préparations iodurées et du calomel comme purgatif.

Ponctionner au bistouri et faire ensuite une injection vineuse.

Voir : *Hydatides*.

KYSTES SYNOVIAUX

Ponction suivie d'injection iodée.

S'il s'agit du petit kyste dit *ganglion*, l'écraser brusquement, puis comprimer avec une bande imbibée d'extrait de saturne.

KYSTES DE L'OVAIRE

Avant l'intervention chirurgicale, on peut essayer l'hydrosudopathie, les diurétiques et les drastiques, la compression méthodique.

Donner, tous les jours, pendant un mois au moins, de vingt-cinq à cinquante gouttes de la mixture suivante (Most) :

℞ Eau de laurier-cerise	} ãã	30 gr.
Teinture de digitale		
Vin d'antimoine		8
Extrait de ciguë	} ãã	4
— de belladone		

M. S. A.

Maintenir le ventre avec un bandage lacé ou mieux une ceinture orthopédique. Frictionner trois fois par jour avec la pommade à l'iodure de potassium.

On a aussi administré ce sel à l'intérieur ainsi que le chlorate de potasse (Craig).

Ponction, excision, injections, canules à demeure, ovariotomie.

LANGUE (Maladies de la)

Voyez : *Glossites*.

Langue noire (mélanoglossie)

Râcler fortement les parties atteintes et badigeonner de solutions fortement alcalines (Lannois).

Ulcères chroniques de la langue

Limer ou enlever les aspérités dentaires, s'abstenir de tabac, d'aliments sucrés, salés, épicés, trop chauds, etc. Reconnaître la nature de l'ulcère et opérer *de bonne heure* ceux qui offrent une nature maligne.

Voyez, d'ailleurs : *Syphilis*, *Glossites*, *Cancroïde*, *Leucoplasie*, *Psoriasis*.

Solution contre les ulcérations tuberculeuses de la langue (M. Rafin)

℞	Acide lactique	80 part.
	Eau	20

F. S. A.

Faire des attouchements répétés tous les jours, avec un pinceau trempé dans cette solution.

TRAITEMENT DE L'ECZÉMA DE LA LANGUE (de Molènes)

℞	Glycérine	50 gr.
	Hyposulfite de soude	4

Faites dissoudre.

Onctions matin et soir.

GLOSSITES LEUCOPLASIQUES

℞	Acide borique	20 gr.
	Eau de guimauve	500

En pulvérisations tièdes sur la langue deux fois par jour pendant dix minutes.

Onctions sur la langue, soir et matin, avec:

℞	Borate de soude	6 gr.
	Bromure potassique	1
	Vaseline	30 gr.

Traitement général suivant l'origine (*Syphilis, Arthritisme, Nicotinisme*).

Suppression de l'alcool, du tabac, des épices et de toute action irritante.

LARYNGITE AIGUE

Silence absolu. Repos au lit ou à la chambre.

Traitement de Poyet. — Avec le pulvérisateur à vapeur, faire des fumigations émollientes ; gargarismes avec eau de guimauve et de pavots additionnée de 25 centigr. de morphine.

Inhalations avec :

℞ Goudron	}	ãã
Teinture de benjoin	}	

Granules d'aconitine à un quart de milligr., trois par jour. Coca granulée Dalloz.

PULVÉRISATIONS DE SCHNITZLER

℞ Emulsion de 4 gr. de baume du Pérou		250 gr.
Chlorhydrate de cocaïne		0 05
Benzoate de soude	} ãã	5
Eau de laurier-cerise	}	
Essence de menthe		V gtt.

M. S. A

Toutes les deux heures, prendre une cuillerée à bouche de la potion suivante :

℞ Ipécacuana concassé	8 gr.
Écorce d'oranges amères	4
Eau	100

Faire une décoction : réduire et infuser, puis après filtration, édulcorer avec :

Sirop de polygala ou sirop de fleurs d'oranger, 30 grammes.

POTION DE WENDT

℞ Infusion de valériane	100 gr.
Teinture d'ambre	10
Sirop de fleurs d'oranger	20
Musc	0 40

M. S. A.

Une cuillerée par demi-heure.

L'une des meilleures formules pour les pulvérisations est la suivante :

℞ Hydrochlorate de morphine........		0 gr. 005
Sous-nitrate de bismuth.......	āā	0 05
Talc boriqué finement pulv....		
Pour 1 paquet.		

Un paquet pour une pulvérisation.

Dans le cas de laryngite fatigante, ajouter des lavements d'assa-fœtida.

Voyez : *Aphonie, Enrouement.*

Laryngite striduleuse infantile

Vomitifs. Cataplasme sinapisé au-devant du cou. Séjour au lit, avec bottes d'ouate recouvertes de taffetas gommé et maintenues par un bas de grande personne. Boissons chaudes.

Potion (Jules Simon)

℞ Eau distillée de tilleul..............	60 gr.
Sirop de tolu......................	30
— diacode....................	15
Alcoolat de racines d'aconit........	X gtt.
M.	

Une cuillerée à soupe d'heure en heure (enfant de trois ans).

Potion d'Archambault

℞ Lait sucré tiède....................	1 tasse
Jaunes d'œufs.......................	n° 1
Sirop de chloral....................	1 cuill.
Bromure de sodium................	1 gr.
M.	

En trois fois dans la nuit.

LARYNGITE CROUPALE (Despine et Picot)

℞	Looch blanc	70 gr.
	Sirop de polygala	30
	Extrait de cubèbe	2.
	Carbonate d'ammoniaque	0 60
	M.	

Cuiller à café toutes les heures (voir *Diphtérie*).

LARYNGITE TUBERCULEUSE

Climats sédatifs, un peu humides (Madère, Venise, Wight).

Vésicatoires sur les côtés du larynx. Pulvérisations calmantes et gargarismes antiseptiques, iodo-iodurés, laudanisés. Moure conseille les pulvérisations avec :

℞	Chlorhydrate de cocaïne	0 gr. 25 à 0 gr. 60
	Hydrate de chloral	2 à 3 gr.
	Bromure de potassium	2 à 4
	Glycérine pure	50 gr.
	Eau distillée	300

A employer trois ou quatre fois par jour, pendant trois à cinq minutes.

Suivant les cas, on supprimera la cocaïne et on la remplacera par de l'acide phénique cristallisé ou de la créosote de hêtre.

Les attouchements directs (sur les ulcérations) se font avec l'iode, l'acide lactique, le chlorure de zinc. Ils constituent la *médication locale* :

MIXTURE DE INGALLS

℞	Glycérine	30 gr.
	Acide phénique	IV gtt.
	Tannin pulvérisé	0 gr. 30
	Sulfate de morphine	0 20
	M.	

POUDRE DE JOHNSON

℞	Iodoforme	3 gr. 50
	Oxyde de zinc	2 10
	Morphine	0 10
	M.	

PILULES DE JORISENNE

℞	Créosote de hêtre pure	3 gr.
	Baume de tolu	8
	Réglisse Magnésie calcinée ou mieux carbonate de magnésie	Q. s.
	M. pour 80 pilules.	

A prendre huit à quinze pilules par jour, d'heure en heure.

Pour le *traitement général*, voyez : *Tuberculose.*

LARYNGO-SYPHILOSE

Le traitement ioduré congestionnant le larynx et causant une sortie de pseudo-grippe, il faudra recourir aux frictions mercurielles ou aux injections de calomel (Mauriac).

Localement, attouchements iodo-opiacés ou glycérino-cocaïnés. — Dans le cas de sténose extrême, trachéotomie, qui donne

76 pour cent de guérisons (Trélat), à condition de continuer le traitement spécifique.

Voyez : *Syphilis*.

LENTIGO

Voyez : *Ephélides*.

LÈPRE

A l'intérieur, trois capsules d'huile de chaulmoogra au milieu de chaque repas; pansements avec émulsion de Vidal :

℞ Baume de Gurjun............	} ãã	p. æ.
Eau de chaux.................		
M.		

Cautériser les ulcérations avec le nitrate d'argent ou la teinture d'iode.

TOPIQUE DE UNNA

℞ Vaseline.........................		100 gr.
Ichthyol.....................	} ãã	5
Chrysarobine....		
Acide salicylique.................		2
M.		

En applications trois fois par jour contre la lèpre tuberculeuse.

PILULES DE SILVA ARAUJO

℞ Salicylate de Hg.................	0gr.05
Huile de chaulmoogra.............	0 10
Excipient.........................	Q. s.
M. pour une pilule.	

Quatre par jour.

Prescrire le chlorate de potasse à haute dose (Carreau). S'abstenir des aliments qui poussent à la peau ; essayer l'électricité statique, les douches sulfureuses ; les frictions générales avec l'eau de Cologne salolée à 5 p. 100 (Monin).

Isolement du malade. Toniques, liqueur de Fowler, etc.

LEUCÉMIE, LEUCOCYTHÉMIE LEUCOCYTOSE

Chez les enfants : Régime riche en albumine et en phosphore, air salubre et ensoleillé ; bains chlorurés, frictions, massage, douches, faradisation.

Matin et soir, un des paquets suivants (Hénoch) :

℞	Hydrochlorate de quinine..... } Fer réduit.................... }	āā	0 gr. 03
	Poudre d'eucalyptus..............		0 25
	M. dans un 1 cachet.		

A chaque repas, un granule d'arséniate de soude et un de quassine à 5 milligr. chacun ; et après chaque repas, une grande cuillerée du vin suivant (Droixhe) :

℞	Vin de noyer composé.............	390 gr.
	Phosphate monocalcique...........	3
	— de soude................	2
	— de potasse..............	1
	M. S. A.	

Chez les adultes, iodures de fer et de potassium, liqueur de Fowler, inhalations d'oxygène, eau de la Vallière, de Pougues, etc. Dans la *pseudo-leucémie* (*Adénie*) on peut essayer les injections intra-ganglionnaires de liq. de Fowler.

LEUCOPHLEGMATIE

Voyez : *Plegmatia alba.*

LEUCOPLASIE BUCCALE

Voyez : *Psoriasis buccal, Glossite, Stomatite*, etc.

En cas d'ulcération (Schwimmer)

℞ Papayotine		0gr.05 à 0gr.50
Eau distillée	ãã	5
Glycérine		
M.		

Les badigeonnages sont répétés au nombre de deux à six par jour. Il importe que la solution soit préparée avec la papayotine de bonne qualité.

Deux à trois fois par jour, badigeonner la langue avec le baume du Pérou très pur et garder le médicament cinq minutes dans la bouche (Rosenberg).

MIXTURE TONIQUE ET ANTISEPTIQUE (Monin)

℞	Alcool de menthe..................	160 gr.
	Acide phénique pur cristallisé......	20
	M. S. A.	

Quelques gouttes dans un peu d'eau tiède pour brosser les dents et rincer la bouche matin et soir.

Enlever les papillômes buccaux avec l'acide chromique ou avec le thermo-cautère.

LEUCOPLASIE VAGINALE

Pommades alcalines fortes, injections boratées tièdes. — Voir *Epithélioma*.

LEUCORRHÉE

Traiter d'abord l'état général (chlorose, lymphatisme).

LEUCORRHÉE VAGINALE DES JEUNES MARIÉES (Monin).

℞	Eau-de-vie camphrée...........	āā	120 gr.
	Glycérine boriquée au 1/10.....		
	Sulfate de zinc.......................		10
	Ergotine............................		5
	M.		

Cuillerée à soupe, matin et soir, dans un demi-litre d'eau chaude (pour injections).

Injection chaude matin et soir avec :

℞ Noix de galle concassée............ 10 gr.
Racine de bistorte concassée....... 5
Feuilles de noyer.................. 15
Eau................................ 1 litre.
M.

Faire bouillir jusqu'à réduction à 800 gr. et passer (Réveil).

10 à 15 centigr. de sulfure de calcium à l'intérieur (Wilson).

Traitement classique de la chlorose et du lymphatisme. Vin Bravais.

Tous les matins, une infusion d'aulnée : 12 gr. pour 150 gr. d'eau (Chéron).

Injections avec 30 gr. de feuilles de myrthe, bouillies dans un litre d'eau.

L'opiat de Tissot a rendu bien des services :

℞ Conserve de roses................. 90 gr.
— de romarin.......... } āā 30
Poudre de quinquina gris...... }
Macis pulvérisé.............. } āā 8
Cachou pulvérisé............. }
Essence de cannelle................ III gtt.
Sirop d'écorce d'oranges, Q. s. pour opiat.

Dose : 8 gr. matin et soir.

INJECTION CONTRE LA LEUCORRHÉE (Henske)

℞ Chlorate de potasse................ 30 gr.
Teinture d'opium................... 30
Eau de goudron..................... 470

Deux ou trois cuillerées à bouche dans un litre d'eau pour injections matin et soir.

LEUCORRHÉE REBELLE (Monin)

℞	Infusion de verveine	800 gr.
	Alun de potasse	10
	Iodure de sodium	4
	Teinture d'iode	2
	M.	

Trois injections par jour. Bains sulfureux. Toniques antistrumeux.

AUTRE FORMULE (Pietra Santa)

℞	Infusion de fleurs de sureau	300 gr.
	Alcool camphré	15
	Sulfite de soude	20
	M. S. A. (usage externe).	

AUTRE FORMULE (Corral)

℞	Quintisulfure de potassium	15 gr.
	Décocté de feuilles de noyer	500
	M.	

Six injections par jour, en diminuant la dose de foie de soufre, au fur et à mesure que l'amélioration se produit.

INJECTIONS DE GAMBERINI

℞	Infusion de camomille	125 gr.
	Teinture d'aloès	15
	F. S. A.	

Trois injections semblables tous les jours.

On peut aussi employer les insufflations d'acide borique en poudre, ou celles de Gallard :

℞	Amidon	4 gr.
	Sous-nitrate de bismuth	1
	M.	

Voir : *Métrites*, *Blennorrhagie*, *Vaginite.*

LEUCORRHÉE INFANTILE (Bouchut)

Lotions intimes avec l'eau de feuilles de noyer et l'eau de Goulard ; à l'intérieur, arsenic, huile de foie de morue et quinquina. Cautériser tous les deux jours, avec 20 centigr. de nitrate d'argent dissous dans 50 gr. d'eau distillée. Laver à l'eau phéniquée au deux-centième ; après chaque lavage, laisser entre les grandes lèvres une mèche de charpie imprégnée de précipité rouge.

PILULES ANTILEUCORRHÉIQUES (Debreyne)

℞	Safran de Mars	0 gr. 10
	Cachou	0 10
	Aloès	0 025
	Extrait de valériane	0 05
	Térébenthine de Venise	Q. s.
	Pour une pilule.	

Six par jour.

POMMADE DE TERRILLON

℞	Vaseline	āā 150 gr.
	Amidon	
	Tannin	50
	M.	

INJECTION ANTILEUCORRHÉIQUE

℞	Sulfate de cuivre cristal	1 gr.
	Eau commune tiède	200
	Faites dissoudre.	

Cette formule, fort simple, m'a réussi dans bien des cas.

TRAITEMENT INTERNE DE LA LEUCORRHÉE

℞			
℞	Hélénine	āā	0 gr. 01
	Inuline		
	Sucre de lait		Q. s.

Pour une pilule. De 2 à 4 dans les vingt-quatre heures.

On préconise encore, à l'intérieur : l'élixir américain de Courcelles, le viburnum, le seigle ergoté, le colchique et les antiblennorrhagiques balsamiques ; mais c'est le régime analeptique qui, avec les toniques et reconstituants, réussit le mieux contre la leucorrhée vraie.

LICHEN PLANUS ET RUBER

Alcalins à l'intérieur. Onction, matin et soir, avec :

℞		
℞	Glycérolé d'amidon	20 gr.
	Acide tartrique	1
	M.	

Bains vinaigrés (Vidal) ou bains de vapeur humide. Hydrothérapie, chaude surtout.

LICHEN POLYMORPHE INFANTILE

℞ Fleur de soufre...............	} āā	36 gr.
Huile de hètre ou huile de cade.		
Axonge......	} āā	100
Savon noir....................		
Craie préparée....................		24

F. S. A. une pommade.

Bains avec 250 gr. de gélatine et 125 gr. de sulfure potassique.

Contre le *lichen agrius scrofuleux*, badigeonnages à l'huile de cade pure (Bazin).

A l'intérieur, donner des antinerveux et principalement le bromure d'arsenic (Monin).

POMMADE DE MONIN

℞ Styrax......................	} āā	20 gr.
Cold-cream....................		
Précipité blanc....................		1
Huiles de santal et de bouleau...	āā	X gtt.

M. S. A.

En onctions trois fois par jour. (Cette pommade possède l'agréable odeur du cuir de Russie.)

LIENTÉRIE

Voyez : *Diarrhée, Entérite*, etc.

LIPOTHYMIE

Voir : *Syncope*.

LITHIASE BILIAIRE

Régime. — Pain grillé, viandes blanches ; éviter œufs, graisses, tomate, oseille, crustacés, coquillages, fromage avancé, vin pur.

Manger des pommes de terre, des légumes verts, des fruits.

Boire de l'eau de Vichy (Hôpital). Repas peu copieux, régulièrement espacés.

Tous les matins, prendre deux cuillerées à café de sel de seignette dans de l'orangeade très sucrée, ou deux verres d'Hunyadi Janos.

Matin et soir, frictions sur tout le corps avec l'alcoolat de Fioravanti.

Beaucoup d'exercice, très peu de préoccupations.

SIROP ANTI-LITHIASIQUE (*Monin*)

℞	Sirop des cinq racines.............	500 gr.
	Extrait hydro-alc. de boldo.........	15
	Acétate de potasse.................	15
	Salicylate de lithine	5
	M.	

Cuiller à soupe avant chaque repas.

Vals-Précieuse.

Tous les deux jours, bain avec :

℞	Borax............................	100 gr.
	Teinture de benjoin...........	ãã 15
	— de lavande...........	
	M.	

suivi de massage abdominal avec l'huile de ricin, mélangée d'un tiers d'essence de pin.

Pendant les crises, prendre, toutes les heures alternativement, une perle d'ess. de térébenthine, une d'éther et une de chloroforme.

Le matin, 50 centi. de *benzoate* de lithine, dans un verre de jus d'herbes.

Voyez : *Coliques hépatiques.*

Autres traitements. — Huile d'olive, 150 gr. chaque matin (additionnée d'un peu d'essence d'anis).

PILULES DE J. CYR

℞ Podophyllin	....	0 gr. 40
Extrait de belladone	....	0 30
— de noix vomique	....	0 10
F. S. A. 10 pilules.		

Perles d'éther amylvalérianique (2 à chaque repas).

LITHIASE URINAIRE

Voyez : *Gravelle.*

LOMBRICS

Voyez : *Ascarides.*

LOUPES

Injections avec :

℞	Eau de laurier-cerise...............	2 gr.
	Cocaïne chlorhydrate...............	0 05
	Liqueur de Fowler................	III gtt.
	M. (Barth).	

(Voir mon *Hygiène de la beauté.*)

LUMBAGO

Repos au lit, frictions à l'alcool camphré, au liniment chloroformé opiacé. Ventouses scarifiées nombreuses, suivies de badigeonnages avec la solution aqueuse de tannin.

Sachets de son grillé très chaud, bains et douches de vapeur ; frictions variées, badigeonnages avec la teinture d'iode. A l'intétérieur, sulfate de quinine et essence de térébenthine. Voyez : *Rhumatisme.*

Contre le lumbago traumatique ou *tour de reins*, massages, ventouses sèches, courants induits.

TOPIQUE DE BURGGRAEVE

℞	Collodion riciné...............	ãã	p. æ.
	Teinture d'iode...............		
	Ammoniaque		
	M.		

En applications à l'aide du pinceau.

Potion contre le lumbago arthritique (Hollister)

℞	Iodure de potassium................	15 gr.
	Bromure de potassium..............	15
	Teinture de semences de colchique.	30
	Sirop d'écorce d'oranges amères ...	50
	Eau distillée........................	150
	F. S. A.	

Une cuillerée à café de cette potion, trois ou quatre fois le jour. Augmenter la dose jusqu'à ce que l'intestin soit légèrement impressionné.

LUPUS

Voir notre livre *Hygiène et traitement des maladies de la peau.*

Surveiller les cicatrices, surtout du côté des orifices naturels.

Badigeonnage avec :

℞	Alcool absolu......................	10 gr.
	Sodium.............................	1
	M. (Taylor).	

Traitement de Pleindoux

Promener un pinceau imbibé de créosote de houille sur les parties malades ; puis saupoudrer de calomel.

A l'intérieur, huile de foie de morue et liqueur de Fowler.

En cas de lupus rebelle, scarifications ou cautérisations ignées (Besnier conseille d'essayer, préalablement, les onctions au savon noir de potasse).

On conseille aussi de cautériser avec la pâte de Canquoin, avec le rusma oriental et le nitrate acide de mercure, etc. Enfin, on peut essayer la *tuberculine* de Robert Koch.

Voyez : *Esthiomène.*

LUPUS ÉRYTHÉMATEUX (Brocq)

℞	Acide salicylique	1 gr.
	Acide pyrogallique	2
	Vaseline pure	20

Cette pommade est appliquée pour la nuit ; le jour, on applique cette autre ;

℞	Acide salicylique	0 gr. 50
	— lactique	0 50
	Résorcine	0 75
	Oxyde de zinc	2
	Vaseline pure	17
	M. S. A.	

Pour le traitement interne, voir *Phtisie* et *Scrofule.*

LYMPHADÉNOME
(Lymphome, lymphosarcome)

On prescrit les granules d'acide arsénieux à doses progressives et l'on injecte directement, dans les glandes hypertrophiées, deux à quinze gouttes de liqueur de

Fowler, tous les deux ou trois jours (Czerny et Von Winiwarter).

GOUTTES D'ISRAEL

℞	Liqueur de Fowler	10 gr.
	Malate de fer	15
	M.	

Dix gouttes, trois fois par jour, pendant deux mois.

Deux capsules d'huile phosphorée à chaque repas (Verneuil).

Hypophosphites de chaux ou de soude.

ROB IODOTANNIQUE (Ebrard)

℞	Sirop concentré de café	500 gr.
	Teinture d'iode iodurée	8
	— de belladone	4
	M. S. A.	

Une cuillerée à dessert, après le repas, dans une tasse de café ; cuill. à café pour les enfants.

LYMPHANGITES

Cataplasmes d'amidon boriqué au vingtième ; bains d'eau phéniquée tiède prolongés.

LYMPHATISME

Voyez : *Scrofule.*

HUILE DE FOIE DE MORUE IODO-FERRÉE

Pour obtenir un produit de bonne conservation, on procède de la façon suivante :

℞ Limaille de fer porphyrisée......... 4 gr.
Iode bisublimé...................... 8 2
Ether .... 70 gr.

On agite jusqu'à formation d'iodure de fer, puis on ajoute ce mélange éthéré à

Huile de foie de morue............ 200 gr.

placée au bain-marie, et l'on chauffe jusqu'à évaporation totale de l'éther. — On filtre et divise en petits flacons. — L'huile de foie de morue iodo-ferrée concentrée est ainsi obtenue.

Pour préparer l'huile de foie de morue iodo-ferrée de consommation, on mélange :

℞ H. foie de morue iodo-ferrée concent. 10 gr.
Huile de foie de morue............ 300

HUILE DE FOIE DE MORUE AGRÉABLE (Monin)

℞ Huile de foie de morue....... } āā 500 gr.
Eau de chaux................. }
Saccharine 2
Essence d'amandes amères.......... 2
M. S. A.

Bains salins ou sulfureux. Vin Nourry iodo-tanné.

MACULES

Pommade de Baumes

℞	Axonge	70 gr.
	Extrait de Saturne	10
	Camphre	5
	M.	

Contre les taches qui succèdent aux éruptions syphilitiques et autres. Si elles résistent, appliquer en permanence les

Compresses de Ch. Mauriac

℞	Eau distillée	100gr.
	Eau de Cologne	40
	Chlorhydrate d'ammoniaque	0 60
	Sublimé	0 20
	M. S. A.	

Faire, en outre, du massage cutané (Balzer).

Voyez : *Ephélides*, etc...

MAIGREUR

Prescrire le régime amylacé et gras, en assurant, par la maltine, l'assimilation des féculents et, par la pancréatine, celle des graisses.

Huile de foie de morue en lavements (Zoppino)

℞	Huile de foie de morue	1000 gr.
	Jaunes d'œufs	n° IV
	Chlorure de sodium	7 gr.
	Eau	35
	F. S. A. — Pour lavements.	

℞ Huile de foie de morue	600 gr.	
Gomme adragante	2	50
Gomme arabique	50	
Hypophosphite de chaux	2	
Eau de chaux	Q. s. p.	

faire un litre d'émulsion.
F. S. A. — Pour lavements.

L'augmentation de poids chez les malades soumis aux lavements alimentaires d'huile est accompagnée d'une amélioration de l'état général, de l'appétit, de la digestion et des troubles morbides dus aux diverses viscéroptoses consécutives à l'amaigrissement. Enfin, ce traitement a encore pour effet de régulariser les selles.

MALADIE DE MÉNIÈRE

℞ Valérianate de quinine	4 gr.
Extrait d'aconit	1
Extrait mou de quinquina	5

M. pour 40 pilules (Grazzi).

Commencer par une pilule toutes les six heures, pour arriver à cinq pilules en huit heures ; puis, *decrescendo*, jusqu'à guérison.

Traitement de Charcot : Pilule avec 10 centigr. de sulfate de quinine et 10 centigr. d'extrait de quinquina ; commencer par trois par jour et aller progressivement jusqu'à neuf ; cesser trois semaines et recommencer avec les crises.

MALADIES MENTALES

Tous les jours, 3 milligr. de chlorhydrate d'hyoscine pour lutter contre l'insomnie.

Voyez : *Manie*, etc.

MALADIES DU CŒUR

Voyez : *Cardiopathies.*

MALARIA

Voir : *Fièvre, Cachexie, Impaludisme.*

MAL DE BRIGHT

Eviter humidité, brusques changements thermiques, mets épicés et irritants, vin, eau-de-vie, bière, liqueurs. Bains de vapeur, sulfureux, salins. *Vêtements de laine.*

Régime lacté intégral ou mixte.

Régime de Senator : viande blanche, porc, féculents et herbacés, fruits, graisses, lait, vin coupé d'eau. Pas de viandes rouges. — Climat sec : Le Caire, Gênes, Méran (en été).

PILULES DE BAMBERGER

℞ Perchlorure de fer.................. 0gr.02
Ményante pulv...................... 0 05
Extrait de taraxacum, Q. s. pour une pilule.

Trois par jour.

Solution

℞	Eau dist. de menthe..............	300 gr.
	Lactate de strontiane..............	0 60
	M.	

3 cuillerées à soupe par jour.

Pilules contre le mal de Bright (Monin)

℞	Tannin très pur....................	0gr. 10
	Extrait de jaborandi...............	0 05
	Aloïne	0 02
	M. pour une pilule.	

Deux à quatre par jour (aux repas).

Pilules de Wiethe

℞	Sulfate de fer......................	5 gr.
	Bicarbonate sod....................	5
	Extrait de pissenlit................	Q. s.
	M. pour 60 pilules.	

Trois le matin et trois le soir.

Toutes les deux heures, donner cuillerée à soupe d'une infusion de 20 grammes de quinquina gris pulv. dans 200 gr. d'eau bouillante, édulcorée avec 20 gr. de sirop d'orange amère.

Solution de Semmola

℞	Eau................................	1 litre
	Chlorure de sodium................	6 gr.
	Phosphate de soude................	2
	Iodure de potassium...............	1
	M.	

A boire dans les vingt-quatre heures.

Tonique dans l'anémie et la maladie de Bright
(Austin Flint)

℞ Chlorure de sodium	11 gr.	25
— de potassium	0	54
Sulfate de potassium	0	36
Carbonate de potassium	0	18
— de sodium	2	18
— de magnésie	0	18
Phosphate de chaux précipité	1	90
Carbonate de chaux	0	18
Fer réduit	1	65
Carbonate de fer	0	18

M. D. S. en capsules n° 60. — 6 par jour.

Voir, pour détails d'hygiène et de thérapeutique, notre livre : *L'Hygiène des Riches*.

Essayer la fuschine, selon la formule suivante (Monin) :

℞ Sirop de grenadine	200 gr.
Fuschine	4

M.

Cuillerée à dessert trois fois dans la journée.

Voyez aussi : *Albuminurie* et *Néphrite*.

MAL BRONZÉ D'ADDISON

Huile de foie de morue, hydrothérapie, bromure potassique (Potain), arsenic, strychnine.

Macération de quassia et de colombo.

Préparations martiales. Eaux minérales naturelles chlorurées, bains de mer.

Massage et électricité. Pointes de feu lombaires.

POTION

℞ Maltine sirop........................ 500 gr.
Permanganate de potasse.......... 5
Arséniate de fer..................... 0 50
M. S. A. (bouteille bleue).

Une cuillerée à soupe par jour (Monin).

Médecine des symptômes : combattre douleurs et vomissements.

MALADIE de GRAVES ou de BASEDOW

Voyez : *Goître exophtalmique*.

MALADIE DE PARKINSON

Voir : *Tremblement* (Paral. agitante).

MALADIE DE WERLOFF

Voir : *Purpura*.

MAL DE MER

Rester étendu, dans la position horizontale, faire le moins de mouvements possible, — le ventre étant sanglé par une ceinture ou bien l'épigastre comprimé par la pelote d'un bandage herniaire. On peut aussi étaler deux ou trois couches de collodion sur l'épigastre (Lœderich). A l'intérieur, prendre la potion suivante (Monin) :

℞	Sirop de chloral....................	80gr.
	Chlorhydrate de cocaïne...........	0 25
	M.	

Une cuillerée à soupe toutes les vingt minutes jusqu'à sommeil.

Pour détails, voir mon livre : *Hygiène et Médecine journalières*.

MAL DE MONTAGNE

Repos horizontal ; émission sanguine légère, régime doux ; infusions de coca, de thé, de café, de maté, de kola. Granules de Dioscoride (surtout à titre prophylactique) (3 par jour) et pilules de citrate de caféine à 0,10 (une toutes les heures).

MAL DE POTT

A l'intérieur, iode, phosphates, huile de foie de morue, ferrugineux (Voyez : *Rachitisme* et *Scrofule*).

Bains sulfureux et bains de mer chauds, bains iodés.

Liniment ammoniacal, etc... Cautérisations au thermo-cautère. Ponction des abcès.

Immobilisation dans la gouttière d'osier (Saint-Germain) ; corsets, etc.

Appareils orthopédiques de Rainal frères, corset de Sayre, etc. Séjour prolongé au lit.

MAL PERFORANT

Repos forcé, le pied élevé. Pansements humides. Cautérisations au thermo-cautère.

Essayer des courants continus, avant de pratiquer les amputations, que l'on devra retarder le plus possible.

MANIE

PILULES DE JOHN GRAY

℞ Extrait de noix vomique.......	} āā	0 gr.	40
Chlorhydrate de morphine.....			
Pipérine..........................		0	50
Hyoscyamine......................		0	15

M. pour 30 pilules.

Deux le jour et une la nuit.

Un lavement avec 125 gr. d'eau fraîche et 4 gr. d'éther sulfurique (Lafond).

MIXTURE DE CHIARUZZI

℞ Vinaigre distillé......................	120 gr.
Camphre pur......................	16

M.

Une cuiller à café quatre fois par jour dans une infusion de feuilles d'oranger fraîches.

INJECTIONS HYPODERMIQUES (Russel)

℞	Eau distillée........................	C gtt.
	Iodhydrate d'hyoscine..............	0gr,05
	M. S. A.	

En deux ou trois fois, à dix ou douze heures d'intervalle.

Voyez : *Aliénation.*

MASQUE DE LA GROSSESSE

Se laver le visage tous les matins et tous les soirs avec quelques gouttes du vinaigre suivant sur une serviette mouillée :

℞	Vinaigre aromatique du Codex.....	80 gr.
	Teint. de benjoin saturée à chaud.	30
	Acide chrysophanique.............	1
	Essence de reine-des-prés........	XXX gtt.
	M. S. A.	

Voir aussi notre *Hygiène de la beauté.*

FORMULE DE POMMADE (Monin)

℞	Beurre de cacao..............	āā	10gr.
	Huile de ricin.................		
	Oxyde de zinc.....................		0 20
	Précipité blanc...................		0 10
	Essence de roses..................		X gtt.
	M.		

Pour onction matin et soir.

Voyez : *Ephélides.*

MARASME

Voyez : *Cachexies.*

MASTITES

Propreté aseptique du mamelon ; arrêter le phlegmon en appliquant, dès le début, quinze sangsues autour du mamelon, puis des compresses avec du vin aromatique. A l'intérieur, laxatifs. Suspendre l'allaitement.

Si l'abcès est formé, cataplasmes, succion du sein. Opération.

Si abcès à répétition, tisane de Magendie :

℞	Infusion de chiendient..............	1 litre.
	Sirop de menthe	65 gr.
	Iodure de potassium...............	2
	M. S. A.	

Emplatre contre le phlegmon mammaire

℞	Poix noire....................	āā
	Cire jaune....................	
	Suif de mouton................	

MÉGALOSPLÉNIE

Voir : *Hypersplénotrophie.*

MÉLÆNA

Applications glacées sur le ventre, lavements froids et limonade nitrique glacée.

Potion contre le mélæna (Monin)

℞	Sirop de tolu......................	200 gr.
	Extrait de monésia..................	8
	Sous-nitrate de bismuth.	4
	Ergotine..........................	1
	M. S. A.	

Une cuillerée à soupe d'heure en heure.
Traitement symptomatique et médication causale.

Voyez : *Hémorragie*, *Entérorragie*, *Fièvre typhoïde*, etc.

MÉLANCOLIE

Traitement moral, distractions, voyages, eaux minérales ; frictions, massages, électricité ; potions au musc, à la codéine, aux solanées, au chloroforme. Tenir le ventre libre. Donner des douches froides et des bains de mer.

Pilules de Defoe

℞ Valérianate de zinc............	}	
— de quinine.........	} āā	1 gr.
— de fer.............	}	
Mucilage, Q. s. pour 20 pilules.		

Une avant chaque repas.
Voyez aussi : *Hypocondrie.*

MÉLANÉMIE

Voyez : *Impaludisme.*

MÉLANOSE

Voyez : *Cancer.*

MÉNINGITES

Diète lactée, bouillon, séjour au lit, chambre spacieuse, bien aérée, loin du bruit ; chevelure coupée très court. Sangsues mastoïdiennes.

Alcoolature de bryone : vingt à quarante gouttes (Bouchut).

Purgatif au calomel tous les deux jours ; sinapismes aux jambes. Glace et vésicatoires volants sur la tête, ou frictions avec la pommade :

℞ Vaseline	10 gr.
Emétique	1
Huile de croton	XX gtt.
M.	

Traiter les *vomissements* et les *convulsions* (voyez ces mots). Voir aussi : *Irritation cérébrale.*

TRAITEMENT DE LA MÉNINGITE DES ENFANTS (H. Pierron)

1° Entretenir la liberté du ventre par le calomel, le matin ;

2° Vésicatoire volant sur la tête ;

3° Frictions des aines et des cuisses avec l'onguent napolitain simple, trois fois par jour ;

4° Potion, toutes les demi-heures (deux ans), par cuillerées à bouche :

℞ Bromure de potassium	3 gr.
Iodure de potassium	0 60
Teinture de musc	X gtt.
Sirop de quinquina	90 gr.
Eau de tilleul	120

5° Quelques sangsues aux apophyses mastoïdes ;

6° Lait glacé, champagne frappé, viande crue.

MÉNINGITE CÉRÉBRO-SPINALE

Sangsues mastoïdiennes, vésicatoires à la nuque, lait et bouillon glacés, calomel *fracta dosi*, sulfate de quinine.

Surveillance constante ; varier le décubitus ; faire des frictions vinaigrées ; sonder le malade et lui administrer des lavements.

Alimentation et toniques dès que cela sera possible.

Toutes les quatre heures, administrer 5 centigrammes d'ergotine et 25 milligr. d'extrait de belladone en pilules (Read) ou bien essayer la :

POTION DE LANG

℞ Teinture d'acétate de cuivre........		
Eau distillée de tabac...............		30
— de cannelle.......	} ãã	15
Mucilage gomme arabique......		
Eau distillée........................		120
M. S. A.		

Une cuiller à soupe toutes les deux heures.

MÉNINGITE TUBERCULEUSE

MÉTHODE DE WARFWINGE

Raser la tête et l'oindre, matin et soir, avec :

℞	Vaseline	50 gr.
	Iodoforme	10
	M.	

Puis recouvrir d'un bonnet en taffetas imperméable.

A l'intérieur, potion bromo-iodée ; chloral en lavement ; sulfate de quinine, 1 à 2 gr. par jour dans un peu de tisane de valériane, ou, de deux en deux heures, la poudre de Skoda :

℞	Sulfate de quinine	0 gr. 10
	Extrait de chanvre indien	0 10
	Sucre de lait	6 50
	M.	

MÉNINGO-ENCÉPHALITE DIFFUSE

Voyez : *Paralysie générale.*

MÉNOPAUSE

Tenir le ventre libre (Hunyadi-Janos) ; faire des frictions sèches sur tout le corps ; vie régulière, exercices modérés, alimentation douce. Un jour sur deux, douche froide ou bain tiède de tilleul gélatiné. Exercice régulier en plein air ; fuir le théâtre, les réunions et les soirées, éviter les corsets trop serrés, l'usage des chaufferettes, la nourriture trop excitante. Porter des vêtements chauds.

Contre somnolence : sangsues anales, ventouses scarifiées à la nuque, purgatifs salins, bromures, castoréum et camphre.

Poudre laxative alcaline

℞	Bicarbonate de soude.........	āā	2 gr.
	Sulfate de soude..............		
	Poudre de soufre lavé..............		1
	M. S. A.		

Anémie de la ménopause (Jacobs).

Avant chaque repas, prendre le cachet suivant :

℞	Acide arsénieux....................	0 gr. 001
	Aloès	0 05
	Poudre de noix vomique..........	0 05
	Fer réduit.......................	0 10

En cas de prédominance des troubles nerveux, on prescrira l'extrait fluide de gelsémium (dix gouttes).

Dyspepsie de la ménopause

℞	Liqueur d'Hoffmann...........	āā	12 gr.
	Teinture de badiane...........		
	— de rhubarbe.........		
	— de noix vomique...........		4

Vingt gouttes avant le repas (Potain), dans quelques cuillerées d'eau.

DYSPEPSIE CHLOROTIQUE DE LA MÉNOPAUSE (Huchard)

℞ Charbon de peuplier...........	} āā	5 gr.	
Bioxyde de manganèse........			
Colombo pulvérisé..............	} āā	0	50
Poudre de noix vomique........			

Pour 20 paquets.

Un paquet à chaque repas.

TROUBLES CARDIAQUES DE LA MÉNOPAUSE (Monin)

℞ Poudre de cannelle................	0 gr.	10
— d'ergot....................	0	05
— d'arséniate de fer..........	0	01
— de digitale..................	0	05

M. pour 1 cachet.

Trois par jour et même davantage.

MÉNORRHAGIE

Repos au lit. Eau de Rabel, ergot, injections vaginales d'eau chaude. Café chaud à l'intérieur.

En temps intervallaire, médication arsénico-martiale, bains alcalins et chlorurés.

TRAITEMENT DES RÈGLES TROP ABONDANTES (Rheinstadter)

℞ Ergotine dialysée....................	10 gr.
Eau distillée..........................	70
Glycérine..............................	20
Acide salicylique......................	0,02

M. S. A.

Une cuillerée à café diluée dans trois cuillerées à bouche d'eau, à injecter dans le rectum une fois par jour, après selle préalable.

MÉNORRHAGIES VIRGINALES (P. Ménière)

℞ Teinture de chanvre indien......... 6 gr.
— de digitale............... 3
Alun de potasse.................... 1
M.

Cinq gouttes trois fois par jour.

Climats d'altitude dans les ménorrhagies rebelles.

MENTAGRE

Voyez : *Sycosis.*

MERCURE (Empoisonnement par)

Voyez : *Hydrargyrie.*

Vomitif au tartre stibié.

Eau albumineuse et eaux sulfureuses naturelles. Toutes les dix minutes, demi-cuiller à café de :

HYDRARGYRIE AIGUE (Schlosser)

℞ Soufre lavé.................... } āā
Miel blanc..................... }
M. en électuaire.

Lait à volonté.

MÉTÉORISME

Voyez : *Tympanisme, Dyspepsie.*

POTION CONTRE LE MÉTÉORISME (Fournié)

℞ Looch huileux .... 110 gr.
Essence d'anis .... X gtt.
Ether sulfurique .... 1 gr.
M.

Cuiller à soupe toutes les heures.
Elixir Bravais.

MÉTÉORISME INFANTILE (J. Simon)

℞ Axonge .... 60 gr.
Sulfate n. de strychnine 1
M.

En frictions 4 fois par jour sur l'abdomen.

MÉTRITES

Repos au lit ; vésicatoires volants sur le bas-ventre ; onguent mercuriel belladoné en onctions ; laxatifs ; douches vaginales chaudes ; grands bains. Eviter coït, vêtements serrés, fatigues.

Métrite parenchymateuse. — Sangsues sur le col ou mieux scarifications (Scanzoni). Amers et reconstituants ; drap de Priessnitz. Massage de l'utérus. Ceinture hypogastrique.

Endométrite catarrhale (voyez ce mot).

— Repos, diète. Modifier la muqueuse par l'iodoforme, le tannin, le nitrate d'argent, les injections caustiques. En cas d'échec, râclage à la curette, précédé et suivi d'injections antiseptiques et de repos absolu (Schrœder).

Voir aussi : *Catarrhe utérin.*

Métrite ulcéreuse du col. — Alun en poudre, grands bains tièdes, douches d'acide carbonique, cautérisation actuelle.

Voyez aussi : *Leucorrhée.*

℞	Bromure de potassium	20 gr.
	Eau distillée	300
	M.	

Une cuillerée à bouche ou un verre à liqueur après chacun des deux principaux repas, dans toutes formes de métrites.

POMMADE DE MARTINEAU

℞	Axonge benzoïnée		50 gr.
	Huile d'amandes douces		15
	Iodure de potassium		10
	Extrait de belladone	ãã	4
	Teinture de benjoin		
	Hyposulfite de soude		1
	M.		

Pour porter sur le col à l'aide de tampons d'ouate. On peut remplacer avantageusement pommades et tampons par les ovules et crayons Vigier à tous médicaments.

Mixture de Mundé

℞ Glycérine........................ 30 gr.
Iodoforme........................ 4
Chloral........................ 1
M. S. A.

Même emploi.

Lavement contre la métrite (P. Ménière)

℞ Eau distillée de tilleul.............. 150 gr.
Glycérine neutre.................. 50
Extrait de jusquiame.............. 1
Iodure de potassium.............. 10
Teinture d'iode.................. 5
M. S. A.

Une cuillerée à café de cette solution pour un quart de lavement d'eau chaude, à prendre en se couchant, tous les soirs.

Suppositoires à l'aristol. — On les dose à raison de 5 à 10 centigrammes du principe actif :

℞ Aristol........................ 1 gr.
Beurre de cacao.................. 90
Pour 10 suppositoires.

Pommade à l'aristol. — Elle a été employée pour enduire les tampons vaginaux :

℞ Aristol........................ 4 gr.
Axonge purifiée.................. 4
Lanoline........................ 32

Suppositoire vaginal de Desgranges

℞ Beurre de cacao.................. Q. s.
Extrait de belladone.......... } āā 1 gr.
— de ratanhia.......... }
Iodure potass.............. }
M.

Contre l'engorgement douloureux du col.

MÉTRORRHAGIE

Séjour au lit, tête basse, compresses froides sur le ventre, lavements froids. Traitement symptomatique des ulcères, tumeurs, végétations. Injections sous-cutanées d'ergotine.

Transfusion du sang.

Potion de J. Chéron

℞	Julep gommeux	120 gr.
	Rhum	50
	Teinture de capsicum	5
	M.	

Par cuillerées à bouche toutes les deux heures.

Formule de Montgomery

℞	Extrait de chanvre indien		0 gr. 50
	— liquide de seigle ergoté		4
	— — d'hamamelis	ãã	15
	Teinture de cannelle		
	M.		

Prendre une cuillerée à café trois fois par jour.

Potion de Courty

Faire infuser, dans 100 gr. d'eau, 30 centigr. de poudre de feuilles de digitale et ajouter :

℞ Sirop de grande consoude......	} āā	30 gr.	
Eau de fleurs d'oranger........			
Teinture de cannelle................		15	
Extrait de ratanhia................		4	
Ergotine..........................		1	
Extrait thébaïque..................		0	10
M.			

Une cuillerée à soupe toutes les trois heures, puis toutes les six heures, puis toutes les douze heures.

TRAITEMENT DES MÉTRORRHAGIES (Rokitanski)

℞ Extrait de seigle ergoté (2 fois purifié)		5 gr.	
Eau de cannelle.....................		170	
Sirop d'écorce d'oranges.......	} āā	15	
Rhum vieux.....................			
Acide salicylique..................		0	05
M. D. S.			

A prendre par cuillerée à soupe, trois fois par jour.

PILULES DE BOUCHUT

℞ Poudre de rue................	} āā	1 gr.	
— de sabine..............			
Extrait de cannelle..................		Q. s.	
Pour 20 pilules.			

Une le matin et une le soir.

Autres traitements : toutes les demi-heures, une tasse de café fort (Desprès) ; injections vaginales avec plusieurs litres d'eau à 50° ; pulvérisations d'éther sur l'abdomen ; vingt gouttes, trois fois par jour, d'ext. fluide d'hydrastis ; 10 à 30 centigr. de poudre de digitale, etc.

Voyez : *Hémorragie utérine.*

MÉTRORRHÉE

Toutes les heures, 5 centigr. de poudre de Dower (Nœgelé).

MIGRAINE

Traiter l'*arthritis* et la *dyspepsie* (Voir ces mots).

Café, eau de fleurs d'oranger, tisane de ményanthe, durant l'accès.

℞	Sulfate de quinine..................	1 gr. 50
	Citrate de caféine..................	1
	Morphine........................	0 05
	Sucre blanc........................	10

F. S. A. 5 paquets.

Un matin et soir.

POTION DE DUPOUY

℞	Infusion de café sucrée..............	100 gr.
	Chlorhydrate de morphine..........	0 05

M.

Avant chaque repas, une cuillerée à café.

Trois à dix gouttes de teinture de pulsatille (Tucker).

Une cuiller à soupe de sel de cuisine, puis une gorgée d'eau (Nothnagel).

Un gramme de salicylate de soude (Œlschlager).

Un gramme de bromure et cinq gouttes de laudanum. Vin Bravais.

Pédiluves sinapisés ; granules de digitaline à 1 milligr. ; d'aconitine à un quart de milligr. ; sulfate de quinine, 25 à 35 centigr.

Compresses sur le front avec solution de cyanure potassique au centième.

Applications sur la tête : éther, menthol, huile d'anis ; frictions sur les tempes avec :

℞ Ammoniaque liquide...........	} āā	20 gr.
Ether nitrique................		
Huile camphrée..................		18
Essence d'anis....................		2
M. S. A.		

Rondelles antimigraineuses (Mayet)

℞ Menthol........................	} āā	0 gr. 50
Chloral........................		
Blanc de baleine.................		2
Beurre de cacao.................		1
M. S. A.		

Prises contre la migraine (Ch. Liégeois)

℞ Sulfate de quinine..................	0 gr. 25
Salicylate de soude cristallisé.......	0 25
Chlorhydrate de morphine..........	1/4 cent.
Mêlez pour 1 paquet.	

Au début de l'accès de migraine franche, une de ces prises, de demi-heure en demi-heure.

Toutes les trois heures, une pilule avec 10 centigr. de bromhydrate de quinine et un quart de milligr. d'aconitine. S'arrêter à trois pilules (Vulpian).

Migraine ophtalmique (Piéchaud)

℞ Sirop d'éther	60gr.	
Antipyrine	3	
Citrate de caféine	0	20
Chlorhydrate de cocaïne	0	10
M. S. A.		

Une cuillerée à soupe, de trois en trois heures, jusqu'au calme.

Pendant l'accès, se placer la tête en bas et priser un peu de menthol.

Eviter fatigues, air confiné, lumière vive. Traitement du nervosisme et de l'arthritis.

Pilules antinévralgiques

℞ Nitrate d'aconitine	1/5 de mil.
Bromhydrate neutre de quinine	0 gr.10
Sirop de quinquina	Q. s.
M. pour une pilule.	

A administrer tous les quatre heures.

Voyez : *Céphalalgie*.

MOLLUSCUM

Exciser les verrucosités varioliformes et cautériser ensuite avec la teinture d'iode.

MORPHÉE

Voir : *Chéloïde*.

MORPHINOMANIE

Isolement dans une *maison de santé*. Surveillance.

Suppression brusque du poison. Hygiène physique et morale.

POTION DE BIRCH

℞	Extrait de chanvre indien...........	1 gr.
	— de coloquinte...............	0 50
	Teinture de strophantus............	XL gtt.
	Miel et poudre de rhubarbe.........	Q. s.
	Pour F. S. A. 50 pilules.	

Dose : trois à dix pilules par jour.

Un verre ou deux de bonne bière dans les vingt-quatre heures. Guimbail conseille les injections sous-cutanées de phosphate de codéine à 2 centigr.

Jennings conseille la spartéine et la nitroglycérine (voir : *Cardiopathies*).

MORPHINISME AIGU (Jammet)

℞	Café noir très fort.................	180 cc.
	Acide tannique......................	4 gr.
	Sirop de jusquiame................	25
	M. S. A.	

Par cuillerées à soupe toutes les cinq minutes.

Méthode de Mathison : emploi *progressif* du bromure à hautes doses.

Le Dr J. Chéron conseille le remplacement des inj. de morphine par des inj. de bromhydrate de quinine à 1 gr. pour 10.

D'autres auteurs prescrivent l'usage interne de l'antipyrine, du chloral et de la paraldéhyde, les injections avec 0,05 de phosphate de codéine, etc.

Voyez aussi : *Opium* (Empoisonnement par l').

MORPIONS

Voyez : *Pediculi*.

MORVE ET FARCIN

Débrider et faire saigner la plaie d'inoculation, la cautériser puissamment.

Traiter la lymphangite, les adénites et les abcès, ainsi que les ulcères et le jetage (injections iodo-iodurées).

Comme traitement général, saignées et éméto-cathartiques au début ; puis toniques et reconstituants, préparations de soufre et d'iode.

Teinture d'acétate de fer, 6 à 8 gr. par jour (Gluck) ; iodure de soufre (Bourdon) ; extrait d'aconit, 10 centigr., et acide phénique, 25 centigr., en pilules quotidiennes.

Bains sulfureux et eaux sulfureuses naturelles à l'intérieur.

PILULES DE BOURDON

℞ Iodure de soufre............... }
Soufre précipité............... } āā 1 gr.
Savon médicinal .... }
M. pour 20 pilules toluifiées.

4 par jour.

MOUCHES VOLANTES

Instillations quotidiennes, dans les yeux atteints, du collyre suivant :

℞	Eau distillée........................	10 gr.
	Iodure de potassium................	0 05
	M. S. A.	

Traiter la *choroïdite*, s'il y a lieu.

MOUSTIQUES (Piqûres de)

Voir *Insectes*.

MUGUET

Instituer, par une nourrice, une bonne hygiène de la lactation.

℞	Eau de menthe........................	100 gr.
	Glycérine...........................	15
	Borax...............................	10
	Teinture de pyrèthre................	1
	M.	

En collutoire trois fois par jour (Monin).

Injecter à l'aide d'une poire de l'eau alcaline de Vichy ou Vals dans la bouche de l'enfant, et donner, avant chaque tétée, une cuillerée à café de cette potion (Archambault) :

℞	Eau de fenouil................	āā	50 gr.
	— de chaux...................		
	Sirop d'anis..........................		25
	M.		

MUGUET DES PHTISIQUES (Mac Grégor)

℞ Acide borique	1 gr.	
Chlorate de potasse	0	75
Jus de citron	15	
Glycérine	10	

F. S. A.

Tordeus préconise, *intus et extra*, le benzoate de soude. Voyez aussi : *Aphtes*.

MYCOSIS FONGOIDE

Liqueur de Fowler à haute dose (Pick). Bains et cataplasmes d'amidon, suivis d'application de pommade avec 10 gr. d'oxyde de zinc et 5 gr. de pyrogallol pour 100 gr. d'axonge benzoïnée (Vidal, Tilden). Besnier préfère les injections et les pansements au naphtol camphré.

MYÉLITES

Ventouses, sangsues, vésicatoires volants, pointes de feu le long du rachis. Douches froides, électricité statique. Diète, immobilité au lit, lavements purgatifs. Purgations au calomel.

Traiter la syphilis, la goutte ou le rhumatisme. Iodure de potassium, nitrate d'argent et ergotine à l'intérieur. Prévenir le *decubitus acutus*.

Voyez : *Ataxie, Paralysie*.

MYOCARDITES

Voyez : *Cardiopathies.*

MYODYNIE

Voyez : *Rhumatisme musculaire.*

MYOPIE

Verres concaves appropriés.

MYRINGITE

Voyez : *Otites.*

MYXŒDÈME

Médication tonique et reconstituante. Bains sulfureux et régime lacté (Charcot). Grand air, climats chauds et secs, riche régime alimentaire, iode et iodures (Thaon), huile de foie de morue. Eviter le froid, donner de la strychnine et pratiquer des faradisations méthodiques (Morvan). Ingestions et injections d'extraits thyroïdiens. Greffes thyroïdiennes de mouton (Horsley). (Pour les formules, voir *Psoriasis.*)

NÆVUS

Voir : *Angiome*, *Tumeur érectile.*

NAUPATHIE

Voir : *Mal de mer.*

NAUSÉES

Voir : *Dyspepsie, Mal de mer, Vomissement.*

Faire prendre de quart d'heure en quart d'heure, ou seulement de demi-heure en demi-heure, une cuillerée à bouche de l'un des deux mélanges suivants, qu'on peut préparer extemporanément :

℞ Eau chloroformée saturée.......	60 cent. cubes
Teinture d'iode.................	VIII à X gtt.

ou encore :

℞ Eau chloroformée saturée.......	60 cent. cubes
Teinture de noix vomique.......	X à XII gtt.

NÉPHRITES

Voyez : *Mal de Bright, Albuminurie, Gravelle.*

Eviter le froid, l'humidité ; logement sec et bien ventilé, régime de laine, bains, frictions. Enveloppement de Priessnitz. Diète lactée.

Donner tous les jours 20 centigr. de fuchsine et une à six gouttes de la solution de trinitrine au centième.

Diurétique d'Immermann

℞ Eau distillée........................ 200 gr.
Acide borique........................ 7
M.

Une cuiller à soupe toutes les deux heures.
Bromure de strontium : 2 à 4 gr. par jour.

Drastique de Masius

℞ Extrait de coloquinte............ 0 gr. 06
— de houblon............... Q. s.
Pour une pilule.

Trois ou quatre le matin.
Contre l'anasarque, mouchetures, puis lavages à l'eau chlorée (P. Snyers).

Néphrite douloureuse

Tisane d'Adams avec :

Infusion de têtes de pavots : 100 gr. dans 500 gr. d'eau.
Nitrate de potasse............... 15 gr.

Dix gr. matin et soir dans une tasse de tisane de gruau ou de l'eau de Vals-Précieuse.
Voir aussi : *Coliques*.

Néphrosyphilose

Traitement par l'iodure, spécifique du tertiarisme.
Ajouter le traitement du mal de Bright : lait, frictions, massages, drastiques, tannin, bains de vapeur.

Frictions mercurielles dans la région lombaire, si l'albuminurie se rapproche de la période secondaire. Si non, 4 gr. d'iodure de strontium par jour dans du lait additionné de Vals-Saint-Jean.

Eviter avec soin les alcooliques.

Emplâtre de Vigo lombaire (Rendu).

Voyez : *Syphilis.*

Nota. — Aufrecht préconise le traitement suivant dans les cas de *néphrite* aiguë :

Repos au lit pendant toute la durée de l'albuminurie ;

Alimentation aussi pauvre que possible en principes azotés, potage à la semoule, à la farine, café sucré avec un peu de lait, du pain de gruau et de la biscotte. Le lait ne doit être donné qu'au bout d'une dizaine de jours de cette alimentation. Comme boisson, de l'eau de Seltz, avec ou sans addition de sirop, ou une eau minérale alcaline ;

Pas de diurétiques d'aucune sorte ;

Pendant la convalescence, préparations de fer.

NERVOSISME

PILULES DE HUCHARD

℞ Tartrate ferrico-potassique		10 gr.
Extrait de valériane		8
Poudre de castoreum		2
Essence de menthe	āā	X gtt.
— d'anis		

M. pour 100 pilules.

Deux à chaque repas.

PILULES HÉMATOGÈNES (Vindevogel)

℞ Lactate de fer........................ 8gr.
Arséniate de fer..................... 0 25
Extrait de noix vomique............. 0 50
— de gentiane................. 3
M. pour 100 pilules.

Deux au milieu de chaque repas.

BOLS ANTISPASMODIQUES

℞ Extrait de quinquina........... } āā 4 gr.
— de valériane............ }
Poudre de rhubarbe, Q. s. pour solidifier.
F. S. A. 30 bols.

Contre nervosisme et entéralgie, deux à cinq par jour.

BAIN ANTISPASMODIQUE (Topinard)

℞ Alcool à 90°........................ 30 gr.
Essence de thym.................... 2
— de romarin.................. 3
M.

Pour dix litres d'infusion chaude de tilleul à ajouter à l'eau du bain (femmes nerveuses).

FORMULAIRE DES GLYCÉROPHOSPHATES

Formule d'Albert Robin

℞ Glycéro-phosphate de chaux........ 0gr.25
Glycéro-phosphate de soude........ 0 10
Glycéro-phosphate de potasse...... 0 10
Albumine pulvérisée................ 0 10
Poudre d'ipéca..................... 0 01
Poudre de fèves de Saint-Ignace.... 0 02

Pour un cachet. Prendre deux de ces cachets par jour.

Formule de Gay.

Soluté de glycéro-phosphate de chaux :

℞ Glycéro-phosphate de chaux........ 10 à 30 gr.
Eau distillée, Q. s. pour 1000 c. c. de solution.

Dissolvez et filtrez.

Les médecins prescrivent volontiers des solutions à 10/300.

La dissolution est parfois incomplète ; l'addition d'une trace d'acide citrique la facilite et rend la liqueur rapidement limpide. On ajoutera 1 gramme de cet acide par 10 grammes de sel. Il ne faut pas substituer l'eau commune à l'eau distillée.

Dans les anémies nerveuses, dragées Hecquet au sesqui-bromure de fer.

NÉVROSES (Hammond)

℞ Bromure de zinc............... } ãã 1 gr.
Valérianate de zinc............ }
Phosphure de zinc.................. 0 10
M. pour 20 pilules.

Trois par jour.

Electrothérapie méthodique du Dr H. Baraduc, contrôlée par la *biométrie*.

NERVOSISME DES PETITES FILLES (J. Simon)

℞ Teinture de colombo................ 10 gr.
— de belladone.......... } ãã 4
Élixir parégorique............. }
M.

Cinq à dix gouttes aux repas.

PILULES DE MAXIMOWITCH

℞ Bromure de fer................	} āā	4 gr.
Bromhydrate de quinine.......	}	
Extrait de rhubarbe................		Q. s.
Pour 120 pilules.		

Deux pilules, trois fois par jour [1].

Vin et élixir Bravais. (Kola, coca, guarana.)

NEURASTHÉNIE

1° Douche en jet brisé sur le tronc, en terminant à plein jet sur les jambes et en évitant la tête ;

2° Avant chaque repas, un verre à bordeaux de macération de quassia, auquel on ajoutera deux gouttes de teinture de Baumé et six de teinture de Mars tartarisée ;

3° Après chaque repas, trois des pilules suivantes :

℞ Bromhydrate de quinine............	0 gr. 05
Extrait de valériane................	0 10
M. pour une pilule.	

4° Le soir, en se couchant, prendre, à une heure d'intervalle, deux cachets de sulfonal à 0, 50 centigr. ou bien deux cuillerées à soupe de polybromure à 1 gr. par cuillerée ;

1. Pour l'hygiène des névrosés, voir nos *Misères nerveuses* (Ollendorf, éditeur).

Les bains électro-statiques quotidiens de vingt à trente minutes sont également préconisés par Beard, Charcot et Vigouroux. Weir-Mitchell préconise l'isolement et la suralimentation.

NEURASTHÉNIE (Malbec)

1° Avant le repas, prendre vingt gouttes de la préparation suivante dans un peu d'eau sucrée :

℞		
Teinture de noix vomique......	} ãã	5 gr.
— de ciguë.............		
Teinture de colombo..........	} ãã	10 gr.
— de gentiane..........		
Essence d'anis......................		X gtt.

2° Pendant le repas, prendre un verre à bordeaux de :

℞		
Glycéro-phosphate de chaux.........		50 gr.
Sirop d'écorces d'oranges...........		50
Vin de quinquina..............	} ãã	200
— de kola..................		
M.		

Faire tous les deux jours une séance d'électricité statique d'une durée d'un quart d'heure.

NÉVRALGIES

Traiter la cause (*anémie*, *paludisme*, *syphilis*, *rhumatisme*, *myélite*, *hystérie*, etc.).

Injections hypod. de morphine et d'atropine. — Antipyrine et quinine.

Emplâtres d'opium et de jusquiame.

Vésicatoires volants morphinés.

Teinture d'iode morphinée à 2 gr. pour 60 (Bouchut).

Collodion morphiné à un pour trente.

Electrisations par courants continus, interrompus ou statiques, suivant les cas. Traiter toujours la cause dentaire des névralgies faciales, même ophtalmiques.

En désespoir de cause, névrotomie.

POMMADE DE GIORDANO

℞ Axonge..........................	12 gr.
Extrait d'aconit....................	3
Ammoniaque liquide................	III gtt.
M. pour frictions.	

LINIMENT DE SARRETSON

℞ Huile d'olives......................	10 gr.
— de croton....................	II gtt.
Vératrine..........................	0 24
Aconitine..........................	0 12
M. S. A. pour frictions.	

Trois fois par jour (névralgies superficielles).

Application de menthol ou d'essence d'anis, ou encore de la mixture de Guerder :

℞ Sulfure de carbone rectifié..........	90 gr.
Essence de menthe................	10
M. S. A. Agitez.	

LINIMENT DE G. DE MUSSY

℞	Alcoolat de mélisse.................	50 gr.
	Teinture de racine d'aconit.........	10
	Chloroforme.......................	5
	M.	

NÉVRALGIE PÉRI-ORBITAIRE (Galezowski)

℞	Menthol..........................	0 gr. 75
	Cocaïne..........................	0 50
	Chloral...........................	0 15
	Vaseline..........................	5
	M.	

en badigeonnages et recouvrir de taffetas d'Angleterre.

TRAITEMENT DES NÉVRALGIES (Dujardin-Beaumetz)

Administration des médicaments *antithermiques analgésiques* :

Pour la migraine, donner la préférence à l'*antipyrine* ;

Pour les douleurs fulgurantes, les douleurs par compression et les douleurs dentaires, à l'*acétanilide* ;

Pour les névralgies vraies, à l'*exalgine* ;

Pour les douleurs des névropathes, à la *phénacétine*.

Antipyrine : 1 à 4 grammes par jour en cachets ou dans du grog.

℞	Acétanilide.......................	1 gr. 50

En 3 cachets médicamenteux. A prendre

dans les vingt-quatre heures. A une action favorable contre les douleurs fulgurantes du tabes.

℞ Exalgine	2 gr. 50
Alcoolat de mélisse	10

Faites dissoudre et ajoutez :

℞ Eau de tilleul	120 gr.
Sirop de fleurs d'oranger	30

Une cuillerée à bouche à prendre matin et soir.

℞ Phénacétine	0 gr. 50 à 1 gr.

Pour un cachet. A prendre deux ou trois de ces cachets médicamenteux dans les 24 heures.

NÉVRALGIE TRIFACIALE (Monin)

℞ Lanoline	ãã 10 gr.
Glycérine	
Céruse	
M.	

Pour onctions 4 fois par jour, *locis dolentibus*.

COMPRESSES DE LOMBARD

℞ Eau distillée	30 gr.
Cyanure potass	0 20
M. S. A.	

Pulvérisations de menthol, de chlorure de méthyle.

Dans les cas de *névrites*, sangsues et

ventouses le long du trajet du nerf, cataplasmes et grands bains ; purgatifs et diurétiques.

Le traitement *général* réussit mieux que tous ces traitements locaux. Voici quelques formules :

(Villaret)

℞	Valérianate d'ammoniaque.......	āā	2 gr.
	Quinine brute..................		
	F. S. A. 20 pilules.		

Deux à dix par jour.

(Laënnec)

℞	Valérianate de quinine.........	āā	0 gr.05
	Lactate de fer.................		
	Iodoforme......................		
	Pour une pilule, à enrober dans du tolu.		

Quatre à six par jour.

J. Chéron : quinze à vingt-cinq gouttes de teinture de gelsémium.

(Féréol)

℞	Eau de laurier-cerise...............	10 gr.
	Sirop de morphine...................	30
	Sulfate de cuivre ammoniacal.......	0 10
	M.	

A prendre en trois fois, dans les vingt-quatre heures.

Traiter toujours la diathèse (syphilis, paludisme, arthritis). Climats sédatifs.

Chez les enfants

Pilules antinévralgiques (Roger).

℞ Extrait de valériane............	}	
Asa fœtida....................	} ãã	0gr.05
Galbanum......................	}	
Castoreum.....................	}	

Pour une pilule.

Trois à quatre par jour.

On préconise aussi la térébenthine (essence) (six capsules par jour), la teinture de paullinia (trente gouttes matin et soir), le bromure de camphre, les eaux sulfureuses naturelles, etc.

Névralgie intercostale

Traiter les lésions de la plèvre, du poumon, du cœur, de la moelle. Immobiliser le thorax dans du sparadrap. Chez la femme, baume tranquille et bandage ouaté soutenant les seins.

Névralgie lumbo-abdominale

1° Traitement de la *diathèse* (chlorose, arthritis, lymphatisme, herpétis) ;

2° Traitement de l'affection utérine, s'il s'agit d'une femme.

Névralgie du sein

Compression ouatée méthodique (Broca).

Névralgie de la vessie

Voir : *Cystalgie, Cystite.*

NÉVRALGIE VULVAIRE

Bains de siège narcotiques, pommades opiacées et belladonées, bromure de fer à l'intérieur.

Voyez : *Vaginisme.*

NÉVRITES

Révulsifs, courants continus, massage, hydrothérapie. Combattre la cause (traiter l'alcoolisme, le saturnisme, l'hydrargyrisme, l'arsénicisme). Iodures et bains sulfureux.

NÉVROPATHIE CARDIAQUE

Préparations de kola, convallaria, caféine, castoréum.

Pilules de Laurent

℞ Sulfate de spartéine	0gr.02
Extrait thébaïque	0 01

M. pour une pilule.

2 à 6 par jour.

NÉVROSES

Voir : *Nervosisme, Epilepsie, Hystérie, Chorée,* etc.

NICOTINISME AIGU

Donner la potion indiquée pour *mŏrphinisme aigu* ou bien la suivante :

℞	Vinaigre	45 gr.
	Eau distillée	30
	Sirop simple	0 45
	M.	

La moitié de suite, puis par cuillers à soupe toutes les cinq minutes (Schlosser).

En cas d'empoisonnement grave, donner une injection de strychnine hypodermique avec 10 centigr. de la solution à deux pour cent et la potion suivante par cuillerées (Monin) :

℞	Sirop de ratanhia	200 gr.
	Liqueur d'Hoffmann	50
	Teinture de noix vomique	10
	M. S. A.	

Hemicrania a tabaco (Monin)

℞	Bière anglaise	1 verre
	Chlorure d'ammonium	1 gr.
	M. S. A.	

A prendre en trois fois, à cinq minutes d'intervalle.

Infusion de café vert. Frictions énergiques.

NOMA

Voyez : *Gangrène buccale.*

Cautériser au fer rouge, lotionner avec la liqueur de Labarraque, etc.

Traitements de la *Septicémie* et de la *Pyohémie* (voir ces mots).

NOSTALGIE

Rapatriement. Hydrothérapie. Bromures. Médecine des symptômes.

NYCTALOPIE

Conserves fumées, purgations, traitement de l'affection concomitante.

NYMPHOMANIE

Bains de siège froids et hydrothérapie méthodique.

Bromure de camphre à l'intérieur, lavement de chloral.

Internement dans un asile. Bains électrostatiques.

ÉMULSION SÉDATIVE

℞	Émulsion sucrée....................	500gr.
	Jaune d'œuf.........................	n° 1
	Camphre.............................	0 50
	Bromure de sodium...................	4
	M.	

Par cuillerées d'heure en heure.

NYSTAGMUS

Opérations ténotomiques.

Electricité. Médication causale et symptomatique.

OBÉSITÉ

On obtient un amaigrissement rapide par le régime suivant (Monin).

1er déjeuner : thé au lait et 30 gr. de pain grillé.

2e déjeuner : 2 œufs, 50 gr. de viande, 100 gr. de légumes verts ou de pommes de terre bouillies, 20 gr. de fromage ; pain grillé et thé bouillant à discrétion.

3° Dîner sans potages ; 100 gr. de viande blanche, 100 gr. de légumes verts ou de macaroni, salade, fromage sec, fruits. Pain grillé à discrétion. Un verre et demi de vin blanc coupé d'eau.

PILULES ANTI-OBÉSIQUES

℞ Sulfate de sodium		0 gr.	50
Bicarbonate	} āā	0	20
Chlorure			
Sulfate de potassium	} āā	0	50
Carbonate de calcium			
— de magnésium		0	20
Carbonate de lithium		0	75
Extrait de cascara	} āā	3	
Racines de réglisse			
— de guimauve			

Pour 100 pilules argentées (4 à 8 par jour).

Eviter les aliments gras et les farineux, le sucre, le lait, le beurre, la bière, le champagne et les vins sucrés. Au plus, tous les jours 600 gr. de solides et 300 gr. de liquides, distribués en trois repas. Préférer thé, pain grillé, viande rouge, boissons chaudes, œufs à la coque, café, poissons, fruits frais, légumes verts, fromage. Eviter les soupes et les ragoûts, les pommes de terre et les volailles grasses.

Cure à Marienbad, Niederbronn, Brides, Tarasp. (pour les détails, voir notre *Hygiène de la beauté*). Boire de l'eau de Carabana, un verre à madère tous les deux matins.

Bains de vapeur, exercice sous toutes ses formes. Alcalins et iode ; purgatifs, massage, flanelle. Pas plus de sept heures au lit.

Climats d'altitude.

OCCLUSION INTESTINALE

Voyez : *Iléus*.

ODONTALGIE, ODONTOPATHIES

Voyez : *Dentition* (maladies de la).

ŒDÈME GLOTTIQUE

Vomitifs, vésicatoires ; inhalations de va-

peurs calmantes ; sinapismes ; trachéotomie.
Voyez : *Laryngite.*

ŒDÈME INFANTILE

Voyez : *Sclérème..*

ŒDÈME PUERPÉRAL

Repos, mouchetures. Traiter l'albuminurie.
Voir : *Phlegmatia.*

ŒDÈME PULMONAIRE

℞ Jalap pulvérisé		1 gr.
Calomel		0 10

M. S. A. en 10 paquets.

Un toutes les heures.

TRAITEMENT DE L'ŒDÈME PULMONAIRE

℞ Acide benzoïque		3 gr.
Camphre	āā	0 50
Sulfure d'antimoine	āā	0 50
Oléosaccharate de fenouil		5

P. f. dix paquets que l'on prendra dans du pain azyme.

Combattre l'alcoolisme par le chloral et l'opium, l'adynamie par les injections hypodermiques d'huile camphrée. Favoriser la résolution par les boissons alcalines iodurées (du Moulin).

Dans le cas d'œdème aigu, injections sous-cutanées d'éther; si le pouls est plein et dur, large saignée.

(Voir: *Cardiopathies* et *Mal de Bright.*)

ŒSOPHAGISME

Cathétérisme avec olives de plus en plus grosses. Introduire une sonde molle graissée avec pommade belladonée (Mondière).

Antispasmodiques (bromures, glace, bains prolongés).

Tous les jours, un lavement avec 2 gr. de chloral et 2 cuillerées à soupe (matin et soir) de la potion suivante (Monin):

℞ Sirop de belladone	} āā	100 gr.	
— thébaïque			
Bromure de sodium		10	
Sulfate de strychnine		0	05
M. S. A.			

ŒSOPHAGITE

Mouche de Milan à l'épigastre et ventouses scarifiées le long du rachis. Boissons mucilagineuses. Cathétérisme avec bougie œsophagienne imprégnée de la pommade suivante (Monin):

℞ Beurre frais	30 gr.	
Borate de soude	3	
Chlorhydrate de cocaïne	0	30
M.		

Glace, lait, tisanes de psyllium ou de pépins de coings. Potages au tapioca et au salep.

OIGNON

Traitement de Lewis Sayre

Pour traiter l'oignon, le chirurgien enroule autour du gros orteil, de sa base à son extrémité libre, une bandelette de diachylon, et la conduit le long du bord interne du pied. On lui fait contourner le talon, et on la ramène jusqu'à la tête du cinquième métatarsien. On la fixe à ce niveau avec une autre bandelette transversale, et on assujettit le tout avec une bande roulée. Ordinairement, il faut, avant de procéder à ce pansement, disposer un petit coussinet de diachylon autour de l'oignon, de manière à placer celui-ci au fond d'une sorte de cupule qui le protège.

Voyez aussi : *Cors aux pieds*.

OMBILICAL (Cordon)

Poudre antiseptique et siccative à employer dans les cas de cordons gras, pour prévenir le sphacèle humide (Bonnaire) :

℞ Talc..........................	ãã	30 gr.
Tannin..........................	ãã	30 gr.
Sous-nitrate de bismuth........	ãã	30 gr.
Acide salicylique....................		2

Porphyrisez et passez au tamis.

Pour saupoudrer le cordon avant la chute et la plaie ombilicale.

ONYXIS

Traitement de la scrofule et de la syphilis.

Pansement à la poudre d'iodoforme.

L'onyxis incarné se guérit par l'interposition, entre l'ongle et le rebord de la phalange, d'un brin de charpie imbibé de perchlorure de fer et renouvelé journellement.

En cas d'échec, opération par divers procédés.

Voyez : *Syphilis.*

OOPHORITE

Voir : *Ovarite.*

OPHTALMIES AIGUES

Voyez : *Conjonctivites, Kératites,* etc.

Purgatifs et saignées locales. Collyres résolutifs. Calomel et sulfate de quinine, si périodicité. Traiter le rhumatisme, la scrofule, la syphilis. Repos des yeux dans l'obscurité.

Compresses résolutives

℞	Eau de mélilot	50gr.
	— de laurier-cerise	15
	Borax	1
	Acide salicylique	c 25

Collyre anodin

℞	Eau de roses	100 gr.
	Extrait de jusquiame	1
	M.	

Ophtalmie purulente

Voyez : *Conjonctivites.*

Lavages et compresses avec :

℞	Eau distillée	1 litre
	Naphtol α	0 20
	M. (Budin).	

S'il n'y a pas chémosis, cautériser au crayon mitigé et appliquer compresses boriquées glacées ; s'il y a chémosis, scarifier ou exciser.

Prophylaxie de l'ophtalmie purulente (Valude)

Aussitôt après la naissance, pendant le court instant d'arrêt qui précède la section du cordon, on essuiera les yeux du nouveau-né avec une boulette de coton hydrophile imbibée d'un liquide antiseptique quelconque, et on insufflera entre les paupières entr'ouvertes une petite quantité de poudre d'iodoforme finement pulvérisée.

Cette insufflation ne sera pas répétée.

Ophtalmie dite diphtéritique (Galezowski)

℞	Lanoline } ãã	5 gr.
	Axonge fraîche }	
	Iodoforme	2
	M.	

Gros comme un pois, pour applications trois fois par jour.

Ophtalmie granuleuse (Dujardin)

Trois fois par semaine, badigeonnage avec :

℞	Eau distillée	240 gr.
	Alcool	10
	Sublimé	1
	M.	

On peut aussi employer journellement le collyre de Desmarres :

℞	Eau camphrée	32 gr.
	Glycérine pure	6
	Borate de soude	2
	Acide tannique	1
	M.	

Ophtalmie scrofuleuse (Galezowski)

℞	Vaseline blanche	10 gr.
	Huile de cade	2
	M. (bad. au pinceau).	

Comme traitement général, gouttes de Sichel :

℞	Eau de cannelle	16 gr.
	Chlorure de baryum	2
	M.	

Deux à cinq gouttes trois fois par jour dans de l'eau sucrée.

Ophtalmie sympathique

Enucléation du mauvais œil. Collyre à

l'atropine et frictions mercurielles du côté sain.

OPIUM (Empoisonnement par l')

Pompe gastrique ou émétique, si l'on arrive à temps.

Injections hypodermiques de caféine, lavement de café alcoolisé ; injections d'éther, de strychnine ; frictions stimulantes, sinapismes, fer rouge, flagellation. Respiration artificielle, faire respirer de l'ammoniaque ; faire marcher le malade de force.

Massages, électrisations. Plus tard, combattre l'insomnie par les bromures.

Voir : *Morphinisme*.

ORCHITES AIGUES

Voyez : *Epididymite*. — Cataplasmes, bains, repos au lit ; donner toutes les deux heures deux gouttes de teinture d'anémone pulsatile.

En cas d'orchite très aiguë, sangsues le long du cordon. Purgatifs salins. Ponctions de la tunique vaginale. Electrisations.

Orchites chroniques

Tous les jours, 2 à 4 gr. d'iodure de potassium dans un litre de saponaire ou de salsepareille. Compression ouatée.

Compresses de chlorure d'ammonium à cinq pour cent.

POMMADE DE MALLEZ

℞ Axonge		45 gr.
Iodure de plomb		5
— de potassium		2
Extrait de belladone		1
— d'opium	} ãã	0 50
— d'aconit		
M.		

Pour frictions sur les testicules, les cordons, l'urèthre (dans toute variété d'orchite chronique).

Incisions, ponctions, castration.

Dans le traitement des orchites douloureuses, la pommade suivante :

℞ Gaïacol cristal. synthét.	3 à 5 gr.
Vaseline	30
M. S. A.	

a donné, d'après Balzer et Lacour, d'excellents résultats.

OREILLONS

Repos au lit, chaleur, embrocations huileuses, cataplasmes émollients. Alimentation semi-liquide. Purgation douce au calomel.

FRICTIONS CONTRE LES OREILLONS (Bouchut)

℞ Glycérolé d'amidon	30 gr.
Onguent napolitain	2
Sulfate de morphine	1
M. S. A.	

En cas de métastase testiculaire ou ovarique, appliquer sur les oreillons des révulsifs ; une friction avec le liniment sinapisé, par exemple, ou bien un badigeonnage avec la teinture de cantharides (Monin).

FORME GRAVE (Bouchard)

Prendre en trois fois, dans la journée, la potion suivante :

℞	Sirop de quinquina	100gr.
	Rhum	50
	Acide phénique	0 50
	M.	

D'heure en heure, l'un des paquets suivants :

℞	Sulfate de quinine	} āā.	0gr.25
	Acide salicylique		
	M. S. A.		

CHEZ LES ADULTES (Descroizilles)

Ne pas négliger de prescrire en même temps le suspensoir lorsqu'il s'agit d'un adulte, chez qui l'orchite est presque toujours à redouter. Il faut, en outre, prescrire : 1° des *purgatifs* (huile de ricin, eau saline, etc.) ; 2° des *diurétiques*, et 3° enfin et surtout des *diaphorétiques* à plusieurs reprises (l'infusion de Jaborandi est préférable, car elle s'élimine par les glandes salivaires, hâte leur résolution, grâce à l'activité de leur travail excrétoire, et favorise l'élimination des micro-organismes).

ORGEOLET

Toutes les heures, appliquer, durant cinq minutes, une compresse d'infusion de fleurs de sureau tiède et boriquée à quatre pour cent. Incision.

Repos de la vue, lunettes coquille teintées.

A l'intérieur, deux gouttes de teinture de belladone, trois fois par jour, dans de l'eau de goudron. Voir : *Furonculose.*

ORTHOPNÉE

Voyez : *Asthme, Dyspnée.*

OSTÉITES NON SUPPURÉES

Frictions, matin et soir, avec 15 gr. de savon noir et un peu d'eau (Kohlmann).

Traitement de la syphilis et de la scrofule. Opérations.

OSTÉOCOPES (Douleurs)

Voyez : *Syphilis.*

OSTÉOMALACIE

Régime tonique, bouillies d'avoine, de

maïs, d'orge, de blé au lait. Préparations de lacto-phosphate et de chlorhydro-phosphate de chaux. Séjour au bord de la mer ; bains sulfureux, *décubitus horizontal,* huile de foie de morue.

Contre les douleurs, capsules de térébenthine.

Dans la convalescence, porter une cuirasse articulée (modèle de Rainal frères).

OSTÉOMYÉLITE

Incision précoce profonde, suivie de trépanation ou de résection.

OTALGIE

Voir : *Otite* et *Furoncle.*

OTHÉMATOME

Badigeonner, matin et soir, avec mélange de teinture d'iode et de teinture thébaïque. Inciser la poche, si l'on veut gagner du temps.

OTITES

Otite moyenne aiguë

Instiller huit à dix gouttes de la solution suivante (Théobald).

℞	Eau distillée	30gr.
	Sulfate n. d'atropine	0 10
	M.	

Otalgie (Moure)

℞ Sulfate n. d'atropine............ } āā ogr.05
Chlorhydrate de morphine..... }
Glycérine neutre.................... 15
M.

Une ou deux gouttes matin et soir en instillations.

Mixture contre l'otalgie

℞ Chloral camphré..................... 5 gr.
Glycérine........................... 30
Huile d'amandes douces............ 10
M.

On introduit profondément dans l'oreille un tampon de coton imbibé de cette mixture et l'on pratique des onctions derrière l'oreille.

Otite furonculeuse (Miot)

Enduire quatre fois par jour le conduit avec :

℞ Glycérine.......................... 30 gr.
Acide borique................. } āā 1
Chlorh. de cocaïne............ }
M.

Contre les douleurs d'oreille

On introduira dans le conduit de petites bougies gélatineuses dont voici la formule (Gomperz) :

℞ Extrait aqueux d'opium............. ogr.10
Gélatine blanche.................... Q. s.
Pour F. S. A. 6 petites bougies coniques.

OTORRHÉE SANS LÉSION OSSEUSE

Instiller cinq fois par jour quelques gouttes tièdes du mélange suivant (Brisson) :

℞		
	Eau distillée	100 gr.
	Hydrate de chloral	3
	Sulfate d'alumine	5
	M.	

Recouvrir d'ouate salicylée.
Traitement général du lymphatisme.
Dans les cas rebelles :

INSUFFLATIONS DE BONNAFONT

℞		
	Azotate d'argent	ãã p. æ.
	Talc de Venise	
	Lycopode	
	M. intimement (flacon noir).	

ou bien :

TAMPONS DE MÉNIÈRE

℞		
	Pommade de concombre	20 gr.
	Baume du Pérou	2
	Proto-iodure de mercure	0 50
	Chlorhydrate de morphine	0 20
	M. S. A.	

On peut aussi employer les baumes de la Mecque et de tolu, et le baume otalgique, composé de 2 gr. de méthylal pour huit de baume tranquille.

OVARITE

Applications sur le bas-ventre de compresses froides, saturées de salicylate de soude. Repos au lit jusqu'à disparition de la douleur. Abstinence de coït.

En cas de récidives, sangsues vaginales, pilules de Vedeler, quatre fois par jour :

> ℞ Térébenthine d'Autriche....... } āā 0gr.50
> Bromure de potassium......... }
> Pour une pilule (ou plutôt 1 bol).

Suppositoires calmants ou ovules vaginaux morphino-belladonés de Chaumel du Planchat.

Eaux minérales chlorurées. Eviter le piano, la machine à coudre. Traiter les *métrorrhagies* (voir ce mot).

Voyez : *Kystes ovariques.*

OXALURIE

Eviter oseille, gingembre, fruits verts, cresson, vrilles de la vigne, rhubarbe, tomates, haricots verts. Manger viandes, poissons, volailles, peu de sucre et de farineux, éviter le café et l'alcool, les pommes, les groseilles, le champagne.

Prendre dans la journée (Golding Bird) :

> ℞ Infusion de mélisse................. 300 gr.
> Eau régale......................... IV gtt.
> M.

Eviter les eaux calcaires, l'humidité, l'air confiné, la dépression morale. Boire beaucoup d'infusions aromatiques longuement bouillies et non sucrées. Régime lacté. Cure à Vals.

OXYDE DE CARBONE (Empoisonnement)

Défaire les vêtements, jeter de l'eau froide à la face, frictionner le visage, faire la respiration artificielle.

Administrer un vomitif.

Inhalations d'oxygène.

OXYURES VERMICULAIRES

Lavement avec :

℞	Infusion de tanaisie.................	1 verre
	Glycérine................	3 cuill.
	Sirop de chlorure de sodium........	2
	M. (Monin).	

Lavements avec 200 gr. d'eau de chaux additionnée de 5 gr. de perchlorure de fer (West.).

En cas d'échec, donner 30 centigr. de santonine à l'intérieur, pendant cinq ou six jours, et tous les soirs un suppositoire avec :

℞	Beurre de cacao.............	Q. s.
	Onguent napolitain...........	0gr.05 à 0gr.20
	M. S. A. (Archambault).	

Matin et soir, laver l'anus avec la liqueur de Van Swieten.

A l'intérieur, prescrire aussi la mixture très efficace de Sydney Martin :

℞	Teinture de rhubarbe...............	XXX gtt.
	Carbonate de magnésie.............	0 gr.20
	Teinture de gingembre.............	1
	Eau..............................	12

Cette dose doit être prise trois ou quatre fois par jour, suivant l'effet produit sur l'intestin.

LAVEMENT CONTRE LES OXYURES (Monin)

℞	Infusion de valériane très sucrée....	100 gr.
	Jaune d'œuf......................	nº 1
	Calomel..........................	0 gr.20
	Résorcine........................	0 05
	M.	

Administrer toujours les lavements le soir.

POMMADE (Monin)

℞	Lanoline...................... } ãã	20 gr.
	Huile de foie de morue........ }	
	Précipité blanc...................	5 gr.
	Essence de lavande................	1
	M.	

Introduire, matin et soir, dans l'anus, une mèche de charpie imprégnée de cette mixture ou mieux employer le porte-pommade Rainal frères.

PILULES DE SZERLECKI

℞	Santonine.........................	2 gr.
	Extrait d'absinthe................	1 50
	Guimauve pulvérisée...............	Q. s.
	M. pour 20 pilules.	

En prendre à jeun une ou deux (enfants), ou deux à six (adultes).

TRAITEMENT DE G. SÉE

Introduire profondément dans le rectum un peu d'onguent mercuriel simple.

Voyez aussi : *Ascarides*.

OZÈNE

TRAITEMENT DE MOURE

Matin et soir, irrigations avec :

℞	Créoline	1 gr.
	Alcool pur	120

Une cuillerée à café de ce mélange par litre d'eau tiède. Extraire les nécroses.

Faire ensuite des pulvérisations intranasales avec :

℞	Acide phénique	20 gr.
	Résorcine cristal	5
	Glycérine pure	50
	Eau	300

pour pulvérisations tièdes pures ou additionnées de quelques gouttes d'un vinaigre antiseptique.

POUDRE CONTRE L'OZÈNE (Meyer)

℞	Poudre de charbon	ãã p. æ.
	— de quinquina	
	— de myrrhe	

Pour priser.

BLENNORRHÉE NASALE (Monin)

℞ Poudre de café torréfié........... 6 gr.
— de poivre cubèbe........... 4
— d'iodol..................... 2
M. S. A.

A priser quatre fois par jour, dans les rhinites chroniques sécrétantes, l'ozène, etc. Bien nettoyer le pharynx et les fosses nasales avec une tige garnie d'ouate et imbibée de créoline au cinquantième. Injections avec le syphon de Weber, après avoir dissous dans un demi-litre d'eau tiède une ou deux cuillers à café de la poudre suivante (Baratoux) :

℞ Bicarbonate de soude............... 60 gr.
Borate de soude................... 30
Chlorate potass.................... 20
M. S. A.

POUDRE CONTRE L'OZÈNE (Trousseau)

℞ Sucre pulvérisé.................... 15 gr.
Calomel.......................... 2
Précipité rouge.................... 1
M.

A priser trois fois par jour.

LOTION DE VIDAL

℞ Soluté de chlorure de zinc (à 5/100). 30 gr.
Acide borique...................... 1
Eau............................... 100
M.

Pour injections avec le syphon de Weber.

SOLUTION DE GALLIGO

Glycérine........................... 150 gr.
Chlorate de potasse................ 5
M. S. A.

Aspirer fréquemment ce liquide par le nez.

POUDRE D'ANTHELME COMBE

℞ Talc de Venise............... } āā 10 gr.
Acide borique................ }
Sulfate de zinc...................... 2
Menthol............................ 0 50
M. S. A.

A priser.

POUDRE CONTRE L'OZÈNE (Monin)

℞ Iodol, salol, dermatol, aristol, eucalyptol et menthol : āā p.æ. — Porphyriser.

Une prise toutes les deux heures (spécifique contre le syndrôme rhinopathique).

PACHYDERMIE

Voir : *Elephantiasis.*

PALES COULEURS

Voyez : *Chlorose.*

PALPITATIONS

Relever le moral du malade, lui supprimer café et tabac.

Compresses froides sur le cœur ; toniques, bromures, fer, arsenic, ténicides, valériane.

Voyez : *Cardiopathies*, *Anémie*, *Chlorose*.

PALUDISME

Voyez : *Cachexie palustre* et *Impaludisme*.

PANARIS

Avant d'opérer, essayer la compression au collodion, les frictions à l'onguent mercuriel, les bains prolongés dans le

LIQUIDE ABORTIF DE PAVESI

℞	Infusion de roses rouges............	100 gr.
	Eau de laurier-cerise...............	20
	Glycérine..........................	25
	Extrait de saturne..................	15
	M.	

Ne pas trop attendre, toutefois, pour inciser, l'incision ayant souvent les propriétés préventives d'une purulence étendue.

PANCRÉATITE

Diète lactée, opium, médecine des symptômes. Traiter l'*hydrargyrie*.

Digestine pancréatique Dalloz.

PANNUS

POMMADE DE PANAS

℞	Vaseline...........................	10 gr.
	Naphtol α...........................	0 05
	M.	

Matin et soir, gros comme un grain de blé sous la paupière. Voyez : *Kératite.*

PARALYSIES

Médication étiologique et symptomatique. Bains d'air chaud et de vapeurs résineuses, liniments variés, électrisation modérée, eaux minérales chlorurées chaudes.

A l'intérieur, donner les strychnés, les iodures, les purgatifs. Dans la paralysie *agitante*, l'hyoscyamine et la picrotoxine, les courants continus cervicaux. (Voyez : *Tremblement.*)

POTION DE FISCHER

℞	Racines d'angélique................	10 gr.
	Réglisse...........................	15
	Tabac..............................	5
	Eau bouillante.....................	250
	Faites infuser.	

Une cuillerée à bouche toutes les demi-heures dans les paralysies récentes.

LINIMENT EXCITO-MOTEUR (Magendie)

℞	Teinture d'ignatia amara............	30 gr.
	Ammoniaque liq......................	8
	M. S. A. pour frictions.	

IDEM (Monin)

℞ Huile phosphorée..................		100 gr.
Chloroforme..................	ãã	25
Teinture de noix vomique......		

M. pour frictions à la flanelle.

PARALYSIE ANALE, SUITE DE COUCHES (Larger)

℞ Hydr. de laurier-cerise.............	10 gr.
Ergotine très fraîche...............	1

M. pour injections hypodermiques.

Une seringue de 1 gr. tous les jours.

PARALYSIES DIPHTÉRIQUES

Toniques, bains sulfureux, frictions, granules d'arséniate de strychnine à 1/2 milligr. (1 ou 2 par jour).

PARALYSIE FACIALE

Faradisation, si contractilité conservée; sinon, courants continus. A l'intérieur, iodures et arséniate de strychnine.

PARALYSIE GÉNÉRALE PROGRESSIVE

Traiter, s'il y a lieu, la syphilis.

Repos à la campagne, cesser tout travail. Pointes de feu à la nuque et au rachis. Sangsues derrière les oreilles. Bains électro-statiques. Purgation drastique deux fois par semaine. *Iodures et bromures.*

Abstinence de vin, alcool, tabac, café.

Tous les jours, prendre six des pilules suivantes (Bouchut) :

℞ Nitrate d'argent.................... 0gr.50
Extrait d'opium.................... 0 25
Pour 100 pilules.

Frictions avec la teinture de Warner, le liniment de Furnari, etc. Bains tièdes prolongés.

POTION DE VÉRARDINI

℞ Eau bouillante .... 100 gr.
Feuilles de coca................... 4
Ergot............................ 1
Sirop d'oranges. 25
M.

PARALYSIE INFANTILE

Première période : Séjour au lit, air sec et chaud ; ventouses, teinture d'iode ; pointes de feu le long du rachis. Avant chaque repas, quatre à six gouttes du mélange :

℞ Alcoolature d'aconit.......... } ãã
— de ciguë.......... }

Préparations phosphorées (voir *Rachitisme*).

Deuxième période : Courants continus, pôle positif au niveau du dos, et négatif sur les muscles paralysés. A l'intérieur, de deux à huit gouttes de

℞ Eau.............................. 10gr.
Sulfate de strychnine............... 0 01
M.

Vésicatoires volants, douches sulfureuses (West). Massage des muscles atrophiés.

Troisième période : Combattre les déformations par la gymnastique médicale, l'orthopédie. Fauteuils et appareils de Dupont.

Paralysie glosso-labio-laryngée

Pointes de feu cervicales deux fois par semaine. 4 gr. d'iodure par jour. Electrisations. Eviter les aliments solides.

Frictions contre la paralysie infantile (J. Simon)

℞ Vin rouge du Midi		100 gr.
Teinture de gentiane	ãã	25
— de romarin	ãã	25
Ammoniaque liq		10
Teinture de cantharides		X gtt.

M. S. A.

Paralysies saturnines

Courants induits faibles en séances courtes. Massages.

Voyez : *Saturnisme*.

PARAPHIMOSIS

Réduction *secundum artem*, puis comprimer le bourrelet œdémateux par une petite bande de tarlatane imbibée d'extrait de saturne.

PARAPLÉGIE

Electrothérapie, pointes de feu rachidiennes. Iodure à haute dose.

Traitement de Dufrénoy

℞ Extrait de rhus radicans............ 5 gr.
F. S. A. 25 pilules.

Une par jour, en augmentant tous les jours, jusqu'à ce qu'on soit à seize.

Voir : *Paralysies*.

PAROTIDITES

Donner issue au pus formé, *ou même infiltré* : car il est urgent d'ouvrir ces phlegmons de très bonne heure, surtout lorsqu'ils surviennent comme épiphénomènes des fièvres graves.

Pour la parotidite non suppurée, voyez : *Oreillons*.

PEDICULI PUBIS (aut corporis)

Préférer à l'onguent napolitain la pommade au calomel à cinq pour cent, ou des lotions au sublimé à un pour mille d'eau de menthe, ou bien encore le liniment viennois :

℞	Pétrole	15 gr.
	Baume du Pérou	15
	Huile de laurier	1
	M.	

Cette préparation est appliquée avec un pinceau et est enlevée au bout de trois heures par des lavages.

CONTRE LES PEDICULI PUBIS (Canzuch)

℞	Poudre insecticide de 1re qualité	250 gr.
	Alcool	1 litre

Faites macérer pendant huit jours, filtrez et ajoutez :

Essence de bergamotte, Q. s. pour aromatiser.

Pour faire usage de cette teinture, on en imbibe une éponge, au moyen de laquelle on frictionne les parties à traiter.

SOLUTION CONTRE LES PEDICULI (Vartanian)

℞	Acide salicylique	2 à 3 gr.
	Vinaigre de toilette	25
	Alcool à 80°	75
	Faites dissoudre.	

On imbibe un morceau de flanelle de cette solution, et on frictionne les régions envahies par les pediculi.

CONTRE PEDICULI (Monin)

℞	Glycérolé d'amidon	45 gr.
	Calomel	4
	Huile d'aspic	5
	M.	

POMMADE PARASITICIDE (Gallois)

℞ Acide salicylique	3	gr.
Borate de soude	1	
Baume du Pérou	2	
Essence éthérée d'anis	V	gtt.
Essence de bergamotte	XX	
Vaseline	20	gr.

M. S. A.

PELADE

TRAITEMENT DE LA PELADE (Besnier)

Après avoir fait raser ou épiler le pourtour de la région malade, aussi loin que les poils se laissent facilement arracher, M. Besnier prescrit de faire chaque soir des applications de la mixture suivante :

℞ Acide acétique cristallisé ... } āā p. æ.
Chloroforme ... }
M. S. A

(A appliquer en couche très mince.)

ALOPÉCIE PELADIQUE (Monin)

℞ Lanoline blanche	40	gr.
Huile de cade vraie	6	
Teinture de cantharides	8	
Soufre précipité non lavé	4	
Turbith minéral	3	
Essence de romarin	XX	gtt.

M. S. A.

Pour frictions matin et soir.

Pommades à la vératrine et à la pilocarpine à un pour cent, pour favoriser la repousse (Voir : *Calvitie*). Douches froides contre l'*état névropathique*.

Vidal conseille de *ne pas épiler* (*On n'épile pas l'ivoire*, a dit J. Bergeron), mais de *raser*, puis de frictionner avec :

℞ Baume de Fioravanti..........	}	ãã	100 gr.
Alcool camphré..............	}	ãã	
Teinture de pyrèthre..........	}		
— de cantharides............			30
Ammoniaque liq...................			6
M. S. A.			

Frictionner fréquemment le cuir chevelu avec de l'eau savonneuse ou de la décoction de Panama chaude.

Cosmétique des enfants (Descroizilles)

℞ Huile de ricin....................			30 gr.
Cire blanche	}	ãã	15
Beurre de cacao..............	}		
Essence de citron..................			XX gtt.
F. S. A.			

Voyez : *Teignes*.

PELLAGRE

Supprimer le maïs de l'alimentation, donner du vin et une bonne nourriture. Faire des frictions avec la solution concentrée de chlorure de sodium, et donner trois fois par jour une cuillerée à soupe de :

℞ Sirop de quinquina	200 gr.	
— d'opium	100	
Arséniate de soude	0	05
M. S. A.		

Douches froides.

Traiter *la diarrhée* et les autres symptômes.

PELVI-CELLULITE
(Phlegmon du ligament large)

Repos au lit, sangsues au bas-ventre, vésicatoires, glace sur le bas-ventre, lavements de chloral. Ouvrir les abcès par le vagin ou l'abdomen et drainer ensuite.

PELVI-PÉRITONITE

Recouvrir tout l'abdomen d'une solide carapace de collodion et administrer toutes les quinze heures le lavement suivant (Chéron) :

℞ Hydrate de chloral	2 gr.
Jaune d'œuf	n° 1
Lait	200 gr.
M. S. A.	

Si le sujet n'est pas trop affaibli, sangsues iliaques, puis applications de glace dans une vessie.

Dans les formes chroniques, vésicatoires, potions opiacées.

Repos exact et rigoureux dans la position horizontale. Voir *Pelvi-cellulite.*

SUPPOSITOIRES (Siredey)

℞ Beurre de cacao	2 gr.	
Iodure de potass	0	20
Extrait de ciguë	0	10
— d'opium	0	05
M.		

Repos sexuel absolu et prolongé. Redoubler les précautions aux périodes mensuelles.

Voyez aussi : *Métrites* et *Périmétrites.*

PEMPHIGUS

Régime lacté exclusif (Vidal) ; poudres d'amidon mêlé de quinquina ; cataplasmes. Bains tièdes d'une heure avec 200 gr. de borax.

Immobiliser les parties malades, les recouvrir, comme une brûlure, de liniment oléocalcaire et d'une épaisse couche d'ouate.

Dans la forme aiguë, saignées et sulfate de quinine. Arséniate de fer (Besnier).

Dans la forme chronique, un granule d'arséniate de strychnine avant le repas, et un verre à madère de vin de quinquina iodo-ferrugineux après le repas.

POMMADE DE HÉBRA

℞ Glycérolé d'amidon	10 gr.
Acide phénique cristallisé	1
M.	

Chez les nouveau-nés, traiter la *syphilis*.

PÉRICARDITE

Période aiguë : Ventouses scarifiées, ou sangsues, puis vésicatoires volants, puis pointes de feu. Si dyspnée excessive, paracentèse du péricarde.

Période chronique (symphyse cardiaque) : Eviter refroidissements et pluie, voitures découvertes et fatigues quelconques. Cautères en permanence sur le cœur. Digitaline amorphe, 1 milligr. par jour pendant la moitié du mois, avec 2 milligr. d'acide arsénieux. Eviter les alcooliques. Le café est tolérable.

PÉRIMÉTRITE

Traitement de Chéron

Frictions sur le ventre avec :

℞ Axonge	40 gr.
Extrait de digitale	4
Alcool	Q. s.
M.	

Frictions lombaires avec : chloroforme 10 gr., éther 15 et alcool camphré 90.

Appliquer sur le col un tampon d'ouate imbibé de :

℞ Glycérolé d'amidon... .... 60 gr.
Extrait de digitale 2
M.

Les ovules Chaumel à la glycérine solidifiée, à tous médicaments, constituent une médication bien supérieure à celle des tampons.

Voyez : *Métrites* et *Phlegmon péri-utérin.*

PÉRITONITE AIGUE

Antisepsie intestinale par le benzonaphtol.

Huile de ricin, 60 à 80 gr. Grand bain tiède.

Sangsues, puis frictions avec ong. hydrarg. bellad., ou mieux lanoline hydrargyrique.

Applications de glace dans vessie de porc.

Opium à dose fractionnée (0,20 à 0,50 d'extrait dans les vingt-quatre heures).

Couvrir l'abdomen de flanelle imbibée d'essence de térébenthine et recouvrir de taffetas gommé (Vidal).

Dans la forme puerpérale, donner du sulfate de quinine à hautes doses.

PÉRITONITE TUBERCULEUSE

Traitement de Fernet. — Teinture d'iode

et vésicatoires volants répétés ; paracentèse, s'il y a lieu.

Amers, toniques, arsenic, suralimentation par le lait, les œufs et la poudre de viande.

Bains de vapeur térébenthinée, bains sulfureux. Frictions sèches aromatiques.

Pommade camphrée belladonée.

Collodion riciné sur le ventre ; traiter la *Diarrhée*.

Laparatomie en cas de lésion circonscrite.

PÉRITYPHLITE

Sangsues, suivies de cataplasmes en permanence. Bains de son prolongés. Tous les jours, 20 gr. d'huile de ricin. Diète, tisane d'orge, lavement avec la décoction de guimauve et de pavots.

Vésicatoires volants ; opération.

PERLÈCHE ou BRIDOU

Attouchements des commissures à l'aide du crayon de sulfate de cuivre (Lemaistre).

PERTES BLANCHES

Voir : *Leucorrhée*.

PERTES SÉMINALES

Voir : *Spermatorrhée.*

PESTE

Lotions froides ; lait, bouillon, décoction de quinquina. Camphre et musc à haute dose. Pansement des bubons, anthrax, ulcères. Médecine symptomatique.

PETITE VÉROLE

Voyez : *Variole.*

PHAGÉDÉNISME

Le calomel à la vapeur, le chlorate de potasse, le tartrate ferrico-potassique, l'iodoforme et le salol en sont les meilleurs topiques.

Traitement général reconstituant et *spécifique*, s'il y a lieu.

PHARYNGITES TUBERCULEUSES

Cautériser à l'acide chromique.

COLLUTOIRE

℞ Glycérine	30gr.	
Chlorhydrate de morphine	0	58
Acide phénique	0	25

M. S. A.

Traitement général de la phtisie.

ULCÉRATIONS NASO-PHARYNGIENNES (Coupard)

℞ Poudre de salol	10 gr.	
Camphre	5	
Alcool	5	

Cette solution est appliquée sur les ulcérations.

Granules de Fowler (Legros).

GARGARISME DE LUBET-BARBON

℞ Eau distillée de verveine	250 gr.	
Sirop diacode	60	
Iodure de potassium	0	25
Iode métalloïde	0	10

M. S. A.

PHARYNGITE SÈCHE (MOURE)

℞ Glycérine pure	50 gr.
Teinture de capsicum	2

M.

En badigeonnages.

Injections nasales et gargarismes au borax.

Voyez : *Angines* et *Laryngites*.

PHIMOSIS

Dilatation chez les enfants avec la pince à pansement.

Excision suivant diverses méthodes.

Chez les diabétiques, dilater l'orifice préputial à l'aide d'une tige de laminaire.

PHLÉBITES

Repos absolu.

Sangsues ; onctions napolitaines opiaciées, puis cataplasmes et bains locaux.

Donner issue au pus.

Pour prévenir embolie, placer le membre sur des coussins, de façon à faciliter la circulation en retour. Immobiliser longtemps le malade, en lui évitant tout mouvement brusque. Se méfier des frictions.

Dans la phlébite ancienne, compression ouatée méthodique ou bande d'Esmarch, ou bien encore bas lacé en peau de chien ; massage, bains sulfureux, électricité.

Dans le cas de vive douleur, potion :

℞ Sirop de codéine	āā	75 gr.
Eau de fleurs d'oranger		
Exalgine		2 50
Essence de menthe		XX gtt.

M. S. A.

PHLEGMATIA ALBA DOLENS

Laxatifs doux. Membre horizontal, avec cerceau.

Cataplasmes arrosés de baume tranquille.

Séjour de six semaines au lit.

Si la douleur est localisée, sangues ; si elle est diffuse, ventouses scarifiées (Troisier), ou vésicatoires (Nonat).

Frictions douces avec pommade mercurielle belladonée et recouvrir de sachets de sable chaud (Trousseau).

Si l'œdème persiste, compression par bande roulée ou bas lacé, massage et électricité.

TOPIQUE RÉSOLUTIF DANS LA PHLEGMATIA ALBA DOLENS A L'ÉTAT AIGU

Compresses imbibées du mélange suivant :

Décoction de têtes de pavot n° 2 dans :

℞ Eau.................................. 1 litre

Ajouter :

Chlorhydrate d'amm................. 40 gr.

PHLEGMON PÉRI-UTÉRIN

TRAITEMENT DE GALLARD

1° Repos absolu pendant plusieurs semaines, sur un lit ou une chaise longue, avec cataplasmes de graine de lin fortement laudanisés, en permanence ;

2° Chaque jour, bain de siège prolongé avec décoction chaude de feuille de morelle, jusquiame, belladone et têtes de pavots ;

3° Deux fois par semaine, se purger légèrement, tantôt avec 15 grammes d'huile de ricin, tantôt avec 20 grammes de sulfate de soude ;

4° Tous les soirs, une cuillerée à soupe de :

℞	Sirop de groseille..................	150 gr.
	Hydrate de chloral.................	6
	M.	

Voir : *Pelvi-cellulite* et *Pelvi-péritonite*.

PHLYCTÈNES ou AMPOULES

Evacuation séreuse par piqûres, puis appliquer compresses d'extrait de saturne ou d'eau de tan.

Respecter l'épiderme dans tous les cas.

PHOSPHORE (Empoisonnement par)

Vomitif avec sulfate de cuivre, puis purgatif au sulfate de soude.

Donner comme tisane contre la soif :

℞	Eau albumineuse..................	200 gr.
	Eau de chaux.....................	50
	M.	

en alternant avec l'antidote, qui est l'essence de térébenthine.

Potion (Andant)

℞ Potion gommeuse	300g.	
Sirop de fleurs d'oranger	60	
Essence de térébenthine	15	
Gomme adragante	0	50

M. et agitez.

A prendre en quatre fois de quart d'heure en quart d'heure.

Brulures par le phosphore

Laver la plaie avec soluté de nitrate d'argent au dixième.

PHTHIRIASE

Voyez : *Pediculi*.

Vêtements à l'étuve à 120°, draps à la lessive.

Baume du Pérou contre la phthiriase (Rosenthal)

℞ Baume du Pérou	} ãã	1 part.
Ether	}	
Alcool		3

pour frictionner les parties affectées, le soir avant de se coucher.

PHTISIE

Voyez : *Tuberculose*.

Phtisie laryngée

Contre-indication des sulfureux (Moure).

Pulvérisations de Cadier

℞ Eau distillée			100 gr.
Glycérine			50
Arséniate de soude	}	ãã	0 20
Chlorhydrate de morphine	}		

Une cuillerée à soupe pour pulvérisation chaude.

Saison à Schinznach (Suisse) dans la phtisie au début.

Poudre pour insufflation dans la phtisie laryngée (Cozzolino)

℞ Iodoforme pulvérisé	5 gr.
Phosphate de chaux en poudre	10
Acide borique porphyrisé	5
Menthol	40 à 50 cent.

Pour insuffler matin et soir.

Mixture d'Arthaud

℞ Extrait de ratanhia fluide à 50 o/o	30 gr.
Sirop de mûres	250

une cuillerée à café cinq fois par jour, mélangée ou non à du vin.

Inhalations avec le baume du Pérou (Schmidt).

Cautérisations à l'acide lactique (Hering).

Laryngo-pharyngites (Beehag)

Dans la phtisie laryngée, insuffler la poudre suivante :

℞ Menthol en poudre fine............ 2 gr.
Chlorhydrate d'ammoniaque........ 4
Acide borique..................... 6
M. S. A.

Gouttes de Van der Plaet

℞ Créosote de hêtre............. } āā 10 gr.
Teinture de noix vomique..... }
M.

VI à X gouttes trois fois par jour chaque fois dans un peu d'eau sucrée.

Inhalation de Sandras

℞ Essence de térébenthine........... 100 gr.
Goudron de Norvège.............. 20
Chloroforme...................... 1
M.

Inhalations contre la phtisie laryngée (Cadier)

℞ Iode en poudre..................... 10 gr.
Alcool à 90°....................... 20
Essence de térébenthine.......... 200 gr.
— d'aspic................... 10

Au bout de peu de temps et après quelques agitations, il n'existe plus d'iode en liberté dans ce mélange, bien que celui-ci ait une couleur rouge. L'iode s'y trouve à l'état de térébenthène polyiodé.

Voyez: *Tuberculose* et *Laryngite*.

PIAN

Laver l'ulcère au vin aromatique phéniqué et le poudrer ensuite avec poudre de quinquina et charbon (ââ, p. æ.). A l'intérieur, donner vin de quinquina et liqueur de Fowler.

PICA ou MALACIA

Voyez : *Dyspepsie, Chlorose.*

PITUITE ou GASTRORRHÉE

Voyez : *Alcoolisme, Dyspepsie.*

PITYRIASIS

Pityriasis alba

Voyez : *Eczéma* et *Acné.*

Pityriasis capitis (Monin)

℞ Alcoolé de roses	ãã	200 gr.
Liqueur de Van Swieten		
Essence de géranium		10
Teinture de carthame		1

M. S. A. et filtrez.

En lotions matin et soir, les cheveux étant coupés ras et tenus très propres à l'aide des lotions panamiques.

Pityriasis rebelle (Bronson)

℞ Pétrole	30 gr.
Chlorure ammoniaco-mercuriel	1 20
Calomel	0 60

M. S. A.

pour oindre la tête tous les soirs.

PITYRIASIS ROSÉ DE GIBERT

Savonnage au savon noir, suivi d'une lotion de liqueur de Van Swieten (Quinquaud)

DARTRES FARINEUSES DU VISAGE (Monin)

℞ Coldcream		30 gr.
Bicarbonate de soude		2
Térébenthine de Chio		3
Teinture de vanille	ãã	1
— d'ambre		

M. S. A.

pour onctions trois fois par jour.

Régime végétal (les enfants surtout).

LOTION DE HUFELAND

℞ Eau de roses	60 gr.
Borax	30
Essence d'amandes amères	XX gtt.

M.

PITYRIASIS VERSICOLOR

Deux bains par semaine, où l'on se frottera vivement avec une flanelle fortement enduite de savon noir. Matin et soir, frictions avec l'essence de pin ou de lavande.

POMMADE CONTRE LE PITYRIASIS VERSICOLOR (Besnier)

℞ Acide salicylique		3 gr.
Soufre précipité		15
Lanoline	ãã	50
Vaseline		

M. S. A.

Une friction chaque soir; un lavage le

matin ; la guérison est assurée au bout de huit jours.

G. Behrend insiste avec raison sur le caractère rebelle du pityriasis versicolor. On croit avoir tout fait lorsqu'on a prescrit des bains sulfureux, des lotions au sublimé, des savonnages au goudron et au naphtol. Mais ces topiques ne sont pas assez énergiques pour triompher définitivement du microsporon. Il faut employer les pommades à l'acide pyrogallique ou chrysophanique, la pommade à l'oléate de cuivre, et ne pas se contenter, comme le propose Lassar, de l'essence de térébenthine, notoirement insuffisante.

Quant à moi, j'emploie, depuis plusieurs années déjà, avec un succès constant, une pommade avec : cold-cream 40 gr. ; soufre précipité non lavé 4 gr. ; iodure de soufre 2 gr. ; oxyde rouge d'hydrargyre 1 gr. ; en frictions 3 fois par jour, puis poudrer avec un mélange de talc et d'amidon (Monin).

Chez les syphilitiques en proie à cette affection cutanée, fréquente chez eux, prescrire la pommade suivante (Ricord) :

℞	Cérat soufré	30 gr.
	Glycérine	10
	Calomel	2
	Goudron norvégien	4

M.

PLAIES

(Nouveaux pansements antiseptiques des)

Les préparations d'acide phénique, de phénol Bobœuf, d'acide borique, d'alcool camphré, de chloral, d'hypochlorite de soude, de chlorure de zinc à un pour cent, le coaltar saponiné Lebeuf, la créoline et le crésylol, l'iodoforme et l'iodol, l'acide salicylique, les salicylates et le salol, le sublimé au millième (le chlorol Marye), le biiodure de mercure et le cyanure de mercure (antiseptiques les plus puissants), le naphtol α et β, l'eau oxygénée, le permanganate de potasse, l'acide picrique et le pyrogallol, la résorcine, la saccharine, l'hyposulfite de soude et celui de magnésie, le sulfure de carbone, les silicates de soude et de potasse, l'essence de térébenthine, le thymol, le sulfophénate de zinc, etc. etc. ; tels sont les principaux agents de la médication antiseptique externe contemporaine.

Pansement listérien de Desnoix.

Acide borique sursaturé (boro-borax)

℞ Acide borique	10 gr.	
Borax en poudre	9	80
Eau distillée	80	

La solution est neutre.

PANSEMENT DES PLAIES PAR ÉCRASEMENT (Reclus)

Après lavage antiseptique minutieux, on bourre les diverticules de la plaie avec de la gaze iodoformée, imprégnée de la pommade ci-dessous :

℞ Vaseline		50gr.
Acide borique	ãã	3
Salol	ãã	3
Antipyrine	ãã	3
Iodoforme		1
Sublimé		0. 05

Puis enveloppement par des couches épaisses d'ouate hydrophile et bandage roulé compressif.

PANSEMENT ANTISEPTIQUE SANS BANDES (pâte de Socin)

℞ Oxyde de zinc	50 part.
Eau	50
Chlorure de zinc	5 à 6

Mêlez intimement.

La pâte doit être employée aussi fraîche que possible.

CAMPHRE NAPHTOLÉ (Desesquelle)

℞ Naphtol β pulvérisé	10 gr.
Camphre en poudre	20

Triturez jusqu'à ce que le mélange se liquéfie. — Cette préparation est recommandée pour faire des onctions sur les parties où une opération doit avoir lieu ; pour toucher les éruptions suppurantes, les excoriations, les plaies ; pour rendre aseptiques les croûtes et les eschares.

PLAQUES MUQUEUSES

Voyez : *Syphilis*.

Cautérisations au crayon de nitrate ou au nitrate acide de mercure, suivies de lavages buccaux. Bonne hygiène bucco-dentaire. Cesser tabac et alcool.

Gargarisme de Ricord, avec 5 centigrammes de sublimé dissous dans 100 grammes d'infusion de ciguë.

PLÉTHORE

Régime lacto-végétarien ; abstinence d'alcool, de vin pur, de café, de thé et d'excitants. Saignées périodiques ou sangsues à l'anus. Tenir le ventre libre, éviter le soleil, les bains chauds, les exercices trop violents. Vie à la campagne, loin des excitations psychiques. Combattre la *céphalée* et les *congestions*.

PLEURÉSIE

Séjour au lit. Lait tiède additionné de quinze gouttes de teinture de digitale par litre. Vésicatoire d'Albespeyres. Boissons diurétiques et drastiques. Potion controstimulante avec 25 centigrammes de tartre stibié. Combattre le symptôme fièvre.

Forme fibrineuse. — Ventouses scarifiées. Diète lactée.

Forme chronique. — Voir : *Empyème.* Thoracentèse, drainage pleural. Emplâtres stibiés, eaux sulfureuses. Jaborandi et pilocarpine. Iode et iodures. Voir : *Tuberculose.*

CATAPLASMES ANTIPLEURÉTIQUES

℞ Gingembre pulv.	} āā	50 gr.
Poivre long pulv.	}	
Blancs d'œufs		Q. s.
M.		

PILULES DE BOUTEILLE

℞ Tartre stibié		0 gr. 10
Extrait de scille	} āā	1
— de digitale	}	
M. pour 40 pilules.		

Trois par jour.

Cinquante centigrammes de poudre de Dower le soir dans du vin chaud :

℞ Banyuls chaud	250 gr.
Teinture de cannelle	2
— de girofle	1
M.	

Prescrire, chez les convalescents, une gymnastique respiratoire énergique.

PLEURÉSIE CHEZ LES ENFANTS

Administrer, en deux ou trois prises, 5 à

10 centigrammes de calomel, qui agissent, à la fois, comme purgatif, comme diurétique, comme antiphlogistique et comme antiseptique. Diète lactée.

Donner de la tisane de café vert nitrée à 4 grammes ; ventouses sèches et petits vésicatoires volants camphrés ; IV gouttes matin et soir du mélange suivant :

℞ Teinture de scille............ } āā
— de digitale........... }
M.

Si syncope, asphyxie, ectopocardie, pratiquer thoracentèse avant cinq ans (J. Simon).

PLEURODYNIE

Séjour au lit ou à la chambre ; frictions diverses. Badigeonnages avec :

℞ Teinture d'iode..................	25 gr.
Gaïacol........	10
M. S. A.	

Si douleur très aiguë, sangsues ou injection de morphine. Badigeonner avec la mixture suivante :

℞ Teinture d'iode......	20gr.
Alcoolat. d'aconit.....	10
Acétate de morphine.	0 50
M.	

Et recouvrir d'ouate hydrophile et d'un

bandage de flanelle faisant une fois et demie le tour du thorax (Monin).

Voyez : *Rhumatisme.*

Glycéré rubéfiant (Grimaud)

℞	Glycérine..........................	12 gr.
	Amidon..........................	18
	Essence de moutarde..............	X gtt.
	M.	

A étaler, pour l'usage, sur une compresse.

Liniment de Hawkins

℞	Alcoolé de lavande................	100 gr.
	Ammoniaque liquide...............	37
	Camphre..........................	12
	M. pour frictions.	

PLEURO-PNEUMONIE

Potion de Lecoq

℞	Vieux bordeaux....................	200 gr.
	Alcool..........................	20
	Sirop de digitale..................	30
	Extrait de quinquina..............	4
	Kermès min......................	0 10
	M.	

Par cuillerée à soupe d'heure en heure.

Potion d'Oppolzer

℞	Digitale..........................	0 gr. 10
	Acétate de plomb.................	0 25
	Teinture d'opium.................	0 50
	Eau bouillante....................	150
	M.	

Par cuillerées dans les vingt-quatre heures.

PILULES DE MILLET

℞ Kermès........................ Extrait de digitale.............	ãã	0gr.20
M. pour 20 pilules.		

Une toutes les heures.

PNEUMATOSE INTESTINALE

LAVEMENT DE FONSSAGRIVES

℞ Eau distillée d'anis............ — de chaux.................	ãã	100 gr.
Charbon de Belloc.................		30
Laudanum........................ ...		III gtt.
M. S. A.		

Agiter vigoureusement avant l'usage et se servir d'une large canule.

Voyez : *Dyspepsie, Météorisme, Tympanisme*, etc.

PNEUMONIE

Dans les formes ordinaires, expectation prudente et raisonnée. Potion kermétisée, à 40 centigr. Sangsues au point de côté.

S'il y a du délire, potion suivante (Monin) :

℞ Infusion de coquelicots..............	125 gr.
Sirop de chloral.....................	30
Musc.....	0 50
Teinture de quillaya..............	1
M.	

30.

Soutenir le cœur dans sa lutte (digitale, vin de kola) ; combattre l'hyperthermie (quinine). Saignée, ventouses scarifiées contre dyspnée extrême. Alcool contre adynamie.

Si fièvre intense : Granules de vératrine à 1 milligr., deux par jour ; drap mouillé (Flint).

POTION ALCOOLIQUE (Gubler)

℞	Cognac	100 gr.
	Eau de fleurs d'oranger	50
	Sirop d'écorces d'oranges	50
	Teinture de cannelle	5
	M.	

Dans la forme bilieuse, vomitifs répétés, diète lactée et alcalins.

Chez les diabétiques, éviter les révulsifs et la saignée, ainsi que chez les brightiques.

Pendant la grossesse, éviter l'émétique.

POTION TONIQUE (Dujardin-Beaumetz)

℞	Bagnols vieux	90 gr.
	Sirop d'écorces d'oranges } āā	30
	Alcoolé de mélisse }	
	Teinture de cannelle	5
	Extrait de quinquina	5
	M.	

Au déclin de la pneumonie, vésicatoires volants, iodure de potassium, 30 à 50 centigrammes par jour.

Chez les enfants et les vieillards : toniques, expectation.

FORME CHRONIQUE

Voir : *Bronchites*, *Tuberculose*.
Voyez aussi : *Broncho-pneumonie*, *Catarrhe*, *Pleuro-pneumonie*.

PNEUMOTHORAX

Calmer la douleur (inj. de morphine) : soutenir le thorax par un bandage de corps.
Donner des toniques ; pratiquer l'empyème (voir ce mot).

PODAGRE

Voyez : *Goutte*.

POISONS

Voir : *Empoisonnements*.

POLLAKIURIE

℞ Acide benzoïque	1 gr.
Borax	6
Eau	180
Mêlez.	

A prendre trois grandes cuillerées par jour.
Cette mixture calme rapidement les envies fréquentes d'uriner, surtout lorsque

l'hyper-irritabilité de la vessie est due à un excès de phosphate dans les urines (Chanin).

POLLUTIONS

Voyez : *Spermatorrhée.*

POLYPES UTÉRINS

Voir : *Fibrômes.*

POLYSARCIE

Voyez : *Obésité.*

POLYURIE

Voir : *Diabète, Néphrites, Oxalurie.* Boire peu, à petites gorgées. Faire bien fonctionner la peau : sudorifiques, étuve sèche, bains sulfureux, hydrothérapie, poudre de Dower. Laxatifs et minoratifs.

PILULES (Monin)

℞ Extrait de valériane...........		
— de noix vomique.......	ãã	0gr 05
— de belladone..........		

M. S. A.

A prendre tous les matins.

℞ Eau distillée........................	20gr.
Nitrate de pilocarpine..............	0 20

M.

En inj. s.-cutanée (une par jour) (Huchard).

Bucquoy conseille, à l'intérieur, 0,75 d'ergot de seigle à prendre dans les 24 heures.

S'il y a de l'anémie, dix gouttes de perchlorure par jour dans un peu d'eau.

Traitement de la syphilis (Semmola), de l'alcoolisme, de la goutte, etc.

POLYURIE SYPHILITIQUE (Monin)

Traitement spécifique.

Avant le repas, trente des gouttes suivantes dans du vin :

℞ Teinture de gaïac	} ãã	15 gr.
— de valériane		
— de jusquiame		4

M.

PORRIGO

Voyez : *Teignes*.

POUX

Voyez : *Pediculi*.

PRESBYTIE

Verres convexes. Lunette de Franklin, à verres divisés pour la vision rapprochée, ou éloignée.

PROSOPALGIE

Voir : *Névralgie faciale.*

PROSTATITE

Eviter les écarts de régime, la constipation, le décubitus prolongé, la rétention des urines.

Lavements et lotions périnéales à l'eau de graine de lin très chaude (Reclus). Instillations de nitrate d'argent (Guyon). Hydrothérapie. Ouvrir les abcès.

Suppositoires (voyez : *Cystite*). Toniques et sédatifs généraux : frictions, massages, bains courts et fréquents. Eviter les purgatifs aloétiques. Coïts éloignés.

En cas de tuberculose, traitement général de cette maladie. Eviter ordinairement les interventions opératoires.

PRURIGO ou PRURIT

Toutes les deux heures, trois gouttes de teinture de gelsémium (Bulkley). Onctions de Besnier avec :

℞	Glycérolé d'amidon................	99 gr. 50
	Acide phénique cristallisé..........	0 50
	M.	

Prurigo senilis (Monin)

Ajouter à l'eau d'un bain 500 gr. de liqueur de Labarraque, 250 gr. d'amidon et 250 gr. de gélatine, et rester quarante minutes dans ce bain chloro-gélatino-amidonné. Les démangeaisons cessent après le premier bain, et l'éruption disparaît après deux ou trois semblables.

Pommade contre le prurit (Packard)

℞ Vaseline blanche.................... 25 gr.
Camphre .... } āā 1
Hydrate de chloral............ }
M.

Liniment de Bellencontre

℞ Huile d'amandes.............. } āā 50 gr.
— de pétrole............... }
Laudanum......................... 5
M.

Lotion contre le prurit (Bourdeaux)

℞ Eau de chaux................ . }
Eau de laurier-cerise.......... } en parties égales.
Glycérine pure .... }

Lotionner avec cette solution les parties souffrantes, et recouvrir ensuite d'une légère couche d'ouate, sans essuyer. Le soulagement est presque immédiat.

Pommade de Biett

℞ Axonge benzoïnée.................. 20 gr.
Iodure de soufre.... 1
M.

PRURIT GÉNITAL

LOTION DE DOYON

℞ Lait d'amandes............................ 500 gr.
Sublimé corrosif........................... 0 25
Chlorure d'ammonium...................... 0 25
M.

LOTION DE E. VIDAL

℞ Eau de roses.............................. 250 gr.
Hydrate de chloral.......................... 8
M.

Lotionner, puis poudrer d'amidon.

POMMADE DE HARDY

℞ Vaseline.................................... 20 gr.
Cyanure de potassium...................... 0 10
M.

Voir aussi : *Pediculi*.

Contre le prurigo dit *de Hebra*, recommander l'usage de l'huile de foie de morue *intus* et *extra*, additionnée de 25 centigr. d'acide phénique pur par cuillerée à soupe.

POMMADE DE BESNIER

℞ Vaseline.................................... 30 gr.
Cocaïne..................................... 0 30
M.

On peut aussi employer les pommades au chloroforme et au bromure d'ammonium, ainsi que la solution de nitrate d'alumine à vingt pour cent (prurit vulvaire).

Voyez : *Diabète*.

Prurit labial

Onction douce avec le crayon de menthol (Al. Duke) ou avec la pommade suivante (Monin) :

℞	Blanc de baleine carminé..........	10 gr.
	Glycérine très pure................	5
	Huile de bouleau..................	2
	Essence de laurier................	V gtt.

M.

Prurit sénile (E. Besnier)

1° Conseiller l'usage des bains amidonnés ou d'eau de son ;

2° Lotionner tous les soirs la surface du corps avec l'eau chauffée à 40° et additionnée de deux cuillerées de la solution suivante :

℞	Acide phénique....................	4 gr.
	Vinaigre aromatique...............	200

3° Saupoudrer ensuite avec le mélange suivant :

℞	Salicylate de bismuth..............	20 gr.
	Amidon............................	90

Ou bien :

℞	Acide salicylique finement pulvérisé.	20 gr.
	Amidon............................	90

Onctions contre le prurigo (Monin)

℞	Huile de foie de morue.......	}
	— naphte..................	} āā 200 gr.
	— bouleau.................	}
	Essence de cannelle de Ceylan......	10

M. S. A.

Pommade contre le prurigo (Monin)

℞	Lanoline pure	60 gr.
	Oléate de zinc	10
	Teinture d'hellébore noir	8
	M.	

en frictions matin et soir.

En cas de prurit sénile rebelle

Injections hypodermiques de pilocarpine à 2 centigr.

Prurit vulvaire

Lotions chaudes. Tampons cocaïnés. Electrisations.

Prurit de la grossesse

Lotions avec une éponge douce imbibée de :

℞	Eau de menthe tiède	1 verre
	Borax	4 gr.
	Essence de menthe poivrée	V gtt.
	M.	

Prurit de l'eczéma

Onctions avec :

℞	Huile d'olives	30 gr.
	Iodoforme	0 25
	M.	

LOTIONS CONTRE LE PRURIT VULVAIRE (Perey)

℞ Acide phénique	1 gr.	30
Teinture d'opium	15	
Acide cyanhydrique dilué	7	50
Glycérine	15	
Eau distillée	190	

M.

A l'intérieur, granules de Fowler (Legros).

Rechercher le diabète.

TRAITEMENT DU PRURIT ANAL (Okman)

℞ Bichlorure de mercure	3 centigr.
Chlorhydrate d'ammoniaque	12
Acide phénique	4 gr.
Glycérine	60
Eau de rose	115

M. S. A. A appliquer matin et soir sur la région anale.

Si la peau de cette région est très épaisse, la badigeonner une seule fois avec de la créosote. Ce badigeonnage est très douloureux, mais la douleur disparaît vite.

BAIN CONTRE LE PRURIT (Monin)

℞ Infusion de tilleul	5 litres
Gélatine raffinée	500 gr.
Borate de soude	200
Teinture de benjoin	10
— de lavande	5
Essence de pétrole	2
— de thym	1

M.

Pour verser dans un bain tiède que l'on prolongera une heure au moins.

Prurit vulvaire (P. Ménière)

℞ Talc pulvérisé.......................... 15 gr.
Bichlorure d'hydrargyre............ 0 . 50
Extrait sec de valériane............ 2
Mêlez et porphyrisez avec soin.

Appliquer deux à trois fois par jour sur les parties génitales externes à l'aide d'un pompon en duvet de cygne ou d'un pinceau en poil de blaireau.

Onctions de Key

℞ Glycérolé d'amidon................ 40 gr.
Huile de cade..................... 5
M.

Onctions de J. Chéron

℞ Vaseline........................... 30 gr.
Dermatol........................... 3
M. S. A.

Voyez : *Prurit génital* et voyez : *Diabète.*

PSORIASIS

Arsenic à haute dose à l'intérieur. Décapage par les onctions et les bains ; guérison par l'huile de cade, le naphtol, l'acide pyrogallique, etc.

Pommade contre le psoriasis (E. Besnier)

℞ Naphtol β.......................... 10 gr.
Axonge.............................. 90
F. S. A.

une pommade avec laquelle on frictionne, tous les soirs, la région qui est le siège du psoriasis. Le lendemain matin, on enlève la pommade avec de l'eau de savon chaude et on couvre la peau d'une couche d'amidon. On continue le traitement pendant quinze jours, et même jusqu'à guérison complète, si l'on constate de l'amélioration. Dans le cas contraire, on essaie de la pommade à l'acide pyrogallique.

COLLODION D'ELLIOTT

℞ Acide pyrogallique............	5 gr. 80 à 7 gr. 75
Acide salicylique..............	2
Collodion......................	62
F. S. A.	

une solution qui sera conservée dans un flacon noir. A l'aide d'un bain prolongé, on fait tomber les squames le plus possible, puis on étale le collodion sur les plaques du psoriasis, en ayant soin d'en dépasser les bords d'un centimètre environ, et on laisse sécher. Cette application est renouvelée tous les deux ou trois jours.

L'acide chrysophanique, l'aristol et surtout le gallanol rendent aussi des services contre le psoriasis.

POMMADE CONTRE LE PSORIASIS CAPITIS (E. Stern)

℞ Précipité blanc....................	10 gr.
Savon noir..........................	40
Lanoline *anhydre*..................	50
Mêlez et F. S. A. une pommade.	

Faire tous les soirs une friction avec gros comme une noisette.

PILULES CONTRE LE PSORIASIS (Bazin)

℞ Huile de cade	5 gr.	
Extrait de douce-amère	8	
Acide arsénieux	0	05
M. pour 50 pilules.		

Une pilule d'abord, jusqu'à quinze et vingt par jour.

Voir : *Dr E. Monin.* — Hygiène et traitement des maladies de la peau.

TRAITEMENT DE BROMSON

℞ Thyroïdine sèche		2 gr.
Kaolin	} ãã	Q. s.
Mucilage de gomme adragante.		

Pour F. S. A. pilules n° 20 ; enduire ces pilules de poudre de lycopode. Dose : de 1 à 6 pilules par jour.

Ou bien encore :

℞ Thyroïdine sèche	2 gr.
Sucre de lait	18

Mêler pour F. S. A. pastilles n° 20. Dose : de 1 à 6 pastilles par jour.

PSORIASIS LINGUAL[1]

MIXTURE DE MONIN

℞ Teinture de cresson du Para.. }
— de baume du Pérou.. } āā 10 gr.
— d'hamamelis virginica. }
M. S. A.

En badigeonnages trois fois par jour, dans les leucoplasies buccales rebelles aux traitements classiques. Supprimer l'usage du tabac, de l'alcool et des épices.

PSORIASIS BUCCAL (Monin)

℞ Teinture de coca............ }
— de thuya........... } āā 10 gr.
— d'hydrastis du Canada. }
M. pour badigeonnages et gargarismes.

Comme traitement interne, prendre, durant un mois, cinq grammes de bicarbonate de soude à chaque repas ; et pendant un autre mois, trois granules de dioscoride chaque matin dans du lait. Pour calmer la cuisson, gargarismes avec :

℞ Eau d'orge.... .... 100 gr.
Salicylate de soude.......... } āā 1
Borate de soude............. }
M.

Cautériser les fissures, tous les trois ou quatre jours, avec l'acide chromique (solution au cinquième).

Voyez : *Leucoplasie*, *Glossites*, etc.

1. Nous maintenons cette dénomination, qui, malgré son impropriété, a prévalu dans la langue médicale courante.

PTÉRYGION

Ne guérit que par l'excision.

PTYALISME

Préparations de belladone et d'atropine. Voyez : *Stomatites*, *Hydrargyrie*, *Salivation.*

PUERPÉRALE (Fièvre)

Voyez : *Fièvre.*

PUNAISIE

Voyez : *Ozène*, *Coryza.*

POUDRE STERNUTATOIRE (Fonssagrives).

℞			
℞ Pyrèthre pulvérisé	}		
Staphysaigre —	}	ãã	2 gr.
Gingembre —	}		
Poivre long			1
M.			

INJECTION CONTRE L'OZÈNE (Combe).

℞ Glycérine	}	ãã	30 gr.
Lanoline	}		
Alcool			20
Iodol			4
M.			

POUDRE DE FAUVEL

℞ Bismuth	4 gr.
Acide borique	3
Poudre d'eucalyptus	2
Chlorhydrate de cocaïne	0 10
M. S. A.	

PURPURA HÆMORRAGICA

Supprimer les boissons alcooliques. Repos au lit, décoction de quinquina ; bains sulfureux. Frictions au vinaigre aromatique. Deux fois par jour, quinze gouttes de :

℞ Perchlorure de fer liq........	} ãã	10 gr.
Teinture de noix vomique.....		
M.		

Chez les rhumatisants, quinine, élixir acide de Haller, alimentation réparatrice.

VIN DE SUNDELIN

℞ Vin blanc.........................	300 gr.
Sem. de moutarde..................	12
Cochléaria.........................	50
Ether chlorhydrique alcoolisé......	6
M.	

On peut aussi prescrire les tisanes amères, le cresson de fontaine et celui de Para, la tisane de ményanthe, le sirop de raifort iodé, le sirop de Portal.

Seigle ergoté, 1 gramme par jour (Hénoch).

BOLS DE DUCHESNE-DUPARC

℞ Sulfure de fer......................	0 gr.04
Poudre de rhubarbe..	0 10
Extrait de gentiane...........	0 05
Sirop de fumeterre......	Q. s.
M. S. A.	

Deux à quatre par jour.

Chez les enfants, perchlorure de fer à l'intérieur (2 à 4 gr.), vin de Champagne, vin de quinquina, transfusion de sérum artificiel (Legroux).

Dans la forme *infectieuse* du purpura, compression modérée avec la tarlatane imbibée de solution de chlorure d'ammonium à 2 o/o ; élévation du membre ; donner, à l'intérieur, l'opium et la quinine à hautes doses (Vidal, Rendu).

Voyez : *Scorbut* et *Stomatite.*

PUSTULE MALIGNE

Cautérisations. Injections sous-cutanées de teinture d'iode (Boinet). Voir : *Charbon*

PYÉLITE ou PYÉLO-NÉPHRITE

PILULES DE BOULOUMIÉ

℞ Térébenthine cuite............	ãã	0 gr. 10
Baume de Gurjum............		
Acide gallique................	ãã	0 025
Extrait de ratanhia............		

M. pour une pilule.

(Huit par jour).

Régime lacté, régime du brightique ; éviter tous les irritants du rein, favoriser l'asepsie urinaire en prescrivant intérieurement le salol ou le silicate de soude. Sirop iodo-tannique. Pointes de feu lombaires.

Tisane d'ulmaire, quatre tasses par jour, additionnées par tasse d'une cuiller à soupe du sirop suivant (Robin) :

℞ Sirop de baume du Canada........	100 gr.
Huile de Harlem..................	XXV gtt.
M. et agitez vigoureusement.	

Tous les jours, six pilules d'arbutine et deux cuillerées du sirop suivant dans la tisane de bourgeons de sapin (Dubuc).

Diète lactée, bains de vapeur térébenthinée.

Trois capsules de pepto-santal Vicario au milieu de chaque repas.

PYOHÉMIE

Air sain et pur, propreté et asepsie rigoureuses ; pulvérisations antiseptiques dans la chambre ; changer les linges de corps le plus possible ; relever le moral du malade ; lui donner la nourriture la plus forte sous le plus petit volume. — Eau de goudron.

℞ Sirop de tolu.................	āā	150 gr.
— de térébenthine..........		
Benzoate de soude..................		10
M.		

Une cuillerée toutes les heures.

Potion (A. de Fleury)

℞ Sirop de punch..................	75 gr.
Sirop thébaïque..................	25
Alcoolat de mélisse..................	15
M.	

A prendre dans les vingt-quatre heures.

On peut aussi prescrire : le perchlorure de fer, le sulfate de quinine, l'acide salicylique, l'aconitine, les lavements au camphre et à l'extrait de quinquina.

PYREXIES EN GÉNÉRAL

Diète lactée, bains. Charbon végétal et naphtol à l'intérieur. Alcaloïdes défervescents (quinine, aconitine, vératrine, digitaline). Potions avec l'alcool et le quinquina, le café. Voyez : *Fièvres*.

Potion antiseptique (Polli)

℞ Sirop de fumeterre	} āā	30 gr.
— de pensées sauvages	}	
Hyposulfite de soude		2
M.		

Elixir fébrifuge

℞ Garus	170 gr.
Acétanilide	5
M.	

Potion fébrifuge

℞ Eau de menthe	120 gr.
Sirop —	50
Antipyrine	5
M.	

Cachets fébrifuges

℞ Savon blanc	0 gr. 10
Citrate de caféine	0 15
Phénacétine	0 20
M.	

LAVEMENT FÉBRIFUGE

℞	Sulfate de quinine..................	1 gr.
	Jaune d'œuf......................	nº 1
	Décoction d'écorce de saule........	250 gr.
	Laudanum.........................	X gtt.
	M.	

PYROSIS

Voyez : *Dyspepsie* et *Gastralgie*. Remplacer le vin par l'eau et la bière ; éviter les aliments fermentescibles.

Poudre de craie composée de la pharmacopée anglaise. Glycérine, 3 gr. dans du thé léger (Sydney).

POTION DE SWEDIAUR

℞	Hydr. de menthe..................	250 gr.
	Sirop de saponaire................	50
	Rhubarbe pulvérisée	10
	Bicarb. sod......................	3
	M. S. A.	

POTION ANTIACIDE (Chevalier)

℞	Eau de menthe....................	150 gr.
	Ammoniaque liq	III gtt.
	M.	

SIROP DE DORVAULT

℞	Eau de chaux.....................	10 gr.
	Sucre............................	20
	M.	

PYROSIS (Monin)

℞	Poudre de magnésie calcinée.....	ãã 15 gr.
	— de gomme arabique.....	
	— de semence d'anis.....	
	M. S. A. intimement.	

Un paquet de 4 grammes au moment des douleurs : à prendre dans très peu d'eau, et à renouveler deux à trois fois dans la journée.

Voir mon livre : *Hygiène et traitement des troubles digestifs.*

RACHITISME

Repos relatif, pour ne pas exagérer les déformations. Habitat sec, aéré, lumineux, à la campagne. Allaitement prolongé ; lait de vache coupé de beef-tea. Un peu de vin de quinquina ferrugineux coupé d'une eau bicarbonatée calcique. — Bain salé tous les deux jours, suivi de frictions à l'alcoolé de mélisse. Supprimer tout aliment trop fort, et graduer habilement le régime (lait, œufs, viandes blanches) jusqu'à ce que l'enfant ait toutes ses dents (J. Guérin). Farine lactée Nestlé.

Contre les douleurs et l'état fébrile, frictions à l'huile de jusquiame chloroformée ; salicylate de quinine.

Huile de foie de morue à haute dose. Manières diverses de la rendre tolérable :

(Vigier)

℞	Huile de foie de morue..............	20 gr.
	Sucre de lait porphyrisé..............	25
	Carbonate de potasse..............	1
	Essence de menthe..............	VI gtt.
	— d'amandes amères..............	II

M. S. A.

(Jeannel)

℞ Eau distillée	20 gr.	
Eau de menthe	5	
Huile de morue	10	
Bicarbonate sod	0	10

M. S. A.

BEURRE DE TROUSSEAU

℞ Beurre très frais	300 gr.	
Chlorure de sodium	5	
Bromure de potassium	0	50
Iodure de potassium	0	15
Phosphore	0	01

M.

A consommer en trois jours sur minces tartines.

MIXTURE DE LEWIS SMITH

℞ Huile de foie de morue		180 gr.
Eau de chaux	} āā	120
Sirop de lacto-phosphate calc.	}	

M.

Une cuiller à thé quatre à cinq fois par jour pour un enfant d'un an.

Supprimer, en été, l'huile de foie de morue et la remplacer par le vin Girard.

MIXTURE DEMME

℞ Huile d'olives	50 gr.	
Phosphore pur	0	05

M.

Une cuiller à dessert à chaque repas.

PILULES DE WEGNER

℞ Phosphore	0	25
Sirop simple	9 gr.	

Mêlez et ajoutez :

℞ Poudre de réglisse	10 gr.	
— de gomme arabique	5	
— de gomme adragante	2	50
M. pour 250 pilules.		

Deux à cinq par jour.

MIXTURE DE MARFAN

℞ Gomme adragante	5 gr.
Solution de lacto-phosphate de chaux à 5 o/o	150
Sirop de lacto-phosphate de chaux à 5 o/o	350
Huile de foie de morue	500
Alcoolature de zeste de citron	20

Dose quotidienne : quatre cuillerées à café aux nourrissons ou aux jeunes enfants rachitiques.

On administrera chaque dose avant un repas ou une tétée.

Glycéro-phosphate granulé Dalloz.

FORMULES DE KASSOWITZ

℞ Huile de foie de morue	100 gr.	
Phosphore	0	01
M.		

Deux cuillers à café par jour.

En cas d'intolérance :

℞ Huile d'amandes douces	70 gr.	
Sucre blanc pulvérisé	30	
Phosphore	0	01
Essence de fraises	XX gtt.	
M. S. A.		

Même emploi.

Ou encore (H. Berg) :

℞ Phosphore		0gr.06
Alcool absolu		20
Teinture de menthe		0 50
Glycérine		60

Six gouttes trois fois par jour : arriver graduellement à dix gouttes.

POUDRE DE TEMPLE

℞ Oxyde noir de fer	ãã	1 gr.
Rhubarbe pulvérisée		
Sucre		4

M. en 16 paquets.

Un matin et soir.

TISANE DE MASCAGNI

℞ Eau filtrée	1000 gr.
Sirop de gomme	60
Bicarbonate de potasse	10

M.

Dans la *période avancée* du rachitisme, essayer l'électricité, l'orthopédie, l'ostéoclasie.

RAGE

Cautériser profondément la morsure au thermo-cautère.

Combattre les spasmes par des badigeonnages de cocaïne au vingtième dans le pharynx (Fubini), les injections de morphine ou de curare au cou (Beale). *Bains turcs* d'une heure, chaque jour, avec grands lavements d'eau et trois ou quatre tasses de tisane de jaborandi à l'intérieur.

Maintenir le moral et le physique du malade. Faradisation rachidienne.

Hydrate de chloral à haute dose (10 à 25 gr. par jour) en potions, lavements et même injections intraveineuses (Oré, de Bordeaux).

PILULES ANTIRABIQUES

℞	Alun...........................	0 gr.25
	Réalgar........................	0 05
	Hoàng-nan......................	0 05
	M. S. A.	

Trois pilules par jour dans de la tisane de guaco. Nitrite d'amyle en inhalations.

Inoculations pastoriennes (???).

RAMOLLISSEMENT CÉRÉBRAL

Hygiène et régime sévères, vie à la campagne, régime lacto-végétarien, frictions et massages. Avant chaque repas, une cuillerée de :

℞	Eau distillée..................	300 gr.
	Iodure de sodium...............	10
	Arséniate de soude.............	0 10
	M. S. A. (Grasset)	

RECTITE

SUPPOSITOIRE ÉMOLLIENT (Mallez)

℞	Beurre de cacao................	ãã p. æ.
	Cérat..........................	
	M.	

Voyez : *Entérite*, *Hémorrhoïdes*.

RELACHEMENT DES MUQUEUSES

CONTRE LA MOLLESSE ET LE RELACHEMENT DES MUQUEUSES (Monin)

℞ Eau de Pagliari		200 gr.
Teinture de ratanhia	ãã	20
— de gaultheria		
— de capsicum		10
Essence de néroli		4
M. S. A.		

A employer, pure ou coupée d'eau de camomille, en lotions, injections, lavages.

POMMADE ASTRINGENTE POUR LES MUQUEUSES (Monin)

℞ Glycérolé d'amidon		45 gr.
Cachou de Bologne		5
Teinture de vanille	ãã	3
— de capsicum		
— de roses de Prov		
M.		

On fait précéder chaque onction d'une injection avec la macération de quinquina huanuco.

Voir notre *Hygiène de la beauté*.

RELACHEMENT DE LA LUETTE

℞ Teinture de poivre long	10 gr.
Alun de potasse	4
M.	

Pour toucher légèrement matin et soir.

Voyez : *Angine*.

RÉTENTION D'URINE

Sonder la vessie ou la ponctionner si le cathétérisme est impossible. Voyez : *Dysurie.*

RÉTINITE

Traitement général du mal de Bright, de la syphilis, du diabète, de la leucémie (voir ces mots.

Voyez aussi : *Amaurose.*

RÉTRACTION DE L'APONÉVROSE PALMAIRE

(Maladie de Dupuytren)

Appliquer sur la paume de la main une grande quantité de la pommade suivante ;

℞	Vaseline blanche....................	30 gr.
	Iodure de potassium................	2
	Iode métallique....................	1

Recouvrir la paume avec une couche épaisse de coton ordinaire : toile gommée, puis bandage peu serré. Renouveler chaque jour l'application de la pommade, pendant trois à quatre semaines.

Les tractus fibreux sont souvent ramollis dès la fin de la seconde semaine. L'amélioration persiste un certain temps (Vulpian).

En cas d'échec, dissection opératoire des tractus fibreux.

RHAGADES

Voyez : *Gerçures.*

RHINITE, RHINORRHÉE

Voyez : *Coryza, Ozène.*

RHINOSCLÉROME

Détruire le néoplasme par le galvanocautère, s'il est opérable. Sinon, dilatation nasale à la laminaire et injections interstitielles de liqueur de Fowler (Kaposi) ou d'acide salicylique à 2 p. 100 (Jackson).

RHUMATISME ARTICULAIRE AIGU

Séjour au lit ; tisane de chiendent nitré à 4 gr., poudre de Dower, baume tranquille en frictions suivies d'enveloppement avec l'ouate salicylée. Diète, lait, bouillon.

Liniment sédatif

℞ Baume tranquille	} āā	100 gr.
Huile de jusquiame		

Ammoniaque..................		
Camphre......................		
Laudanum....................	ãã	4
Chloroforme..................		
Extrait de belladone..........		

M. S. A.

Potion de Vulpian

℞ Sirop d'écorces d'oranges..........	30 gr.
Teinture —	2
Salicylate de soude................	5

M.

A prendre en cinq fois, dans la journée, dans un verre d'eau sucrée : continuer pendant dix ou quinze jours, en diminuant peu à peu les doses.

℞ Eau de menthe poivrée.............	120 gr.
Acétate de potasse................	60
Acide salicylique..................	15
Limonade aux citrons frais..........	60

M. S. A.

Une cuillerée à soupe toutes les deux ou trois heures (Thomas).

Avant de donner les salicylates, se rendre soigneusement compte de l'état des reins.

Rhumatisme cérébral

Bain à 30 degrés, progressivement refroidi jusqu'à 20 degrés (Woillez).

Sulfate de quinine, 2 à 4 gr. par jour. Saignées. Chloral.

Pilules de Magendie

℞ Vératrine........................	} āā	0 gr. 05
Extrait d'opium..................		
M. pour 10 pilules.		

Deux le premier jour, en augmentant d'une par jour, jusqu'à sept ou huit.

Rhumatisme du cœur

Voyez : *Cardiopathies*, *Endocardites*, *Péricardites*.

Poudre de Chaussier

℞ Extrait sec de réglisse........	} āā	50 gr.
— de chiendent...........		
Gomme arabique....................		25
Sucre de lait........................		100
Sel de nitre..........................		12
M.		

Une cuillerée à café dans un verre d'eau tiède, comme tisane.

Rhumatisme sub-aigu

℞ Sirop d'écorces d'oranges...........	300 gr.
— d'opium......................	100
Salicylate de soude..................	20
Iodure potassique....................	5
M.	

Deux à quatre cuillerées à soupe par jour pour les adultes ; cuillerées à café pour les enfants (Audhoui).

POMMADE CONTRE L'HYDARTHROSE (Monin)

℞	Lanoline	60 gr.
	Dermatol	15
	Teinture d'iode	10
	Essence de wintergreen	5
	M. S. A.	

Pour onctions et recouvrir d'ouate.

POMMADE CONTRE LE RHUMATISME ARTICULAIRE AIGU (Fienga)

℞	Salicylate de soude	30 gr.
	Iodoforme	10
	Vaseline	100
	Extrait de jusquiame	5

Mêlez. — Usage externe.

Les articulations malades sont enduites une ou deux fois par jour de cette pommade, puis recouvertes d'ouate. En soumettant des rhumatisants à ce traitement, M. Fienga a obtenu une guérison rapide en l'absence de toute médication interne.

RHUMATISME MUSCULAIRE (Monin)

℞	Alcool à 90°	100 gr.
	Chloroforme	30
	Ammoniaque	10
	M. S. A.	

En badigeonnages trois ou quatre fois par jour, et recouvrir d'ouate salicylée.

POMMADE (idem)

℞	Vaseline	60 gr.
	Chloroforme	20
	Extrait d'aconit	1
	Salol	4
	Essence de gaultheria	XXX gtt.
	M. S. A	

POUDRE (idem)

℞ Bicarbonate sod		60 gr.
Colombo pulvérisé	} ãã	20
Salicylate sod		
M.		

Une cuiller à café avant le repas dans un verre d'eau sucrée additionnée d'alcool de menthe.

RHUMATISME AIGU INFANTILE (Monin)

℞ Sirop de pointes d'asperges		300 gr.
Bromhydrate de quinine		4
Teinture de scille	} ãã	2
— de muguet		
— de vératre blanc		XII gtt.
M. S. A.		

Une cuillerée à soupe deux fois par jour.

RHUMATISME SUB-AIGU (Bourget)

℞ Axonge benzoïnée		40 gr.
Essence de térébenthine	} ãã	5
Lanoline		
Acide salicylique		
M.		

En frictions douces 3 fois par jour et recouvrir d'ouate.

On peut aussi employer les fumigations de genièvre et les pilules suivantes :

℞ Extrait de douce-amère	} ãã	10 gr.
Soufre sublimé lavé		
M. S. A. pour 80 pilules.		

Quatre par jour.

Ou un verre par jour de la

DÉCOCTION DE MAGENDIE

℞ Tisane de chiendent................ 100 gr.
Sirop de menthe.................. 60
Iodure de potassium.............. 2
M.

RHUMATISME CHRONIQUE

Eviter le froid humide, se revêtir de flanelle, prendre des bains sulfureux très chauds, suivis de frictions stimulantes à l'alcoolature de Fioravanti. *Bains* avec : 1 gr. d'arséniate de soude, 500 gr. de gélatine et 30 gr. de teinture de benjoin (Monin). Cinq gouttes de teinture d'iode avant chaque repas, dans du malaga, en augmentant progressivement jusqu'à vingt gouttes (Lasègue). Au salicylate de soude préférer celui de lithine (1 à 2 gr. par jour) ou 4 gr. de salol ; comme frictions, alcoolé de tannin, mélange de pétrole et d'essence de térébenthine, etc.

Courants continus, bains électro-statiques, massages, bains de vapeur térébenthinée, bains de boues minérales, de sable chaud. Eaux minérales hyperthermales chlorurées ou sulfureuses. Climats chauds et secs.

EAU IODÉE DE TROUSSEAU

℞ Eau distillée...................... 900 gr.
Sirop de saponaire................ 100
Iodure de potassium.............. 0 50
Iodure métal...................... 0 05
M.

A prendre dans la journée.

LINIMENT DE STOCKES

℞	Essence de térébenthine	100 gr.
	Acide acétique	15
	Eau de roses	80
	Jaune d'œuf	n° 1
	Huile de lin	5 gr.

M. S. A. pour frictions.

TRAITEMENT DU RHUMATISME CHRONIQUE (Fothergill)

℞	Acide arsénieux	0 gr. 10
	Gaïac en poudre	12
	Capsicum pulvérisé	2
	Aloès et myrrhe	12

M. D. pour faire 120 pilules.

A prendre une pilule trois fois par jour : en même temps, prescrivez une alimentation riche en graisse.

RHUMATISME BLENNORRHAGIQUE

Courants faradiques. Toniques à l'intérieur.

Vésicatoire volant, immobilisation et compression ouatée (Després).

Pointes de feu multiples, suivies d'enveloppement au Vigo et d'immobilisation (Championnière). Iodure de potassium à l'intérieur (1 à 2 gr. par jour).

POMMADE SULFONÉE

℞	Axonge non salée	25 gr.
	Acide sulfurique	6

M.

Pour frictions et recouvrir d'ouate.

POMMADE DE GUÉNEAU DE MUSSY

℞ Axonge		40 gr.	
Extrait de ciguë		5	
Iodure de potassium		4	
Extrait de belladone	⎫ āā	2	
Camphre	⎭		

M. S. A.

SOLUTION DE DONOVAN

℞ Iodure d'arsenic	0 gr.	10
Biiodure de mercure	0	15
Iodure de potassium	4	
Eau distillée	60	

M. S. A.

Vingt gouttes avant le repas.

EMPLATRE RÉSOLUTIF

℞ Diachylum gommé	⎫ āā	2 gr.
Résine élémi pure	⎭	
Extrait de semences de ciguë		8

F. S. A.

Voyez : *Blennorrhagie.*

RHUMATISME SPINAL

Ventouses scarifiées le long du rachis. Salicylates à hautes doses ; injections de morphine.

RHUME

Traitement de Laënnec. — Recouvrir le devant du thorax avec un demi-rouleau de sparadrap des hôpitaux. Prendre, aussi chaud que possible, le grog pectoral suivant, en une fois :

℞ Eau-de-vie vieille		50 gr.
Infusion de violettes		60
Sirop de gomme		40
M.		

Tisanes d'avoine, de bourrache, de capillaire, de lichen, de dattes, de mauve, de guimauve, pariétaire, bouillon blanc, figues, jujubes, lierre, coquelicots, violettes, tussilage, etc.

Julep gommeux, loochs simple et composé.

CRÈME DE TRONCHIN

℞ Sirop de tolu	ãã	30 gr.
— de capillaire		
Beurre de cacao		60
Sucre pulvérisé		15
M. S. A.		

LAIT DE POULE CALMANT (*Monin*)

℞ Eau d'orge chaude	250 gr.
— de fleurs d'oranger	30
— de laurier-cerise	5
Sirop d'opium	25
Jaunes d'œufs	nº 2
M. S. A.	

Voyez : *Bronchite, Coryza.*

ROSÉOLE

Voyez : *Syphilis, Erythème, Rougeole.*

ROUGEOLE

Chambre bien aérée, obscure.

Séjour au lit. Boissons chaudes tempérantes.

Toilette des muqueuses à l'eau boriquée.

Infusion de violettes avec une cuillerée à café ou à dessert de :

℞ Sirop de tolu............... }
— diacode............... } ãã
— de belladone.......... }

Lait et bouillon ; lavement quotidien.

Si phénomènes cérébraux, sinapismes promenés sur tout le corps, lavement de chloral.

Si diarrhée, lavements laudanisés ; *décoction blanche* additionnée de cognac.

Pas de bains avant que les enfants ne soient sortis huit ou dix jours au moins (Hardy).

Poudre antimorbilleuse (Monin)

℞ Soufre lavé pulvérisé............... 0 gr.05
Poudre de Dower................. 0 05
M.

Trois paquets semblables par jour.

Exanthème rubéolique difficile (Bourdon)

Tisane de lierre sucrée au sirop de goudron. Toutes les heures une cuillerée à dessert de :

℞ Julep gommeux	125	gr.
Alcoolat de cannelle	7	
Acétate d'ammoniaque	4	
M.		

Dans la rougeole maligne, bains froids fréquents.

RUBÉOLE

Traitement, purement hygiénique, de la rougeole bénigne.

RUPIA

Voyez : *Ecthyma* et *Pemphigus* (même traitement).

Voyez aussi : *Syphilis, Cachexies.*

SAIGNEMENT DE NEZ

Voir : *Epistaxis.*

SALIVATION

Voir : *Ptyalisme.*

Eviter la mastication ; gargarismes astringents avec l'écorce de grenade, la bistorte, le quinquina, le ratanhia, l'alun.

Essayer l'iodure de potassium et le chlorate de potasse (en pastilles comprimées).

SALPINGITE

Pointes de feu sur la paroi abdominale,

lavement froid, injections vaginales chaudes et antiseptiques. Dilatation utérine suivie de cautérisation à la créosote (Auvard). — Toniques généraux. — Laparotomie.

SARCOCÈLES

Voyez : *Orchites.*

SATURNISME

EMPOISONNEMENT AIGU (Schlosser)

℞	Eau tiède	250 cc.
	Sel d'Epsom	30 gr.
	Extrait de fleurs de séné	30 cc.
	M.	

A prendre en deux fois, à dix minutes d'intervalle.

Eau de Seltz comme boisson (toutes les quinze minutes un verre), ou mieux limonade à l'eau de Rabel (acide sulfurique dilué). Comme aliments, eau d'orge, eau albumineuse, lait.

Cataplasmes laudanisés sur le ventre, massages, faradisations, bains sulfureux tous les deux jours, injections sous-cutanées avec 1 centigr. de morphine et 1 milligr. d'atropine pour calmer la douleur des coliques.

Dans la forme chronique, supprimer la cause, donner des bains sulfureux et de l'iodure de potassium, des diurétiques, des laxatifs et des lavements. (Pour détails, voir notre *Hygiène du Travail.*)

PARALYSIE SATURNINE (Stites)

℞	Iodure de potassium...............	8 gr.
	Extrait fluide d'ergot	30
	— d'ignatia	4
	Teinture de cardamome composée..	30
	Sirop simple.........................	120
	M.	

Cuiller à potage la nuit et le matin. Diète lactée, grands bains tièdes, laxatifs et électrisations. Purgations avec l'électuaire de soufre et de miel.

SATYRIASIS

Voyez : *Aphrodisie.*

PILULES DE CULLERIER

℞	Camphre..........................	0gr.10
	Extrait thébaïque..................	0 05
	Miel	Q. s.
	Poudre d'althæa....................	Q. s.
	Pour une pilule.	

Deux à quatre par jour.

Eviter les excitations vénériennes, adopter un régime sévère ; faire beaucoup d'exercice et rester au lit 5 à 6 heures seulement.

Lavement de Fonssagrives

℞ Eau de laitue		200 gr.
Camphre		1
Jaune d'œuf		n° 1
Laudanum Syd		V gtt.
M.		

Potion de Dujardin-Beaumetz

℞ Eau de laitue		200 gr.
Sirop de nymphœa		40
Teinture de digitale	āā	1
Lupulin		
Bromure de sodium		4
M. S. A.		

Une cuillerée à soupe d'heure en heure.

On peut aussi essayer le bromure de camphre.

SCARLATINE

Lait, œufs, potages, poisson, etc., par petits repas de deux en deux heures ; limonade vineuse tiède ; petits grogs.

Chambre bien ventilée, sans aucune tenture.

Affusions vinaigrées tièdes matin et soir.

Traiter la pharyngite par des gargarismes phéniqués ou chloratés. Ne pas couvrir exagérément le malade.

Combattre les adénites cervicales par les onctions avec la pommade d'oléate de mercure à quinze pour cent (Couper).

Séjour à la chambre six semaines au moins.

Contre l'albuminurie, ventouses rénales, bains d'air chaud, *régime lacté exclusif*, caféine, calomel.

Toilette des muqueuses à l'eau boriquée.

Si l'éruption sort mal, bains sinapisés, potion avec l'esprit de Minderer.

Contre l'éclampsie, drap mouillé, compression des carotides, lavements de chloral, inhalations de chloroforme, bromure à l'intérieur, frictions avec l'axonge camphrée sur tout le corps.

Combattre la constipation par la rhubarbe et les lavements huileux ; l'excès de fièvre par des bains à trente-huit degrés auprès du lit ; les démangeaisons, par de la poudre de riz.

Au quinzième jour, bain alcalin pour aider la desquamation.

ERUPTION SCARLATINEUSE DIFFICILE (Archambault)

℞	Eau de fleurs de sureau	120 gr.
	Esprit de Minderer...............	3
	Vin d'antimoine....................	2
	Sirop de framboises...............	15
	M. S. A.	

Une cuiller à soupe toutes les deux heures.

Contre l'anasarque scarlatineuse : frictionner les lombes avec un mélange d'huile de croton et d'huile de pavots, parties égales, et donner à l'intérieur 1 à 2 gr. par jour d'esprit de Mindererus (Heusser).

CONTRE L'ALBUMINURIE SCARLATINEUSE (Roger)

℞ Julep gommeux	100 gr.	
Acide tannique	0	20
Alcoolature d'aconit	X gtt.	
M.		

Une cuillerée à dessert de deux en deux heures.

Comme boisson, chiendent nitré à 4 gr. par litre, sucrée, par tasse, avec une cuillerée à dessert de :

℞ Sirop de digitale	40 gr.
Oxymel scillitique	30
M.	

POTION CONTRE LA SCARLATINE (Monin)

℞ Julep gommeux	120 gr.	
Teinture de belladone } āā	1	
— d'aconit }		
Carbonate d'ammoniaque	0	50
Nitrate de potasse	0	75
M. S. A.		

Une cuillerée à soupe matin et soir.

SCIATIQUE

Repos au lit, ventouses scarifiées, vésicatoires, injections de morphine, pointes de feu. Liniments variés. Douches chaudes.

Tous les jours, 5 gr. de salicylate de soude ou bien 2 gr. de bromhydrate de quinine (Jaccoud). Capsules d'essence de pin (10 par jour).

Bains de vapeur térébenthinée, pulvérisations de méthyle.

Vésicatoire en lanière le long du trajet douloureux.

Potion bromo-iodurée longtemps continuée.

LINIMENT ANTI-RHUMATISMAL (Monin)

℞ Essence de térébenthine		125 gr.
Benjoin de Siam pulv.	} āā	10
Aloès pulv.	}	
Acide salicylique		8
Extrait thébaïque	} āā	2
— de jusquiame	}	

M. S. A. (dissoudre au bain-marie).

Pour frictions 3 fois par jour et recouvrir d'ouate (formule très efficace contre scapulalgie, torticolis, pleurodynie, sciatique).

Traitement de la goutte et du rhumatisme (voir ces mots).

Courants continus électriques.

Siphonnages au chlorure de méthyle (Debove et Bailly).

Injections sous-cutanées d'antipyrine à 60 centigr.

Injections sous-cutanées de chloroforme.

Elongation du nerf.

LINIMENT D'YZETA

℞ Huile d'olives	250 gr.
Essence de térébenthine	75
Ammoniaque	40
Teinture de cantharides	15

M. S. A. (Agitez).

Saupoudrer le lit de fleur de soufre (Makroski).

LINIMENT DE SCHNEIDER

℞ Huile de pin .... } ãã
Liniment volatil camphré ....
M.

Voyez aussi : *Névralgies*.

SCLÉRÈME INFANTILE

Courants d'induction, vésicatoires, traitement de la syphilis, massages, bains de vapeur, onctions huileuses. Essayer une potion avec 4 gr. de salicylate de soude et 1 gr. d'iodure de potassium ; faire boire à l'enfant, par cuillerées à café, 125 gr. de lait d'ânesse additionné de 1 gr. d'eau de mélisse des Carmes.

Bains tièdes avec 500 gr. de farine de moutarde.

SCLÉRODERMIE

Toniques, nervins, climat sec, bonne hygiène. Massage, *électricité, bains sulfureux*. Iodures à haute dose.

Emménagogues et surtout courants galvaniques à électro-puncture de 5 à 10 milliampères.

SCORBUT

Eviter le froid humide. Assolement, exercice, bains chauds et frictions.

Améliorer l'alimentation ; y introduire des végétaux frais et notamment le chou, la betterave, le radis, le navet, la carotte, la pomme de terre, le cresson, la chicorée, les champignons, l'ail, l'oignon, la moutarde, le citron, l'orange, les groseilles, le raisin, le vinaigre, les vins acides.

Trois fois par jour, une cuillerée à soupe de :

℞ Vin de quinquina ferrugineux du Codex		500 gr.
Teinture de cantharides		10
M.		

Traiter les stomatites, les hémorragies, les dermatoses (*voyez ces mots*). Eviter les purgatifs, le mercure, les vésicatoires et les ventouses. Repos relatif.

Gouttes dépuratives de Sigmund

℞ Teinture d'iode		4 gr.
— de Baumé	ãã	1
Liqueur de Fowler	ãã	1
M.		

De cinq à quinze gouttes chaque soir, dans du lait de chèvre.

SCROFULOSE

Air salin, analeptiques (lait, jaunes d'œufs, viandes, poissons), exercice sous toutes les formes, insolation, bains de mer et bains de sable ; huile de foie de morue, beurre chloro-iodo-bromuré de Trousseau ; vins de quinquina, de gentiane, extrait de noyer ; préparations de fer et d'arsenic, eaux minérales chloro-iodurées naturelles, tisanes d'homériana, de houblon, de fumeterre, préparations phosphatées, amers exotiques et indigènes, granules de sulfure de calcium, d'iodoforme ; café de glands, bière sapinette ; hydrothérapie ; eau de goudron, plantes anti-scorbutiques de la famille des crucifères, etc.

Teinture d'iode : de une à dix gouttes dans du lait.

MIEL IODOFORMÉ POUR LES ENFANTS (Besnier)

℞ Miel de Chamounix..............	100 gr.	
Iodoforme........................	0	10
M.		

De une à cinq cuillerées à café par jour.

POTION DE GUIBOUT

℞ Julep gommeux....................	150 gr.	
Iodure de potassium..............	2	
Teinture d'iode..................	1	
Tannin...........................	1	
Extrait de quinquina.............	0	50
M.		

Par cuill. à soupe dans les vingt-quatre heures.

MIXTURE DE MONIN

℞ Huile de foie de morue	500 gr.	
Iodol	1	50
Menthol	1	
Saccharine	0	50
M. S. A.		

SIROP ANTISTRUMEUX (Monin)

℞ Sirop de brou de noix	200 gr.
Extrait de gentiane	4
Chlorure de sodium	3
Iodure de sodium	2
M. S. A.	

Une cuillerée à café tous les matins, pour un enfant de moins de deux ans. Bain tiède avec 750 grammes de sel et 50 grammes de chlorure d'ammonium, tous les deux jours.

POTION ANTISCROFULEUSE (Guépin)

℞ Eau distillée	100 gr.
Sirop antiscorbutique	45
Iodure de potassium	5
Chlorhydrate d'ammoniaque	2
M. S. A.	

Une cuiller à café matin et soir.

HUILE DE FOIE DE MORUE D'ÉTÉ (Vindevogel)

℞ Sirop de tolu }	āā 150 gr.
Glycérine pure }	
Chlorhydro-phosphate de chaux	XXV gtt
M.	

Cuiller à soupe après le repas.

Vin de Girard, iodo-tannique phosphaté.

HUILE DE FOIE DE MORUE AGRÉABLE (Monin)

℞ Huile de foie de morue............	900 gr.	50
Ether iodhydrique................	1	
Saccharine........................	2	
Essence de cannelle de Chine......	X gtt.	
M.		

AUTRE FORMULE (Larmande)

℞ Glycérine........................	250 gr.	
Sirop de framboises...............	50	
Iodure de potassium...............	0	30
Teinture d'iode...................	XXX gtt.	
M. S. A.		

De deux à quatre cuillerées à café par jour.

INJECTION CONTRE LES ABCÈS FROIDS (Billroth)

℞ Iodoforme........................	10 gr.
Glycérine pure....................	100

F. S. A. une émulsion pour usage externe.

On ponctionne l'abcès froid, on fait sortir le pus, et on injecte en son lieu et place une quantité à peu près égale de l'émulsion iodoformée. Au bout de trois ou quatre semaines, on renouvelle la ponction, et on procède à une seconde injection.

SCYBALES

LAVEMENT DE G. KEMPS

℞ Eau tiède........................	1500 gr.	
Tartrate de potasse...............	16	
Acide salicylique.................	1	50
M.		

Voyez : *Constipation, Calculs*.

SÉBORRHÉE

Voir : *Eczéma*.

Tenir les cheveux ras, savonner à chaud le matin, puis frictionner la tête avec l'alcoolé de romarin.

Si la séborrhée est sèche, pommade au naphtol à quatre pour cent.

Si elle est humide, saupoudrer le cuir chevelu (Besnier) avec :

℞ Amidon .... 90 gr.
Salicylate de bismuth 10
M.

CONTRE LES CHEVEUX TROP GRAS (Monin)

℞ Eau distillée de goudron .... 300 gr.
Chlorate de potasse 10
Ammoniaque liquide 4
M. S. A.

Pour lotions avec une petite éponge.

LOTION D'HILLAIRET

℞ Eau .... 250 gr.
Ether camphré 20
Borate de soude 15
M.

SÉBORRHÉE (Ihle)

℞ Résorcine 4,37
Huile de castor 4-8,75
Baume de Pérou .... IV à V gtt.
Alcool .... 140 gr.

Application locale soigneuse le soir.

Traitement interne : médication alcaline cholagogue.

EAU DE TOILETTE CONTRE LA SÉBORRHÉE FACIALE (Monin)

℞ Alcool à 96°	150 gr.	
Ether sulfurique	50	
Essence de bergamote	6	
Teinture de benjoin	2	
Acide salicylique	1	
Vanilline	0	50

M. S. A. — (Filtrez).

Pour lotions (trois par jour), à l'aide d'un flacon à stilligoutte : quelques gouttes sur le coin d'une serviette-éponge, trempée d'eau très chaude, puis exprimée.

SÉBORRHÉE REBELLE (Monin)

℞ Alcoolé de guaco	150
Esprit d'éther nitreux	50
Teinture de capsicum	30
Essence de néroli	XV gtt

M. S. A. pour lotions.

A l'intérieur, prendre, tous les matins, une cuillerée à soupe de :

℞ Glycérine pure	ãã	100 gr.
Huile de ricin		
Essence de thym		X gtt

M. S. A.

SÉBORRHÉE DU CUIR CHEVELU (Monin)

℞ Alcool camphré		
Ether de pétrole		
Glycérine	ãã	10 gr.
Essence de Wintergreen		
Essence de pin d'Autriche		

M. S. A.

Friction, matin et soir, avec quelques gouttes de cette mixture sur une brosse douce. Les cheveux doivent être coupés court et lavés préalablement au savon de créoline.

(Ces frictions guérissent la séborrhée, arrêtent les alopécies et favorisent une repousse rapide.)

SEPTICÉMIE PUERPÉRALE

Antisepsie génitale par injections, suppositoires, etc.

Pilules de Sikedey

℞ Acide phénique			0,10
Gomme arabique	}	ãã	Q. s.
Poudre de réglisse	}		
Savon médicinal	}		
M. pour une pilule.			

De deux à dix par jour.

Pilules de Charles

℞ Sulfate de quinine	0,10
Nitrate d'aconitine	1/3 mill.
M. pour une pilule.	

A prendre toutes les trois heures jusqu'à abaissement thermique.

Inhalations d'oxygène, élixir antiseptique de Huxham.

SUPPOSITOIRES VAGINAUX ANTISEPTIQUES (Auvard)

℞ Iodoforme	1 gr.	
Glycérine pure	0	50
Beurre de cacao	Q. s.	

Pour un suppositoire vaginal.

On peut aussi prescrire :

POTION ANTISEPTIQUE

℞ Décocté de quinquina	55 gr.
Sirop d'écorces d'oranges	30
Acide salicylique	1

M.

℞ Sucre vanillé	8 gr.
Salol	2

M.

POTION D'AUDHOUI

℞ Eau dist. de menthe poivrée..	ãã	60 gr.
— de cannelle de Ceylan.		
Sirop de quinquina au vin		30
Alcool camphré		10

M.

Par cuillerées d'heure en heure.
Voir : *Pyohémie*.

SIALORRHÉE

Voir : *Salivation*.

SOLANÉES (Empoisonnement par)

Voir : *Strychné* (tannothérapie).

SPASME DE LA GLOTTE

Badigeonner les fosses nasales avec solution forte de chlorhydrate de cocaïne.

Déplacements et séjour à la campagne.

Purgations et lavements, bains de tilleul et de valériane (Bouchut), huile de foie de morue.

Accès de spasme de la glotte (Monin)

℞ Eau distillée de menthe............	140	gr.
Sirop de codéine	20	
Bromhydrate de conicine..........	0	60

M. S. A.

Une cuillerée à café toutes les deux heures, à partir de l'âge de huit ans.

Jeter de l'eau au visage, donner de l'air frais, des inhalations d'oxygène ou, à défaut, d'éther. Vésicatoires volants sur les côtés du cou, pansés avec l'extrait de belladone, 2 centigr., dans coldcream, 0,60. Lavement de chloral à 60 centigr.

SPERMATORRHÉE

Bonne hygiène sexuelle, traiter la constipation, le phimosis, la prostatite.

℞ Camphre........................	0	gr.05
Lupulin..........................	0	10

M. pour 1 cachet.

A prendre en se couchant (contre les pollutions de nature spasmodique).

℞ Poudre d'ergot de seigle récente....	0 gr.10	
Poudre de fèves Saint-Ignace......	0	05
M. pour 1 cachet.		

Pointes de feu lombaires. Electrisations (quand la spermatorrhée a lieu par atonie).

Donner de la tisane de houblon additionnée de la mixture suivante (Monin), vingt gouttes trois fois par jour :

℞ Alcool camphré..................	āā 5 gr.
Teinture de lupulin................	
— de chloroforme composée.	āā 2 gr.
— de valériane.............	
— de ciguë................	
— de jusquiame............	
— de chanvre indien.......	
M. S. A.	

SPERMATORRHÉE, SUITE D'ONANISME (G. Sée)

1° Chaque jour, 1 à 2 grammes d'iodure de potassium, mélangé avec du sirop de rhubarbe ;

2° Chaque jour, 7 à 10 centigrammes d'extrait alcoolique de digitale associé avec le double de sulfate de quinine ;

3° Lavement laxatif quotidien ;

4° Douches sulfureuses chaudes au début ; puis, hydrothérapie froide ;

5° Régime substantiel (viandes, fécules) ;

6° Exercice modéré, mais régulier, notamment gymnastique et natation.

TRAITEMENT DES SPERMATORRHÉES FRÉQUENTES
(Bumsteadt)

℞	Bromure de potassium.......	ãã	30 gr.
	Perchlorure de fer...........		
	Eau distillée........................		90
	M. D. S.		

A prendre, par une ou deux cuillerées à café, après chaque repas et le soir avant de se coucher.

SPLÉNOMÉGALIE

Voir : *Hypersplénotrophie.*

STOMATITES

STOMATITE CATARRHALE (Monin)

℞	Eau de fleurs d'oranger............		300 gr.
	Glycérine très pure.................		50
	Acide borique...............	ãã	1
	Acide salicylique..............		
	Chlorate de potasse...............		8
	Essence de myrrhe		XVI gtt.

M. S. A. pour gargarismes et lavages buccaux.

Bergman préconise des pastilles contenant dans une enveloppe aux substances gommoïdes, les désinfectants suivants (pour une pastille) :

℞	Thymol...........................	0 gr.002
	Benzoate de soude.................	0 02
	Saccharine.........................	0 015
	F. S. A.	

On peut également mâcher quelques pastilles de borax comprimé et cocaïné.

Stomatite ulcéro-membraneuse. — Extraire la dent de sagesse, puis appliquer collutoires alcalins. (A. de Sarran.)

Hydrargyrique. — Faire nettoyer le tartre, plomber ou arracher les dents malades, arracher les dents de sagesse. Cessez le tabac. Matin et soir, bain de bouche au chlorate de potasse et brosser avec la poudre suivante :

℞ Poudre de quinquina..........	} āā	15 gr.
— de cachou............		
— de tannin.....		1
Essences d'anis et de menthe		Q. S.
M.		

Cautériser les érosions avec l'acide chromique (très légèrement), ou avec un collutoire iodo-ioduré (Zeissl).

Stomatite herpétique. — Introduire au contact de la muqueuse de petits tampons d'ouate hydrophile imbibée de ce collutoire (N. G. de Mussy) :

℞ Décocté de pavots................	200 gr.
Sirop d'althœa	25
Eau de laurier-cerise.............	15
Chlorate de soude	6
M.	

Sevestre préfère le salol sulforiciné.

Voyez aussi : *Glossites*, *Angines*, *Noma*, *Dentition*, *Muguet* (stomatite crémeuse).

STOMATODYSODIE[1]

Traiter la dyspepsie ; nettoyer les interstices dentaires.

Fétidité de l'haleine (Monin)

℞ Infusion de sauge		250 gr.
Glycérine pure		30
Teinture de myrrhe	} āā	12
— de lavande		
Liqueur de Labarraque		30

M. S. A. pour lavages de la bouche.

Gargarisme de Jaccoud.

℞ Chlorate de potasse	5 gr.
Teinture de cochléaria	25
Décoction de quinquina	200
Miel rosat	50

M. S. A.

A répéter plusieurs fois dans la journée.

Pastilles contre la fétidité de l'haleine (Smith)

℞ Café torréfié et pulvérisé	75 gr.
Charbon pulvérisé	25
Acide borique pulvérisé	25
Saccharine	0 .65
Teinture de vanille	Q. S.
Mucilage de gomme	Q. S.

F. S. A. des pastilles de 0 gr. 70 chacune.

1. Instituer toujours une thérapeutique étiologique. Pour connaître l'origine de la fétidité de l'haleine, consulter notre ouvrage *Les Odeurs du corps humain* (un nouveau chapitre de séméiologie).

ANTISEPSIE BUCCALE

℞	Alcool à 85°	65 gr.
	Teinture d'eucalyptus	20
	Teinture de cannelle de Ceylan	10
	Teinture de romarin	5

Une cuillerée à café dans un verre d'eau tiède.

TABLETTES AU SALOL (Lombard)

℞	Gomme adragante	1 gr.
	Gomme arabique	3
	Eau	10
	Salol	25
	Sucre	60
	Essence de citron	V gtt

F. S. A.

Divisez en cent tablettes contenant chacune 25 centigrammes de salol.

Le thymol, l'eau oxygénée, le bromochloral et le permanganate de potasse peuvent aussi être employés.

FÉTIDITÉ DE L'HALEINE (Monin)

℞	Décoction de fleurs de camomille	300 gr.
	Glycérine anglaise	80
	Eau chlorée	15

M. S. A. pour gargarismes et rinçages buccaux.

AUTRE FORMULE (Monin)

℞	Eau distillée de menthe poivrée	500 gr.
	Hydrolat de laurier-cerise	60
	Borate de soude	25

STRABISME

Verres stéréoscopiques et prismatiques.

Corriger l'hypermétropie. Opérer tout strabisme divergent.

STROPHULUS

Voir : *Lichen.*

STRYCHNÉ (Empoisonnement)

Eau sucrée en abondance, puis vomitif ou sonde gastrique.

Thé, café, décoction de tan en grande quantité. Toutes les quinze minutes, une cuillerée à café de la solution suivante :

℞	Eau distillée	150 gr.
	Iodure de potassium	4
	Teinture d'iode	XV gtt
	M. S. A.	

Si le tétanos est acquis, chloral hydraté à haute dose et voyez *Tétanos.*

LAVEMENT DE CHLORAL

℞	Hydrolat de laitue	150 gr.
	Gomme adragante pulvérisée	3
	Huile d'amandes	5
	Jaune d'œuf	n° 1
	Hydrate de chloral	4 gr.
	M.	

SUETTE MILIAIRE

Couvertures légères, boissons froides

souvent répétées, purgatifs et ipéca. Sinapismes épigastriques. Diète sévère. Sulfate de quinine et extrait de quinquina. Perchlorure de fer. Lotions avec le vinaigre suivant (Monin), une cuillerée à soupe dans un verre d'eau tiède :

℞ Vinaigre des quatre voleurs.........	100 gr.	
Acide phénique...............	ãã 0	50
Thymol......................		
Eucalyptol..................		
Eugénol.....................		

M. S. A.

Potion de Graves

℞ Infusion de cascarille............	200 gr.	
Eau de Rabel......................	5	
Tannate de quinine..............	2	
Teinture de belladone............	1	50

M. S. A.

Par cuillerées à soupe toutes les deux heures.

Limonade vineuse comme boisson.

Contre l'oppression, ventouses sèches.

En cas d'hyperthermie, recourir aux bains froids.

SUEURS NOCTURNES

Voyez : *Hyperhidrose.* — Le phosphate de chaux en poudre, les granules de sulfate d'atropine à 1/2 milligr., et les pilules suivantes (Monin) peuvent être employés avec succès :

℞ Agaric blanc pulvérisé.............		0 gr.05
Tannate de quinine................		0 10
Extrait de chanvre indien	ãã	0 02
— de belladone.........		
— de jusquiame.........		
M. pour une pilule.		

Une le soir et une dans la nuit.

Lotions avec solution de chloral au trentième sur tout le corps (Nicolaï), puis poudrer avec mélange de talc de Venise, 100 gr. ; tannin, 5 gr. ; essence de wintergreen ou de thym, dix gouttes.

Topique contre les sueurs profuses (Unna)

℞ Ichthyol......................	ãã	5 part.
Térébenthine....		
Pommade à l'oxyde de zinc		10
M. S. A.		

On a conseillé aussi (Combemale) : l'acide camphorique (2 gr.) et le tellurate de soude (0,05) contre les sueurs pathologiques.

SUEUR DES PIEDS

Badigeonner avec soluté d'acide chromique à dix pour cent, ou mieux de bichromate de potasse à la même dose (Monin). Voir : *Bromidrose*.

SUFFOCATIONS

Voyez : *Asthme, Dyspnée.*

SUITES DE COUCHES

Injections post-partum (Hamon)

℞	Eau distillée	200 gr.
	Eau de lavande ambrée	50
	Alcoolat de verveine	10
	Acide salicylique	3
	M.	

Une cuillerée à soupe par litre d'eau bouillie pour une injection à faible jet (trois ou quatre fois par jour).

Voir : *Fièvre puerpérale, Métrite, Métrorrhagie.*

SURDITÉ

Voyez : *Otites, Hypoacousie.*

Surdité labyrinthique (Gruber)

℞	Vératrine	0gr.10
	Iode métallique	0 025
	Iodure potass	1
	Cérat de Galien	10
	M.	

En friction mastoïdienne, trois fois par jour, pendant dix minutes ; quand la peau est rouge, cesser un jour ou deux.

MÉLANGE ACOUSTIQUE (Richter)

℞ Baume du Pérou	5	gr.
Fiel de bœuf récent	15	
M.		

Deux à trois gouttes dans les oreilles.

BAUME ACOUSTIQUE (Alibert)

℞ Alcoolat de Fioravanti	5	gr.
Huile belladonée	10	
Teinture de musc	X	gtt
Essence de roses	III	gtt
M. S. A.		

Même emploi.

SURMENAGE INTELLECTUEL

Voir : *Neurasthénie.*

SYCOSIS

Épilation. Onction, matin et soir, avec :

℞ Axonge benzoïnée	30	gr.
Oxyde de zinc	6	
Créosote de houille	XXX	gtt.
M.		

Ouverture des nodules à la curette tranchante, puis pansement iodoformé.

TRAITEMENT DU SYCOSIS (Rosenthal)

℞ Tannin		2 gr.70
Lactate de soude		5 65
Oxyde de zinc	ãã	15
Amidon	ãã	15
Vaseline		30
M. D. S. Onguent.		

Frotter deux fois par jour avec cet onguent les parties malades, après les avoir soigneusement rasées.

MÉTHODE DE HÉBRA

Couper les poils très court, les laver au savon, puis appliquer, en couches épaisses, la pommade de Wilkinson :

℞	Onguent citrin........	ãã	25 gr.
	Huile de goudron		
	Axonge........................	ãã	50 gr.
	Savon vert..................		
	Craie blanche pulvérisée............		5
	M.		

Recouvrir de flanelle et de bandes de calicot.

Changer ce pansement tous les jours, en épilant chaque fois : guérison au bout de huit jours. Ensuite, applications émollientes.

SYNCOPE

Décubitus horizontal, les jambes en l'air, les vêtements desserrés; eau froide au visage; inhalations d'ammoniaque et d'éther, air frais et vif, sinapismes promenés sur la peau ; flagellation ; potions excitantes ; kummel, alkermès, chartreuse, absinthe ou rhum par cuillerées à café ; vin chaud ou punch au rhum. Lavement avec : thé chaud, vin blanc et élixir de garus, parties égales.

POTION DE SWEDIAUR

℞ Vinaigre de vin.................. 50 gr.
Café torréfié...................... 20

Faire bouillir ; sucrer avec sirop de cannelle ou d'angélique et administrer par cuillerées à soupe. On peut donner aussi : quelques gouttes de liqueur d'Hoffmann, de teinture de lavande composée, d'alcool de menthe ou d'eau de mélisse des Carmes. Voici une bonne formule errhinique de :

SELS ANGLAIS (Monin)

℞ Acide acétique cristallisé.......... 100 gr.
Camphre raffiné................ 10
Essence de lavande........... }
— de girofle............ } ãã X gtt
— de cédrat............ }
— de géranium......... }
Carmin de safranum, Q. S. pour colorer en rose.
M. S. A. dans un flacon *ad hoc.*

POUDRE STERNUTATOIRE DU CODEX

℞ Poudre de feuilles d'asarum... }
— de fleurs de muguet... } ãã p. æ.
— de marjolaine.......... }
M. S. A.

SYNOVITE

Voir : *Arthrite, Tumeur blanche.*

SYPHILIS

Bonne hygiène, vie bien réglée. Alimentation riche. Eviter les veilles, les fatigues, l'abus de l'alcool et du tabac, les rapports sexuels trop fréquents.

Traiter la diathèse préexistante, arthritis, herpétis, scrofulose. Bains tièdes fréquents alcalino-amidonnés.

Café et vin de quinquina. Séjour à la campagne, au grand air, hydrothérapie. Ménager les voies digestives : lorsque le mercure fatigue l'estomac, l'introduire en frictions (ampoules Chaumel) ou en injections hypodermiques.

Accident primitif. — Le panser à la poudre de calomel ; s'il y a phimosis, faire des injections, avec la solution concentrée de chlorate de potasse, entre le prépuce et le gland.

Donner 300 gr., matin et soir, de la vieille décoction de Zittmann, ou bien, le soir, dans du thé, une cuiller à café de la

Mixture de Zeissl

℞ Rhum vieux	60 gr.	
Sublimé corrosif	0	10

M.

Donner des bains d'une heure avec : 15 gr. de bichlorure de mercure, 15 gr. de chlorure d'ammonium et 500 gr. d'alcoolé d'eucalyptus pour 250 litres d'eau (baignoire en bois).

Accidents secondaires. — Voyez plus

loin et voyez aussi : *Plaques muqueuses.*

PILULES DE LABOULBÈNE

℞ Onguent napolitain	4 gr.	
Savon amygdalin	2	
Extrait de quinquina	1	
— gommeux d'opium	0	50

Guimauve pulv., Q. S. pour 40 pilules de 25 centigr.
F. S. A.

De une à trois par jour.

SYPHILIS PRIMAIRE (Rizat)

℞ Sublimé	0 gr.	01
Extrait de gentiane } ãã	0	05
Chlorate de potasse }		

Par pilule.

Le malade prend une de ces pilules matin et soir aux moments des repas, et cela pendant trois mois consécutifs.

Injections sous-cutanées d'huile grise (Lang) ou de calomel (Scarenzio) ou de sublimé selon la formule suivante (Sée et Liégeois) :

℞ Glycérine	00 gr.	
Sublimé	0	20
Chlorhydrate de morphine	0	10

M. S. A.

Tous les matins une seringue de Pravaz.

PILULES DE GAZEAU

℞ Sublimé	0 gr.	005
Poudre de coca	0	10
Extrait de quinquina	Q. S.	

M. pour une pilule.

De deux à six par jour.

NÉVRALGIES SYPHILITIQUES (Zeissl)

℞ Iodoforme..................	1 gr.50
Extrait et poudre ményanthe.......	Q. S.
Pour 20 pilules.	

Cinq par jour.

PEPTONE MERCURIQUE DE DELPECH

℞ Eau distillée.........	200 gr.
Glycérine pure....................	50
Peptone mercurique ammoniaque ..	1
M.	

Chaque cuillerée à café représente cinq milligrammes de sublimé (à recommander en cas d'intolérance hydrargyrique).

TRAITEMENT DE LA SYPHILIS (Dr Leloir)

D'après cet auteur, on ne doit commencer le traitement spécifique qu'avec l'apparition des accidents secondaires.

L'*accident primitif* est traité *localement* par des préparations mercurielles : emplâtre de Vigo du Codex ou emplâtre hydrargyrique de Unna. Lotions biquotidiennes avec une solution de bichlorure de mercure.

Dans le traitement spécifique, donner la préférence aux préparations mercurielles.

Frictions quotidiennes avec 2 à 4 grammes d'onguent mercuriel pendant quinze jours, puis repos de quinze jours, après quoi reprise des frictions, et ainsi de suite pendant dix mois.

Contre les syphilides, traitement local avec les préparations hydrargyriques: bains généraux avec 7 grammes de sublimé.

Hygiène de la bouche. — Hygiène générale. — Toniques, séjour à la campagne ou sur le bord de la mer.

Au bout de dix mois, frictions mercurielles pendant dix jours seulement tous les mois : cela jusqu'à la fin de la deuxième année. — Sudorifiques, quelques purgatifs, exercice.

En cas de céphalée persistante, donner 2 à 3 grammes d'iodure de potassium associés à 0 gr. 50 cent. à 1 gramme de potassium.

Pendant la deuxième année, en supposant même que le sujet n'ait aucun accident, tous les trois mois, pendant dix jours, revenir aux frictions mercurielles suivies pendant vingt jours de l'administration de l'iodure de potassium.

A partir de la troisième ou de la quatrième année, répéter le traitement mixte deux fois seulement dans l'année.

L'exagération de la médication mercurielle et iodurée peut entraîner des troubles neurasthéniques simulant quelquefois la syphilis cérébrale.

L'auteur n'est pas partisan du traitement mercuriel interne, en raison des troubles digestifs qu'il occasionne ; il le réserve :

1° Aux femmes mariées qui ne connaissent pas l'origine de leur mal ;

2° Aux personnes qui ont la peau trop irritable ;

3° Aux gens qui veulent dissimuler le traitement.

Il croit devoir réserver les injections sous-cutanées hydrargyriques aux filles publiques qui se refusent souvent à prendre leurs médicaments.

Dans le traitement par les frictions mercurielles, on peut parer à l'irritation de la peau en employant un onguent mercuriel préparé avec de l'axonge benzoïnée très fraîche. Il recommande de varier le lieu des frictions, de nettoyer soigneusement la peau douze heures après la friction, de la lotionner et la poudrer.

Sirop de A. Fournier

℞	Sirop simple	350 gr.
	Anisette de Bordeaux	150
	Iodure potassique	25
	M.	

De une à quatre cuillerées à soupe par jour.

GOUTTES DES JÉSUITES

℞	Résine de gaïac	200 gr.
	Sassafras	150
	Baume du Pérou	10
	Alcool rectifié	1 litre
	M.	

Une cuiller à café, après chaque repas, dans un verre d'eau sucrée.

Dragées Foucher (d'Orléans) à l'iodure de potassium.

ADJUVANTS VÉGÉTAUX DU MERCURE ET DE L'IODURE (Monin)

Voici les meilleurs : cascara amarga, gaïac, salsepareille rouge, squine, sassafras, coca, jaborandi, berberis. Les principes sudorifiques, diurétiques, laxatifs, etc., renfermés dans ces plantes facilitent l'élimination métallique, et peut-être aussi la dépuration des virulences hématiques.

Les sulfureux et les arsenicaux, les toniques (fer, quinquina) et l'hydrothérapie, sont utiles contre les dermopathies rebelles, secondaires et tertiaires.

Quant au *modus curandi*, nous sommes pour Diday contre Fournier et pensons qu'il ne faut médicamenter que *contre les accidents* et non dans une intention préservatrice aléatoire : évitons qu'Hg et KI ne deviennent pires que le mal.

Chez les scrofuleux, être très sobre de mercure ; chez les tuberculeux, également.

Eaux sulfureuses (Schinznach).

Pour empêcher salivation et stomatite, nettoyer les dents *de leur tartre* et prescrire la poudre suivante (Monin) :

DENTIFRICE DES SYPHILITIQUES

℞	Craie préparée pulvérisée..........	40 gr.
	Chlorate de potasse..............	20
	Bichromate —	2
	Salol...........................	4
	Essence de cochléaria.............	2
	M.	

TISANE SUDORIFIQUE

℞	Bois de gaïac rapé................	60 gr.
	Salsepareille rouge................	30
	Réglisse..........................	10
	Sassafras.........................	8
	Feuilles de jaborandi..............	4
	M. pour 1000 gr. d'infusion.	

L'iodure de potassium est mieux toléré à doses fortes (2 gr. et au-dessus) qu'à dose faible (30 à 60 centigr.). Le sirop de groseilles, la bière, le lait, l'écorce d'oranges masquent la saveur désagréable de ce sel.

SPARADRAP ANTISYPHILITIQUE (Quinquaud)

℞	Emplâtre diachylon des hôpitaux...	3000 gr.
	Calomel à la vapeur..............	1000
	Huile de ricin....................	300

Il convient, avant d'appliquer ce sparadrap, de savonner la peau de manière à la placer dans les meilleures conditions possibles de fonctionnement.

Ulcères syphilitiques rebelles (Vicente)

℞ Acide chromique............. } āā p. æ.
Eau distillée................. }
M. S. A.

Syphilis buccale

Supprimer tabac, alcool, acides, épices. Après chaque repas, laver la bouche avec eau de menthe tiède additionnée de chlorate de potasse. Toucher les plaques au nitrate d'argent, au nitrate acide de mercure.

S'il s'agit de syphilome tertiaire, administrer le sirop iodo-tannique ou mieux le sirop de Vidal :

℞ Sirop de quinquina.................	950 gr.
Eau distillée........................	30
Iodure potassique....................	25
Biiodure d'hydrargyre................	0 25
M.	

Cuiller à soupe matin et soir dans tisane salsepareille.

Toucher les ulcérations tertiaires avec le :

Collutoire de Vidal

℞ Hydr. de menthe poivrée..........	25 gr.
Glycérine pure.....................	14
Acide tartrique....................	10
M.	

Si glossite douloureuse, gargarisme avec

eau de guimauve et de pavots; toucher les rhagades sclėreuses avec teinture d'iode morphinée.

GARGARISME (Vidal)

℞	Infusion de thé vert	300 gr.
	Sirop diacode	60
	Eau de laurier-cerise	20
	M.	

GARGARISME DE RICORD

℞	Décocté de ciguë et de morelle	200 gr.
	Bichlorure de mercure	0 10
	M. (plaques muqueuses).	

FUMIGATIONS DE LANGLEBERT

℞	Charbon de Belloc	25 gr.
	Protoiodure de Hg	2
	Benjoin	1
	Eau légèrement sucrée	Q. S.

Pour faire une pâte. Diviser en 20 trochisques.

A allumer et inhaler, dans la syphilis laryngée secondaire.

CRÈME MAGIQUE (Monin)

℞	Lanoline benzoïnée } ãã	15 gr.
	Glycérine boriquée }	
	Oxyde de zinc	3
	Précipité blanc	1
	M. S. A.	

En applications contre les syphilodermies secondaires.

ADÉNITES SYPHILITIQUES REBELLES (Albano)

℞	Axonge	60 gr.
	Biphosphate de Hg	5
	M. en porphyrisant.	

En onctions matin et soir.

PASTILLES CONTRE LES PLAQUES MUQUEUSES

℞ Protoiodure de mercure...........	0 gr.05
Chlorate de potasse................	0 20
Iodate de potasse..................	0 05
Chocolat...........................	Q. S.
Pour une pastille.	

On donne une ou deux pastilles par jour avant le repas. Il faut, naturellement, surveiller l'effet du mercure.

SYPHILIS NASALE (Martineau)

Priser la poudre suivante :

℞ Calomel.......................	ãã 10 gr.
Sucre.........................	
M.	

Et faire des irrigations avec :

℞ Eau................................	1000 gr.
Chloral............................	50
Teinture d'eucalyptus..............	20
M.	

SYPHILIS ACNÉIQUE (Monin)

℞ Sirop de bourgeons de sapin......	260 gr.
Glycérine très pure...............	80
Iodure de sodium..................	20
Teinture d'iode...................	L gtt.
M.	

De une à trois cuillerées par jour.

Pommade contre psoriasis palmaire (Ch. Mauriac)

℞ Vaseline .... 30 gr.
Huile de cade .... } āā 2
Onguent napolitain .... }
M.

Trois fois par jour.

Végétations syphilitiques (Zeissl)

℞ Lanoline hydrargyrique .... 5 gr.
Iodure d'arsenic 0 50
M. en pansements.

Trois fois par jour (une lentille).

Syphilis pulmonaire

Vésicatoires pansés à l'onguent napolitain. Alimentation réparatrice. Eaux sulfureuses naturelles. Huile de foie de morue iodoformée. Iodure potassique à doses croissantes (2 à 8 grammes) et prolongées.

Mixture antisyphilitique (Monin)

℞ Sirop de raifort composé...... } āā 200 gr.
— de salsepareille .... }
Extrait de coca .... }
— de gaïac .... } āā 0 50
— de cascara .... }
— de jaborandi 0 25
Iodure d'ammonium 20
M.

Trois cuillerées à soupe par jour.

TUMEURS ET LÉSIONS SYPHILITIQUES INCERTAINES

(Voltolini)

Le premier jour, on administre une pilule ainsi composée :

℞	Résine de jalap	0 gr. 10
	Gomme-gutte	0 25
	Aloès	0 20

Le second jour on fait ingérer matin et soir un demi-litre de *tisane de Zittmann*, n° 1.

Salsepareille	400 gr.

Faites digérer pendant vingt-quatre heures dans :

Eau	24000 gr.

Ajoutez :

Sucre d'alun	50 gr.
Calomel	15
Cinabre	14

Faites bouillir jusqu'à réduction d'un tiers et ajoutez :

Feuilles de séné	100
Racine de réglisse	50
Anis	15
Fenouil	15

Laissez infuser quelques instants ; passez. — Demi-litre matin et soir.

Dans l'après-midi on administre un litre de la *tisane de Zittmann*, n° 2 :

Résidu de la décoction suivante :

Salsepareille.................... 200 gr.

Faites bouillir dans :

Eau............................ 9000 gr.

Ajoutez :

Ecorce de citron............	ãã	10 gr.
Cardamome..................		
Cannelle....................		
Réglisse....................		

Passez :

Pendant l'été, il est bon de réduire ces diverses doses de moitié, de façon à ce que la consommation soit plus rapide et que la préparation n'ait pas le temps de fermenter.

Ulcères rebelles (Venot).

℞ Axonge..........................	30 gr.
Tannin..........................	5
Nitrate acide de Hg..............	XII gtt.

M. S. A. pour pansements.

Anémie syphilitique (Diday)

Boire, matin et soir, un verre d'eau avec une cuillerée à bouche de :

℞ Eau distillée......................	500 gr.
Iodure de potassium...............	20
Citrate de fer.....................	1

M. S. A.

Solution de Hardy

℞ Eau distillée .... 300 gr.
Iodure potassique 20
Biiodure de Hg.................... 0 10
M.

Une cuillerée ou deux par jour (peu coûteuse et inaltérable).

Sirop contre la syphilis (Stukovenkoff et Balzer)

℞ Benzoate mercurique............... 0 gr.40
Iodure de potassium 20
Eau distillée........................ 25
Sirop simple......................... 1000
M. S. A.

Cuiller à soupe par jour.

Lotion contre syphilides vulvaires (Martineau)

℞ Eau distillée........................ 1 litre
Hydrate de chloral........... } āā 10 gr.
Teint. d'eucalyptus.......... }
M. S. A.

Syphilides ulcéreuses graves (id.)

℞ Sulfure de carbone................ 30 gr.
Teinture d'iode...................... 4
Essence de menthe................. IV gtt.
M.

Pour badigeonnages, et recouvrir de sous-nitrate de bismuth en poudre fine.

En même temps, on administre la solution suivante, qui réussit alors que l'iode et le mercure ont échoué :

℞ Eau distillée........................ 1 litre
Chlorure d'or................... } āā 1 gr.
Chlorure de sodium........... }
L.

Trois cuillers à café par jour.

SOLUTION ET POMMADE POUR LE TRAITEMENT LOCAL DES ULCÈRES SYPHILITIQUES (M. Plumert)

℞ Salicylate de mercure.........	ãã	1 gr.
Carbonate de potassium.......		
Eau distillée.......................		200

F. S. A. (usage externe).

Appliquer sur la plaie des compresses imbibées de cette solution.

Si l'on préfère prescrire une pommade à base de sel mercuriel, il faut formuler comme il suit :

℞ Salicylate de mercure	1 gr.
Vaseline..........................	30

Mêlez (usage externe).

PSORIASIS PALMAIRE (Monin)

La nuit, gants de caoutchouc ; dans la journée, trois pansements avec :

℞ Glycérine.........................	60 gr.
Huile de cade......................	10
Liqueur de Van Swieten...........	30

M. S. A.

SYPHILIS CÉRÉBRALE

Cinq gr. par jour d'iodure de potassium et frictions avec 8 gr. d'onguent napolitain tous les jours.

Contre les rechutes, fuir excès vénériens

et alcooliques, fatigue intellectuelle et toutes causes encéphalo-congestives.

INJECTION HYPODERMIQUE (Besnier)

℞ Eau distillée	30 gr.
Oxyde jaune de Hg	1
Gomme adragante	Q. S.

M. S. A. pour 4 injections.

SYPHILIS MÉDULLAIRE

Traitement *hâtif, intense et énergique*, 4 à 8 gr. d'iodure par jour, alterné avec frictions de lanoline hydrargyrique (*ampoules Chaumel*).

Pointes de feu profondes le long du rachis. Bains sulfureux, courants continus.

Pendant la convalescence, bromures; abstinence du coït, hydrothérapie.

Dans la syphilis des centres nerveux, ne pas redouter les hautes doses : il s'agit d'un traitement *d'assaut*.

SYPHILIS HÉPATIQUE (Monin)

1° Prendre tous les jours, dans du lait coupé d'eau de Vichy-Hôpital, comme boisson, 3 gr. d'iodure de sodium;

2° Appliquer sur le foie un emplâtre de Vigo renouvelé tous les trois jours;

3° Tous les soirs, prendre la pilule suivante :

℞	Extrait de rhubarbe................	0 gr.05
	— de boldo..................	0 10
	Calomel.........................	0 02
	Sublimé.........................	0 002
	M.	

4° Tous les matins, après être allé à la selle, prendre un grand lavement avec un litre de décoction de salsepareille rouge et une cuillerée à dessert de glycérine boratée à vingt pour cent (lavement froid à garder le plus possible);

5° Tous les deux jours, bain sulfureux tiède de trente-cinq minutes.

Viscéralgies de la vérole (Audhoui)

℞	Calomel à la vapeur................	0 gr.50
	Extrait d'opium....................	2 50
	— de ciguë....................	5
	Sirop de guimauve..................	Q. S.
	M. S. A. pour 100 pilules.	

De deux à six par jour, en surveillant la stomatite.

Douleurs ostéocopes (Peter)

℞	Poudre de calomel................	0 gr.02
	— de sucre..................	2
	M. en 20 prises.	

Dix dans la journée.

Douleurs ostéocopes (Monin)

℞	Pommade chloroformée............	30 gr.
	Salicylate de Hg...................	1
	Essence de wintergreen............	XXX gtt.
	M. S. A. pour frictions.	

Trois fois par jour.

Rhinite syphilitique (id.)

℞ Poudre	de café torréfié...........	6 gr.
—	de poivre cubèbe...........	4
—	d'iodol....................	2
—	de chlorhyd. de cocaïne...	1
M. S. A.		

A priser quatre fois par jour.

Syphilis héréditaire

Donner à la mère ou à la nourrice du sirop de Gibert, deux cuillerées à soupe par jour. Faire prendre à l'enfant, tous les jours, un paquet avec 1 centigr. de calomel et 1 milligr. de sublimé, et un bain avec 30 gr. de teinture de benjoin, 30 gr. de teinture de lavande, 4 gr. de chlorhydrate d'ammoniaque et 2 gr. de sublimé (baignoire de bois) ; bain tiède d'un quart d'heure.

TABÈS

Voir : *Ataxie*.

TACHES

Voir : *Macules*, *Ephélides*, *Dermatoses*, etc...

TACHYCARDIE

Pendant l'accès, repos au lit, tête basse, injections atropino-morphinées.

Dans l'*intervalle des accès*, le malade évitera d'abord tout ce qui peut constituer une cause de retour pour les accidents; il s'abstiendra de café, de liqueurs, de tabac ; il supprimera les excitants de son régime et évitera toute fatigue corporelle ou mentale.

Si l'on a des raisons de croire que la tension artérielle est diminuée, on prescrira les pilules suivantes qui ont donné de bons résultats (Debove) :

℞ Sulfate de quinine............	ãã	0 gr. 10
Extrait aqueux d'ergot de seigle.	ãã	0 gr. 10
— de noix vomique		2

Pour une pilule.

Prendre quatre à six de ces pilules, en deux fois par jour, pendant trois ou quatre semaines.

TAIES DE LA CORNÉE

Introduire chaque jour entre les paupières gros comme un grain de blé de cette pommade :

℞ Vaseline pure	5 gr.
Bioxyde jaune de mercure.........	0 25

M.

Puis instiller immédiatement ensuite quelques gouttes de :

℞ Eau distillée	10 gr.	
Sulfate n. d'atropine	0	05
M.		

Garder pendant un quart d'heure une compresse imbibée d'infusion de camomille boriquée chaude, renouvelée toutes les trois minutes.

Voyez : *Kératites*.

TANNES

Voyez : *Acné*, *Comédon*.

Liniment contre les tannes (Kaposi)

℞ Savon vert	50 gr.
Alcool à 90°	100

Dissolvez à une douce chaleur et ajoutez quelques gouttes d'essence de lavande et de bergamote.

Après avoir lavé la peau avec de l'eau un peu chaude, on la frictionne plus ou moins énergiquement avec une serviette-éponge imbibée de ce liniment, puis on procède à l'expulsion des tannes, soit en les exprimant à l'aide de l'ongle des deux pouces, soit en les comprimant avec l'extrémité d'une clef de montre. — Après chaque séance, on enduit la peau avec un corps gras bien neutre, comme l'huile d'amandes douces, la vaseline, le glycéré d'amidon.

TARSALGIE

Anesthésie, redressement, puis immobilisation, pendant 2 mois au moins, dans un appareil plâtré.

TEIGNE FAVEUSE

Précautions hygiéniques contre les teignes en général. — Isolement dans de bonnes conditions ; toniques et reconstituants, épilation.

MIXTURE DE BAZIN

℞ Fleur de soufre		100 gr.
Huile de cade	} ãã	1
Sublimé corr.		

M. pour applications.

Quatre fois par jour.

COSMÉTIQUE AU CROTON (Descroisilles)

℞ Beurre de cacao	} ãã	10 gr.
Cire blanche		
Huile de croton		20

M. pour frictions douces.

Pendant une demi-minute tous les jours, et recouvrir d'un bonnet de taffetas gommé. Alterner avec cataplasmes d'amidon.

Traitement du favus (Jamieson)

1° Savonner le matin avec le savon de potasse de Unna ;

2° Appliquer la pommade suivante :

℞ Résorcine..........................		4 gr.
Lanoline..........................	āā	8
Vaseline..........................		
M. S. A.		

Formule de Cramoisy

℞ Acide pyroligneux purifié..........	1 litre
Acide salicylique..................	2 gr.
Oxyde rouge de mercure..........	1
M. S. A. pour frictions.	

Avec un pinceau de poils de sanglier, après avoir fait tomber les croûtes. Interrompre dès qu'il se produira de la dermite.

Voir : *Favus*.

TEIGNE TONDANTE

Couper les cheveux très ras, frictionner la tête à l'essence de térébenthine et recouvrir tous les soirs le cuir chevelu avec la vaseline iodée à un pour cent, puis un bonnet en caoutchouc (Lailler). Recommencer le traitement tous les huit jours par la coupe. S'il se produit de la dermite, cataplasmes et axonge boriqués.

TRICHOPHYTIE (du Castel).

℞ Chrysarobine.................. 10-20-25 gr.
Acide salicylique............. } āā 5
Ichthyol...................... }
Onguent styrax................ } āā 5
— simple...................... }
F. S. A.

On recouvre la couche de pommade d'une couche de collodion ou d'un emplâtre antiseptique.

TEIGNE TONDANTE (Lee)

℞ Huile d'olives..................... 30 gr.
Soufre précipité.............. } āā 4
Oxyde de zinc................. }
Acide phénique..................... 1
M. S. A. pour frictions.

Matin et soir, sur le cuir chevelu préalablement rasé.

POMMADE CONTRE LA TEIGNE TONSURANTE (Harrison)

℞ Potasse caustique.................. 2 gr.
Acide phénique..................... 1
Lanoline...................... } āā 45
Beurre de cacao............... }
Essence de lavande, Q. S. pour parfumer.
F. S. A.

Une pommade, avec laquelle on fait, chaque soir, une onction sur le cuir chevelu atteint de teigne tonsurante.

TRAITEMENT DE LA TRICHOPHYTIE (Quinquaud)

Tenir les cheveux très courts; gratter les

plaques tricophytiques avec une raclette; lotionner avec la solution suivante :

℞ Biiodure Hg.................... 0gr.10 à 0,20
Bichlorure Hg................. 1

Broyer dans un mortier et dissoudre dans :

℞ Alcool à 90°........................ 40 gr.

Ajoutez :

Eau distillée........................ 250 gr.

On peut aussi appliquer une rondelle d'emplâtre mixte composé de :

℞ Biiodure Hg....................... 0 gr. 20
Bichlorure Hg...................... 1

Epilation au bout de quelques jours, puis raclage, et ainsi de suite jusqu'à guérison.

TÉLANGIECTASIE

Supprimer la gêne circulatoire, le froid aux pieds, la constipation. A l'intérieur, strychnine, hamamelis. Scarifier les varicosités. Voir *Couperose*.

TÉNESME

Voyez : *Dysenterie*, *Cystite*.

TÉNIA

La veille, deux lavements et demi-diète

Le matin, ténifuge. Aller à la selle sur une chaise percée pleine d'eau tiède. Choisir comme ténifuge, de préférence, la fougère mâle.

FORMULE CONTRE LE TÉNIA (Fort)

℞ Chloroforme........................ 4 gr.
Sirop de sucre..................... 35
Mêlez.

A prendre en trois doses égales : la première, à sept heures du matin; la deuxième, à neuf heures, et la troisième à onze heures. A midi, le malade avale 35 grammes d'huile de ricin. L'expulsion du ténia est obtenue une heure et demie après l'absorption du purgatif.

Ecorce fraîche de racine de grenadier, 60 gr. pour décocté dans 300 gr. d'eau.

Ténifuge français du Dr Duhourcau (à l'extrait chloroformo-huileux de fougère mâle des Pyrénées).

Inflorescences de kousso, 15 à 20 gr. infusés dans 250 gr. d'eau (avaler le tout); faire suivre d'huile de ricin, 45 gr.

Tannate de pelletiérine 0,30 à 0,40, puis 40 gr. d'eau-de-vie allemande (Laboulbène).

Noix de coco, puis huile de ricin (Martial).

Graine de courge ou de potiron, suivant cette formule :

℞ Graine de courge mondée.......... 60 gr.
Sucre blanc pulvérisé............. 30
En émulsion dans 150 grammes d'eau.

On peut donner, deux ou trois heures après, 40 gr. d'huile de ricin.

TÉNIFUGE (Descroizilles)

℞ Extrait éthéré de fougère mâle		5 à 10 gr.
Eau de menthe		15
Essence d'anis		X gtt
Eau de camomille		30 gr.
Sirop de sucre	ãã	20
Sirop d'éc. d'oranges amères..		
M. S. A.		

TÉNIA CHEZ LES ENFANTS (Duchesne)

1° Diète la veille;

2° Le lendemain, administrer la préparation suivante :

℞ Extrait éthéré de fougère mâle.....	4 gr.
Calomel	0 40
Sucre	8
Gélatine	Q. S.

pour faire une gelée de consistance ordinaire. Les enfants avalent très bien cette espèce de confiture.

AUTRE FORMULE (Ellis)

℞ Teinture de kamala...............	2 à 4 gr.
Sirop d'oranges....................	10 gr.
Mucilage de gomme................	2
M. pour une dose.	

Faire suivre d'un purgatif (Hunyadi Janos).

TRAITEMENT DU TÉNIA (Kaiser)

℞ Huile de croton	1 gtt	
Chloroforme	4 gr.	
Glycérine	40	
M. S. A.		

A prendre en deux fois à une demi-heure d'intervalle. Recommander la diète la veille.

MIXTURE TÉNIFUGE (Monin)

℞ Teinture de kamala	20 gr.	
— d'absinthe	10	
— éth. de fougère mâle	5	
— d'aloès	1	
— d'audira inermis	0	50
M. S. A.		

A prendre, en une fois, dans une infusion de spigélie sucrée avec du sirop de semen-contra.

TERREURS NOCTURNES DU JEUNE AGE

Bain tiède quotidien à l'infusion de tilleul. Alimentation dépourvue de tout excitant. Potion avec 1 gr. de bromure de sodium pour vingt-quatre heures.

Dix centigr. de sulfonal deux heures avant le coucher (Ollivier).

POTION DE ELLIS

℞ Eau distillée	10 gr.	
Sirop de gomme	15	
Bromure de potassium	0	10
Teinture de jusquiame	X gtt	
M.		

A prendre en se couchant.

AUTRE FORMULE (Monin)

℞	Eau distillée de cannelle...........	60 gr.
	Sirop de jusquiame..................	12
	Teinture de chanvre indien.........	XX gtt.
	Sel polybromuré.................. .	1 gr.
	M.	

Une cuillerée à café toutes les deux heures.

Voir aussi : *Insomnie*.

TÉTANIE

Vermifuges, toniques, régime lacté, antipyrine. Frictions au baume tranquille. Pointes de feu rachidiennes. Traitement de l'estomac (vomitifs, lavages).

TÉTANOS

Isolement complet ; éviter toute impresion sensorielle pouvant procurer des réexes.

Débrider les plaies, les laver au sublimé, es panser à la ouate, à l'iodoforme. Bain de apeur dans le lit.

Chloral à haute dose (en potions et laveents), injection de morphine.

Chambre à coucher obscure; boucher le onduit auditif du malade. Toutes les trois heures, bouillon, œuf et vin blanc. Température uniforme. Placer le malade dans une gouttière ouatée. Surveiller les garde-robes et les urines. Alimenter et tonifier le tétanique. Transfusion séreuse (antitoxine).

Toutes les dix minutes, 1 centigr. de curare en injection hypodermique, jusqu'à sédation.

POTION CONTRE LE TÉTANOS

℞ Sirop de morphine .... } āā 60 gr.
— de framboises........... }
Hydrate de chloral................ 10
Essence de menthe................. XX gtt.
M.

Une cuillerée à soupe toutes les deux heures.

LAVEMENT

℞ Eau distillée....................... 300 gr.
Glycérine........................... 60
Camphre............................. 1
Chloral............................. 6
Jaune d'œuf......................... n° 1
M.

THROMBOSES

POMMADE DE N. GUÉNEAU DE MUSSY

℞ Axonge benzoïnée................. 30 gr.
Extrait thébaïque .... }
— de jusquiame........... } āā 3
— de belladone.......... }
— de ciguë.............. }
M. S. A. pour onctions.

Trois fois par jour et recouvrir de cataplasmes émollients.

THROMBUS VULVAIRE

Applications froides, résolutives et antiseptiques.

En cas d'hémorragie, incision et lavage de la poche, que l'on bourrera de gaze salolée.

TIC DOULOUREUX

Voyez : *Névralgie.*

TORTICOLIS

Rhumatismal. — Voyez : *Rhumatisme.*

Par contractures et paralysies. — Mécanothérapie, ténotomie, minerves.

TORTICOLIS RÉCENT

Sangsues, suivies de frictions avec :

℞ Laudanum.................... } ãã
H. de jusquiame.............. }
M.

Injection intra-musculaire avec morphine et atropine, ou application d'un emplâtre de Vigo belladoné pendant huit jours :

POTION D'AVENARIUS

℞	Eau distillée......................	150 gr.
	Propylamine......................	XXIV gtt.
	M.	

Une cuiller à soupe toutes les deux heures.

TOURNIOLE

Cautérisation circulaire au nitrate d'argent (Th. Anger), et voir : *Panaris*.

TOUX SPASMODIQUE

Quinze à vingt gouttes de bromoforme dans une potion.

Tous les jours, quatre à cinq granules d'iodoforme à 2 centigr. (Rendu). Porter sous la chemise un sachet renfermant quelques morceaux de carbonate d'ammoniaque (Melsens).

GOUTTES DE BARTHOLOW

℞	Eau distillée......................	24	gr.
	Acide sulfurique dilué.............	8	
	Sulfate de codéine...............	1	
	— de strychnine................	0	06
	— d'atropine..................	0	01
	M.		

Dix à quinze gouttes trois fois par jour.

Voir : *Rhume*, *Laryngite*, etc.

La toux utérine se calme par les valérianates.

TOUX RÉFLEXE D'UNE LUETTE ALLONGÉE (Monin)

℞ Glycérine très pure	50 gr.	
Teinture de benjoin	5	
Bromure de sodium	4	
Chlorhydrate de cocaïne	0	50
— de morphine	0	10

M. S. A. en badigeonnages.

Toutes les deux heures, suivis de gargarisme avec la décoction d'*uva ursi*.

FORMULE CONTRE LA TOUX DE GORGE

℞ Menthol	3 gr.
Alcool	30
Eau	100

M. S. A.

Agitez et pulvérisez dans le nez et dans la gorge à chaque quinte ; pincer ensuite les lèvres de manière à faire l'inspiration par le nez. La toux s'arrête instantanément.

TOUX UTÉRINE (J. Chéron)

℞ Infusion de café noir	120 gr.
Sirop simple	60
Valérianate de caféine	1

Une cuillerée à bouche une demi-heure avant chaque repas.

℞ Valérianate de quinine	1
Extrait de réglisse	Q. s.

Pour vingt pilules. — Prendre une pilule avant chaque repas.

Voir : *Bronchite*, *Catarrhe*, etc.

TRACHÉITE AIGUE

Voyez : *Toux, Rhume, Bronchite.*

Ventouses scarifiées au devant de la poitrine, bouteilles d'eau chaude dans le lit ; toutes les heures, une cuillerée à café du sirop suivant :

℞ Sirop de violettes.............	} ãã	100 gr.
— d'éther.................		
Alcoolat de racines d'aconit........		XII gtt.
M.		

Voilà pour le traitement abortif (Monin).

Toux convulsive de la trachéite (Merkel)

℞ Sucre de lait..................	} ãã	1 gr.
Bromhydr. de cicutine........		
Mucilage..........................		Q. s.
Pour 40 pilules.		

De deux à quatre par jour.

TRANCHÉES UTÉRINES

1 gr. d'antipyrine calme immédiatement la douleur des tranchées utérines, sans empêcher les contractions de se produire (Rivière).

Procéder à l'extraction des caillots retenus dans la matrice ; serviettes chaudes sur le ventre ; lavement avec dix gouttes de laudanum et 1 gr. d'ergotine.

Voir aussi : *Coliques.*

TRANSPIRATIONS

Voyez : *Sueurs*, *Hyperhidrose*.

TREMBLEMENTS

Voyez : *Delirium tremens*.

Traitement de la paralysie agitante

Eviter les rapports sexuels, le tabac et l'alcool ; prendre des bains sulfureux, des granules de Dioscoride; se soumettre aux courants continus. Tous les jours, deux granules d'hyosciamine et deux de vératrine (à 1 milligr.) en deux doses.

On peut aussi essayer le phosphure de zinc (1 centigr. par jour, uni à 10 centigr. d'extrait de jusquiame), et la picrotoxine, à la dose de 1 à 3 milligr. par jour.

Gouttes composées (Monin)

℞ Teinture de valériane.........	ãã	5 gr.
— de jusquiame........		
— de lavande...........		
— de coque du Levant..		
Liqueur de Fowler...........		

M. S. A.

Vingt gouttes trois fois par jour.

Pilules de Brown-Sequard

℞ Extrait de gentiane............	}	
Chlorure de baryum...........	} āā	1 gr.
Ext. sec de quinquina.........	}	
M. pour 20 pilules		

3 à 4 par jour dans le mal de Parkinson.

Tremblement sénile (Monin)

℞ Phosphure de zinc.................	0gr.001
Extrait de jusquiame...............	0 05
Poudre de valériane...............	0 10
Essence de lavande	II gtt.
M. S. A. pour une pilule.	

De trois à cinq par jour ; bains sulfureux chauds suivis de frictions à l'alcoolé de tannin.

Tremblement hystérique (Rendu)

Bains statiques, hydrothérapie, suggestion, métallothérapie, aimants.

A l'intérieur, valérianate d'ammoniaque.

TRICHINOSE

Manger toujours le porc très cuit. Si l'on soupçonne l'empoisonnement, faire le traitement du tœnia, en insistant sur les purgatifs.

Glycérine à très hautes doses (Barton).

Dix gouttes de benzine toutes les trois heures dans une infusion de menthe, en ne dépassant pas quarante gouttes (Rodet).

Térébenthine de Venise à haute dose (Küchenmeister).

Quand la trichine est enkystée, toute médication étant impuissante, on en est réduit à la thérapeutique symptomatique.

TRAITEMENT DE PUTTER

Benzol............................ 0 gr.5
Pour une capsule. — En faire 10 semblables. M. D. S.

A prendre le matin, à jeun, 5 capsules et 1 heure après une cuillerée à soupe du purgatif suivant :

Poudre de racine de rhubarbe } āā
Solution de réglisse composée }

Après midi, prendre les 5 capsules restantes, suivies, 1 heure plus tard, d'une cuillerée à café du purgatif sus-mentionné. Le lendemain continuer la purgation par l'eau de Janos.

TRICHOCEPHALUS DISPAR

Même traitement qu'*Ascarides* (santonine, calomel, lavements phéniqués à 1500).

TRICHOPHYTIE

Voyez : *Teigne tondante.*

TRISMUS

Voyez : *Tétanos.*

TUBERCULE ANATOMIQUE

L'exciser au thermo-cautère et panser ensuite avec un emplâtre antiseptique.

TUBERCULOSE

Climat méditerranéen ou alpestre, suivant tempérament et symptômes. Frictions, massages, pneumothérapie, bains électrostatiques et sulfureux, voyages en mer, exercice au grand air, sanatoriums d'altitude ou du Midi.

Alimentation analeptique : viande crue (dans des œufs brouillés ou de la purée de pommes de terre), poudre de viande (dans des épinards), peptones, œufs frais, corps gras, lait d'ânesse, petit-lait. Suralimentation par la méthode de Debove. Cure de raisins, de koumys, de kéfyr. Eviter les poussières, l'air vicié des villes. Soigner la dyspepsie et l'anémie, le lymphatisme et la scrofule. Glycérophosphate Dalloz.

Infusions de ményanthe, d'eucalyptus, de phellandrie, de lichen, d'homeriana, de tussilage, polygala, véronique, pulmonaire, etc...

Toniques, amers, stimulants, ferrugineux (formes torpides), sels de chaux, balsamiques, phosphates, hypophosphites, sulfites, arsénicaux, iodés, etc. : tels sont les agents phtisiothérapiques. Combattre toujours la fièvre, par le bromhydrate de quinine, l'acide salicylique, l'antipyrine.

Les révulsifs (teinture d'iode, huile de croton, vésicatoires, pointes de feu) sont indispensables dans les diverses formes de la phtisie ; quant aux balsamiques, ils diminuent l'expectoration et soulagent ainsi les malades. Le copahu, l'eucalyptol, la térébenthine, la terpine, le terpinol en capsules sont, aujourd'hui, très usités.

Gaïacol, 1 à 2 gr. par vingt-quatre heures, en capsules.

Huile de foie de morue (pour détails, voyez : *Rachitisme, Scrofule*) ; glycérine pure.

Tannin, 1 gr. par jour, en trois prises (Pidoux).

Contre les vomissements, badigeonnages cocaïnés du pharynx.

Lavements gazeux suivant la méthode Bergeon (acide carbonique et hydrogène sulfuré).

Eaux minérales sulfureuses, chlorurées, arsenicales (St-Honoré, Schinznach, etc.).

POTION CONTRE TUBERCULOSE (Peter)

℞	Julep	100 gr.
	Cognac	40
	Extrait de quinquina	4
	M.	

Pour la tuberculose de la peau, voir *Lupus*.

Comme reconstituant, dans la phtisie pulmonaire, Daremberg administre la solution suivante : biphosphate de chaux, 10 grammes ; acide chlorhydrique, 3 grammes ; eau, 300 grammes ; 3 cuillerées à soupe par jour, après le repas.

PILULES DE DEMARCO

℞ Acide tannique		4 gr.
Créosote		2
Glycérine	ãã	Q. s.
Alcool		

M. pour 8 pilules.

Une toutes les deux heures.

PILULES DE DESGUIN

℞ Extrait de noix vomique	0 gr.02
Iodure d'arsenic	0 003

M. pour une pilule.

De quatre à six par jour.

PILULES DE STOCQUART

℞ Acétate neutre de cuivre	0 gr.02
Extrait de gentiane	0 03

M. pour une pilule.

Trois par jour (aux repas).

CACHETS DE BOUISSON

℞ Phosphate de chaux	40 gr.
Créosote de hêtre	10

Pour 40 cachets.

Un cachet au milieu de chaque repas.

Potion de Keferstein

℞ Créosote	1 gr.03
Esprit-de-vin rectifié	25
Eau de cannelle	100
Sirop de cannelle	25
M.	

On commencera par faire prendre au malade trois cuillerées à bouche de cette mixture, dans la journée ; toutes les semaines on augmentera d'une cuillerée la dose quotidienne.

Potion antiseptique et calcaire (de Pietra Santa)

℞ Sirop de quinquina	200 gr.
Gomme adragante	10
Hyposulfite de chaux	12
Essence de néroli	XV gtt.
M. S. A.	

Trois cuillerées à soupe par jour.

Forme torpide au début (Verge)

℞ Glycérine extra-pure	60 gr.
Sirop d'iodure de fer	30
Sulfate de morphine	0 05
M. S. A.	

Cuiller à thé le soir et dans la nuit.

Pilules de Huchard

℞ Créosote	ãã 0 gr.05
Iodoforme	
Eucalyptol	
Baume du Pérou	

M. pour une pilule capsulée. — Faites-en 100.

Quatre par jour, aux repas.

TRAITEMENT DE LA TUBERCULOSE (Germain Sée)

Les malades doivent séjourner de 3 à 6 heures par jour dans un appareil à air comprimé, contenant des fumigations de créosote mêlée d'eucalyptus. L'atmosphère créosotée sous pression constitue un moyen non de guérison définitive, mais d'arrêt de la maladie.

Contre les *sueurs nocturnes*, un demi-milligr. de sulfate d'atropine, ou bien :

℞ Acide gallique....................	4 gr.
Extrait de belladone................	0 10

M. pour 20 pilules (Bartholow).

Deux au coucher.

TUBERCULOSE CHEZ LES SCROFULEUX (Hérard)

℞ Iode...............................	0 gr.015
Extrait de noyer....................	0 020

Pour une pilule.

Ces pilules sont très bien supportées, même à dose élevée, pourvu qu'elles soient prises au moment des repas.

PHTISIE INFANTILE (Ellis)

℞ Eau de chaux.......................	2 à 8 gr.
Huile de morue..........	2 à 8
Iodure de potassium.............	0 10

M. S. A

Deux ou trois fois par jour.

PILULES D'AMÉDÉE LATOUR

℞ Chlorure de sodium........... } āā 10 gr.
Tannin très pur............. }
Conserve de roses................. Q. s.
M. S. A. pour 100 pilules.

De quatre à huit par jour (aux repas).

AU TROISIÈME DEGRÉ (Vulpian)

℞ Sirop de tolu...................... 80 gr.
Hypophosphite de soude........... 1 50
M.

D'heure en heure, une cuillerée dans du lait tiède.

LYMPHE DE LIEBREICH CONTRE LA TUBERCULOSE

℞ Cantharidine....................... 0 gr. 20
Hydrate de potasse pur........... 0 40
Eau distillée....................... 1000 cc.

On chauffe doucement un bain-marie, en ajoutant l'eau peu à peu. — Jusqu'à dissolution complète.

La cantharidine fixe H^2O^2 en se transformant en acide cantharidique. — La formule en équivalents du cantharidate de potasse formé est $C^{20}H^{12}K^2O^{10}$.

La dose à injecter varie de 1 à 2 milligr. de sel, avec intervalle minimum d'un jour entre chaque injection.

DYSPNÉE DES PHTISIQUES (Monin)

℞ Sirop de térébenthine.............. 300 gr.
Arséniate de soude................. 0 10
Teinture de jusquiame........ } āā 4
— de digitale.......... }
M. S. A.

Une cuillerée à soupe matin et soir dans un peu de tisane de phellandrie.

Inhalations d'azote (Mermagen), d'acide fluorhydrique (Seiler), d'air chaud (Weegert), d'ozone (Huguet).

Cotoïne, de 0,30 à 0,40 centigr. dans 120 gr. de véhicule additionné de 1 gr. de bicarbonate de soude et de 20 gr. de glycérine. (Dans les diarrhées rebelles des phtisiques.)

Injections sous-cutanées

Formule de Landerer (émulsion)

℞ Baume du Pérou.................. } āā 1 part.
Mucilage de gomme arabique.. }
Huile d'amande, Q. s. pour émulsion très fine.
Chlorure de sodium................ 0 gr.07
Eau distillée........................ 100
M.

Formule d'Albin Meunier

℞ Vaseline pure...................... 20 gr.
Eucalyptol.......................... 5
Iodoforme............................ 0 25
M. S. A. (agitez et filtrez).

Josias donne la formule suivante pour les injections hypodermiques d'huile créosotée dans le traitement de la tuberculose pulmonaire :

℞ Huile d'olive pure stérilisée........ 0 gr.08 cc.
Cocaïne............................... 0 01
Créosote de hêtre pure............. 1
M. et F.

Solution à injecter en quatre fois dans une seule séance.

Les injections en question seront pratiquées tous les deux jours et pendant deux mois. On les reprendra ensuite après un repos plus ou moins prolongé.

FORMULE DE DIAMANTBERGER

℞	Chlorhydrate de cocaïne...........	0 gr. 01
	Gaïacol........................	0 50
	Huile d'amandes douces stérilisée...	0 50

Une demi-seringue à une ou deux seringues de 1 gramme par jour.

FORMULE DE PICOT (de Bordeaux)

℞	Iodoforme.........................	0 gr. 01
	Gaïacol..........................	0 05
	Huile d'olive stérilisée........ } ãã	Q. s.
	Vaseline...... .... }	
	Pour faire un centimètre cube.	

Un centimètre cube par jour pour commencer : mais on peut doubler ou tripler cette dose, en augmentant graduellement le nombre des injections.

FORMULE DE PIGNOL

℞	Iodoforme.........................	0 gr. 01
	Gaïacol..........................	0 05
	Eucalyptol.........................	0 14
	Huile d'olive stérilisée............	Q. s.
	Pour faire un centimètre cube.	

De 3 à 10 et 12 centimètres cubes par jour.

Le lieu d'élection pour faire ces injections est variable suivant les différents auteurs : fosse sus-épineuse (Picot) ; sillon rétro-trochantérien (Pignol) ; région lombaire ; région fessière.

FORMULE DE TAPRET

℞ Peptone sèche	10 gr.	
Créosote pure de hêtre	3	
Glycérine neutre	70	
Alcool	10	
Eau distillée	20	
Chlorhydrate de morphine	0	10
M. S. A.		

Quatre à cinq seringues de Pravaz par jour, profondément injectées.

TRAITEMENT DE DOCHMANN (par le calomel)

1° *Pilules au calomel et à la pepsine.* On les préférera si on craint des troubles gastriques :

℞ Calomel à la vapeur	0 gr. 60	
Pepsine	3	50
Teinture d'opium	XXX gtt.	
Extrait de phellandrie	Q. s.	
F. S. A. 60 pilules.		

Deux toutes les deux heures.

2° *Pilules au calomel et à l'ergotine.* On les administrera en cas d'hémoptysies :

℞ Calomel à la vapeur	0 gr. 60	
Pepsine	3	50
Ergotine	0	10
Réglisse pulvérisée	Q. s.	
F. S. A. 60 pilules.		

3° *Pilules au calomel et à la jusquiame.* Elles ont pour objet de diminuer la toux et d'exercer une sédation :

℞	Calomel	0 gr. 60
	Pepsine	3 50
	Extrait de jusquiame	0 30
	Extrait de phellandrie	Q. s.

F. S. A. 60 pilules.

TUBERCULOSE (Chauvin)

℞	Iodoforme	0 gr. 05
	Poudre de Dower	0 10
	Extrait de gentiane	Q. s.

M. pour une pilule.

A prendre trois fois par jour, aux repas.

PULVÉRISATIONS ANTITUBERCULEUSES (Miquel et Rueff)

℞	Eau distillée	1000 gr.
	Biiodure Hg	ãã 1
	Iodure de potassium	

M. S. A.

Séances deux fois par jour, avant les repas.

PHTISIE SCROFULEUSE (Vindevogel)

℞	Extrait de gentiane	3 gr.
	Lactate de fer	6
	Iodure d'arsenic	0 20
	Sulfate de strychnine	0 05

M. pour 100 pilules.

Deux au milieu de chaque repas. Prendre, en outre, une demi-heure après le repas, une ou deux cuillerées de :

℞ Huile de foie de morue .... 500 gr.
Chlorhydro-phosphate de chaux.... 50
Essence d'amandes amères......... X gtt.
M. S. A.

Où, si l'huile est mal tolérée :

℞ Glycérine pure................ } āā 150 gr.
Sirop de tolu................ }
Hypophosphite calcique............ 10
M.

Une cuillerée après repas.

Phtisie confirmée (Petit)

℞ Glycérine neutre.................... 400 gr.
Acide phénique cristallisé.......... 2
M. S. A.

De une à quatre cuillerées par jour.

Fièvre des phtisiques

Huchard conseille par jour un ou deux des paquets :

℞ Sulfate de quinine.................. 5 gr.
Poudre de digitale.................. 0 50
M. pour 10 paquets.

Anorexie des phtisiques (Pidoux)

℞ Sirop de goudron................. 250 gr.
Liqueur de Fowler...... ..... } āā 3
Teinture de Baumé........... }
M.

Cuiller à soupe avant les repas.
Granules de Fowler (Legros).

POUR CALMER LA TOUX ET AIDER L'EXPECTORATION (Rossbach)

℞ Chlorhydrate de morphine..........	0 gr. 03
— d'apomorphine... ...	0 05
Acide chlorhydrique dilué..........	0 50
Eau distillée........................	150

M. S. A. dans 1 flacon bleu.

Une cuiller à soupe de deux en deux heures.

FORMULES D'ARTHAUD

℞ Iodure de potassium................	10 gr.
Tannin à l'alcool....................	20
Glycérine	150
Alcool...........	50
Vin de Banyuls	Q. s.

F. S. A. pour 1 litre.

Un verre à bordeaux après chaque repas.

L'auteur administre aussi quelquefois, sous forme d'électuaire, la médication tannique :

℞ Tannin à l'alcool.............	10 gr.
Miel.............................	Q. s.

Pour 20 bols.

A prendre quatre à six par jour.

VIN CONTRE LA TUBERCULISATION PULMONAIRE (V. Gilbert)

℞ Créosote..........................	2 à 3 gr.
Arséniate de soude................	0 gr. 04
Vin de quinquina au malaga........	500

F. S. A.

Deux petits verres par jour, au moment des repas.

MIXTURE DE MONIN

℞ Eau de laurier-cerise..............		60 gr.
Chlorure de calcium..........	āā	10
Iodure de calcium............		
Menthol.........................		5
H. de f. de morue. Q. s. pour un litre.		

2 cuillerées par jour (agiter).

Contre les points de côté des phtisiques : cuirasse de collodion.

GASTRO-ENTÉRITE DES PHTISIQUES (Monin)

℞ Eau distillée de laitue..............		200 gr.
Elixir parégorique.............	āā	15
Teinture de quassia...........		
Sirop de capillaire.................		35
Antipyrine........................		4
M. S. A.		

Une cuillerée à soupe après chaque repas.

AUTRE FORMULE (id.)

℞ Poudre de phosphate de chaux.....	30 gr.	
— de tannin très pur..........	15	
— de sulfate de quinine.......	1	50
M. S. A. en 10 paquets.		

Un matin et soir.

Comme boisson, aux phtisiques fébricitants et diarrhéiques, Vals-Précieuse ; ou bien :

℞ Eau distillée de menthe............	100 gr.
Sirop de coings.....................	100
Blancs d'œufs.......................	n° 3
M. S. A.	

Émulsion d'huile de foie de morue par Graham

Triturez :

Gomme adragante bien pulvérisée...	11 gr.25

avec :

Glycérine..........................	90 gr.

et ajoutez :

Eau bouillante.....................	Q. S. P. F.

une substance gélatineuse, épaisse, transparente (dans la plupart des cas, il suffit de 240 à 300 gr. d'eau).

Après refroidissement, incorporez lentement au mucilage d'adragante le mélange de :

℞ Eau distillée ou eau de chaux......	1 part.
Huile de foie de morue............	3

On peut émulsionner de la sorte, dans le mucilage, de 1500 à 2400 gr. de ce mélange.

Imminence tuberculeuse de l'enfance (Monin)

Alimentation tonique : jus de viande, bonnes soupes, viandes noires rôties, bordeaux coupé d'eau bicarbonatée ferrugineuse Pougues-St-Léger ; vin de quinquina après chaque repas. Avant chaque repas, une cuillerée à soupe de :

℞	Huile de foie de morue............	1 litre
	Iodol.............................	6 gr.
	Menthol..........................	4
	M.	

Au milieu du repas, une dragée d'iodure ou de lactate de fer (en combattant la constipation par les lavements). Air pur et vif, soleil, gymnastique de tout genre (natation, sheval particulièrement), frictions et mascage journaliers. Eviter, toutefois, les causes de refroidissement. Supprimer le travail intellectuel.

Tous les deux jours, bain tiède de vingt-cinq minutes avec la décoction concentrée de feuilles de noyer additionnée de 2 kgr. de sel marin.

TUBERCULOSE INFANTILE (Descroizilles)

℞	Huile de foie de morue............	90 gr.
	Hydrate de chloral................	10
	M.	

Une cuiller à café d'heure en heure.

IDEM, AVEC DIARRHÉE (Monin)

℞	Décoction blanche de Sydenham....		200 gr.
	Sirop de coings..............	ãã	20
	— de cachou..............		
	— de cannelle.............		
	Elixir parégorique (de 5 à 10 gr.) suivant l'âge.		
	M. S. A.		

TUMEURS

TUMEURS BLANCHES

Pansement de Scott, modifié par feu

Cazin, de Berck. — On applique sur une couche de coton cardé une forte quantité de la pommade :

℞	Onguent napolitain	250 gr.
	Camphre raffiné	50
	Cire jaune pure	70
	M.	

L'articulation malade étant entourée complètement de cette pièce de pansement, on imbrique (comme dans le pansement classique, par occlusion, des ulcères de jambe) des bandelettes de sparadrap des hôpitaux de 3 centimètres de largeur. Cette carapace emplastique ne dépassera pas la couche de coton cardé. Sur elle, on enroule plusieurs couches d'ouate, recouvertes, à leur tour, par une bande silicatée. L'appareil est maintenu 3 à 5 semaines et l'on constate souvent, même dans les cas de tuberculose articulaire avancée, des résultats curatifs extraordinaires (Monin).

TUMEURS GRAISSEUSES

Deux fois par semaine, injection d'alcool à vingt pour cent (Schwalbe).

TUMEURS LAITEUSES

Voir : *Galactocèles*.

TUMEURS VASCULAIRES OU ÉRECTILES

Voir : *Angiomes.*

TYMPANISME ou TYMPANITE

Deux cuillerées à soupe par jour de charbon de Belloc. Matin et soir, un des paquets suivants (Raynaud) :

℞ Noix vomique pulvérisée...........	0gr.30
Semences d'anis pulvérisées........	0 15
M.	

Lavements purgatifs, massage et électrisation.

TYMPANISME INTESTINAL (Monin)

℞ Poudre de cannelle..........	ãã	1 gr.
— badiane..........		
vanille...........		
— fèves Saint-Ignace.		
— salicyl. de magnés.		
M. S. A. et diviser en 10 cachets.		

A prendre trois fois par jour, dans un peu d'infusion de cumin.

Voyez : *Dyspepsie, Météorisme, Pneumatose.*

POTION CONTRE LE TYMPANISME (Monin)

℞ Eau distillée de mélisse............	160 gr.
Sirop de badiane....................	40
Esprit de Mindererus...............	10
Teinture de Baumé.................	4
Essence de carvi....	XV gtt
M. S. A.	

Onctions contre le météorisme infantile (J. Simon)

℞ H. de camomille camphrée.........		15 gr.	
Teinture de belladone.........	aa	5	
— de noix vomique.....			
M.			

Une cuiller à soupe trois fois par jour.

Tympanisme lié aux fibromes utérins (Chéron)

Supprimer le vin et les liqueurs. Viandes rôties et grillées, épinards, laitue et chicorée cuites, carottes, cardons.

Quatre fois par jour, une cuillerée de :

℞ Eau distillée........................	120 gr.
Eau de menthe...............	30
Sirop d'éther.......................	40
Alcoolé de mélisse................	15
Teinture de valériane..............	10
M.	

Matin et soir, onctions sur l'abdomen avec :

℞ Axonge............................	30 gr.
Extrait de bryone..................	4
M.	

TYPHLITE

Une douzaine de sangsues *loco dolenti*. Repos au lit, purgatifs légers et lavements. Cataplasmes très chauds, précédés d'abondantes onctions à l'onguent napolitain belladoné.

Lait coupé d'eau alcaline Vals Saint-Jean ; œufs frais comme aliments.

Laparotomie (peu encourageante).

Dans la *typhlite chronique*, repos et purgatifs huileux ; éviter les aliments grossiers laissant beaucoup de résidus.

Deux fois par jour, lavements avec un litre d'eau à 38° à laquelle on ajoute 5 gr. de borax et trois cuillerées à café d'un mélange d'alcool camphré et de teinture de benjoin (Bouchard).

Plus tard, vésicatoires volants dans la région cœcale.

LAVEMENT ANTIPUTRIDE (Monin)

℞ Infusion de sauge		300 gr.
Glycérine purifiée		30
Bicarbonate de soude		10
Acide borique		2
Alcoolé de quinquina		10
Thymol	ãã	X gtt
Wintergreen		

M. S. A.

TYPHUS

Isolement ; détruire ou désinfecter les vêtements ; bains tièdes et frictions à l'alcool tous les jours.

TRAITEMENT DE FERRINI

℞ Sulfite de magnésie .... 30 gr.
En 12 paquets.

Un paquet toutes les quatre heures suivi d'une cuillerée à bouche de vin et d'une de bouillon. L'heure suivante, une cuillerée à bouche de :

Décoction de calisaya, 15 gr. dans 200 gr. d'eau où l'on a fait infuser 8 gr. de valériane et 8 gr. d'arnica. Toniques et excitants, affusions d'eau froide, vésicatoires volants (Hildebrandt). Dix à vingt gouttes de créosote dans du vin (Morache).

Administrer en 24 heures cette potion (Lancereaux) :

℞	Julep gommeux....................	125 gr.
	Ether sulfurique....................	1 50
	Citrate caféine....................	2
	Benzoate de soude....................	2
	M.	

Traitement du typhus (Bouchard)

℞	Chloroforme....................	5 gr.
	Rhum....................	100
	Limonade tartrique....................	895

à prendre en 24 heures.

On administrera également la quinine à hautes doses. On devra s'adresser aux sels de quinine les plus solubles et notamment au bibromhydrate de quinine.

Voyez : *Fièvre typhoïde*.

ULCÈRES CUTANÉS

Faire tomber l'inflammation par des cataplasmes, injecter dans les trajets fistuleux la liqueur de Villate, cautériser au nitrate d'argent, laver avec la solution concentrée de chlorate de potasse, le sulfure de carbone saupoudré de bismuth, la poudre d'aristol, le sulfate de cuivre au 10e (Quenu).

Ulcères scrofuleux. — Topiques iodocamphrés, cataplasmes de ciguë, lotions avec l'eau de feuilles de noyer et le chloral.

Ulcères tuberculeux. — Attouchements à l'acide lactique, au naphtol camphré, etc.

Ulcères cancéreux.

PANSEMENT DE COOKE

℞	Eau distillée........................	600 gr.
	Chlorate de potasse................	15
	Acide chlorhydrique méd...........	XL gtt
	Teinture thébaïque..................	8 gr.
	M.	

Voyez : *Cancer.*

Ulcères variqueux. — Repos au lit, cataplasmes d'amidon ; puis modifier par iodoforme, et enfin cicatriser par les bandelettes imbriquées de sparadrap, renouvelées tous les cinq jours.

En cas de douleur, introduire l'opium et la morphine dans les pansements.

En désespoir de cause, ligature des veines, résection de l'ulcère (méthodes de Dolbeau et de Cerné).

PANSEMENT DES ULCÈRES (Cavazzini)

℞	Iodoforme		55 parties.
	Acide salicylique	āā	20
	Sous-nitrate de bismuth		
	Camphre		5

C'est une poudre jaune clair, à odeur non désagréable.

POMMADE A LA PEPSINE (Douglas)

℞	Pepsine extractive	2 gr.
	Lanoline	10

En frictions sur les ulcères et les cicatrices de mauvaise nature.

Voyez : *Scorbut, Syphilis.*

ULCÈRE ROND DE L'ESTOMAC

Régime lacté (Cruveilhier) ; au bout de quelques semaines, potages au lait et aux pâtes, œufs à la coque, viande crue hachée.

Calmer la douleur par la morphine. Séjour au lit. 25 à 50 centigr. de benzonaphtol en cachets.

Combattre les acidités par l'eau de chaux et la magnésie, les vomissements par la glace.

Lavements de peptone pour soutenir les forces : 1 gr. de poudre de feuilles de condurango.

Lavages de l'estomac avec eau faiblement alcaline (Gerhardt). Perchlor. de fer, si gastrorrhagies.

PILULES CICATRISANTES (Hardy)

℞	Nitrate d'argent....................	0 gr.10
	Conserve de roses..................	2
	M. pour 10 pilules.	

Une à trois par jour.

PRISES DE BARTHOLOW

℞	Sous-nitrate de bismuth............	4 gr.
	Sulfate de morphine................	0 06
	M. et divisez en 6 prises.	

Une trois fois par jour dans du lait.

DOULEURS DE L'ULCUS ROTUNDUM (Stepp)

℞	Chloroforme.......................	1 gr.
	Sous-nitrate de bismuth............	3
	Eau...............................	150

M. S. A. — A prendre une cuillerée à soupe toutes les heures ou toutes les deux heures.

Retour à l'alimentation prudemment surveillée. Faire prendre de la glace, donner des piqûres de morphine et, trois fois par jour, l'un des paquets suivants (Anderson) à prendre en une seule fois :

℞	Viande de bœuf peptonisée.........	25 gr.
	Magnésie calcinée..................	1
	Craie préparée	2
	Saccharure de fer	1

On peut essayer encore le chloral, comme sédatif et cicatrisant.

Voir mon livre : *Hygiène et traitement des troubles digestifs.*

URÉMIE

Régime lacté exclusif. Lavements purgatifs. Pilules balsamiques de Morton. Cataplasmes de feuilles de digitale sur le ventre, lavements de chloral (contre éclampsie urémique), ventouses scarifiées lombaires. Dans l'urémie comateuse, injections sous-cutanées d'éther camphré alternées avec celles de pilocarpine.

Traiter toujours l'affection des voies urinaires qui cause l'urémie (thérapeutique étiologique) et faire également la médecine des symptômes.

PILULES DE ROLLAND

℞ Extrait de jaborandi..........	}	
— de scille..............	} ãã	0 gr.05
— de jalap..............	}	

M. pour une pilule.

Quatre à cinq par jour.

Frictions énergiques, caféine, saignées (dans la forme comateuse) ; lavages de l'estomac (forme gastrique).

PILULES DE LANCEREAUX

℞ Poudre de scille..............	}	
— de scammonée........	} ãã	0 gr.05
— de digitale..	}	

M. pour une pilule.

Quatre à six par jour pendant 5 à 6 jours.

Pilules de Huchard

℞ Nitrate de pilocarpine		0 gr.005
Scammonée		
Jalap	āā	0 05
Extrait de scille		

M. pour une pilule.

Trois à quatre par jour.

Chez les enfants : Injections hypodermiques de pilocarpine (Prœtorius).

URÉTHRITES

Voyez : *Blennorrhagie.*

URTICAIRE

Exclure du régime tout ce qui pousse à la peau [1].

Lotions chaudes avec la liqueur de van Swieten, la solution de chloral, l'eau Bobeuf.

Bains alcalins, bains vinaigrés.

Tisane d'orge nitrée à 4 gr. par litre (Yvaren).

Lotions de Weir

℞ Hydr. de roses		150 gr.
Glycérine pure		38
Acétate de plomb	āā	4
Carbonate d'ammoniaque		

M.

(1) Voir Dr *E. Monin* : Hyg. et traitement des maladies de la peau.

POMMADE CONTRE L'URTICAIRE DES ENFANTS

℞ Hydrate de chloral............	}	
Camphre pulvérisé............	} ãã	3 gr.75
Gomme arabique pulvérisée...	}	
Cérat simple......................		30

Triturez ensemble les trois premières substances, jusqu'à ce que la liquéfaction se produise, puis ajoutez le cérat. — Le soir, en couchant l'enfant, on pratique une onction avec cette pommade sur la région qui est le siège de l'urticaire, afin de diminuer le prurit et de procurer un sommeil paisible.

PILULES DE N. G. DE MUSSY

℞ Poudre de jaborandi..........	} ãã	0gr.10
Extrait de gaïac...............	}	
Benzoate de lithine		0 20

M. pour une pilule.

De deux à quatre par jour (urt. arthritique).

URTICAIRE CHRONIQUE

Arséniate de soude, 1 centigr. par jour (E. Labbé). Benzonaphtol (50 centigr. en 2 cachets).

Lotions avec :

℞ Eau distillée......................	1000 gr.
Alcool	Q. s.
Sublimé........................	1 gr.

M. S. A.

Une cuillerée à café dans un demi-verre d'eau fraîche.

Eaux minérales alcalines aux repas.

Bain de dix heures (Hébra), au sortir duquel on poudre avec le talc salicylé au 10e ou bien avec :

℞ Amidon........................ }
Oxyde de zinc.................. } āā p. æ.
M.

On peut aussi essayer, à l'intérieur, le salicylate de soude (3 gr. par jour) et le sulfate neutre d'atropine (1 millig. en deux granules).

Bain contre l'urticaire chronique (Monin)

℞ Acide chlorhydrique fumant......... 50 gr.
Essence de thym.................... 10
— de Wintergreen......... .. 5
M. S. A. pour 250 litres d'eau (baignoire de bois).

Prendre un bain d'une heure. Traiter la *dyspepsie* et l'*arthritis*.

VAGINALITE

Voir : *Epididymite*.

VAGINISME ou VULVISME

Antispasmodiques, bains émollients, douches froides.

Martineau conseille des lotions d'eau de

pavot et de jusquiame additionnée de trois pour cent d'hydrate de chloral et la dilatation graduelle au moyen d'éponges préparées imbibées de pommade à l'iodoforme.

Lotions vaginales avec l'eau de Goulard, exciser l'hymen ; dans les cas rebelles, dilater brusquement le vagin, après anesthésie.

Bromure de potassium : 2 gr. par jour.

Applications locales d'iodoforme pulvérisé et de cocaïne.

Excision des caroncules myrtiformes de l'hymen. Traiter la vulvite, lorsqu'il y a lieu.

VAGINISME (Monin)

Prescrire des lavements et injections froides et des suppositoires de 5 à 6 centimètres de longueur, avec :

℞	Beurre de cacao	4 gr.
	Extrait de ratanhia................	0 30
	— de belladone................	0 10
	Chlorhydrate de cocaïne...........	0 25
	Bromure de potassium.............	0 30
	Essence de roses....................	V gtt.
	M. S. A.	

Des bains, l'air pur, un bon régime, le bromure de potassium compléteront la guérison. — *Surveiller l'état mental.*

VAGINITE

Injections trois fois par jour avec :

℞ Aqua fontis........................ 1 litre.
Résorcine........................ 10 gr.
M.

Tous les deux jours introduire un tampon d'ouate enduit de :

℞ Glycérolé d'amidon................ 60 gr.
Résorcine........................ 6
M. S. A. (Chéron).

Vaginite granuleuse (P. Ménière)

Matin et soir prendre au lit une injection tiède avec trois quarts de litre d'eau additionnée d'une cuillerée à soupe de :

℞ Glycérine ....} āā 150 gr.
Eau de goudron ....}
Sulfate de zinc.................... 12
— de cuivre.................. 3
Alun............................ 6
Chlorure de sodium............... 4
Essence de Wintergreen........... XX. gtt.
M.

Voir : *Blennorrhagie chez la femme.*

VAPEURS

Voir : *Hystérie.*

VARICELL

Repos au lit, demi-diète, poudre d'amidon sur l'éruption. Tisane de bourrache chaude.

Bain alcalin tiède, au bout de cinq à six jours.

VARICES (Traitement médical)

Bas élastiques. Badigeonnages au perchlorure de fer. A l'intérieur, extrait fluide d'hamamelis virginica, trois cuillerées à soupe par jour.

FRICTIONS DE KOBERT

℞	Lanoline	15 gr.
	Huile d'amandes douces	5
	Chlorure de baryum	1 50
	Eau distillée	Q. s.

M. pour frictions.

Trois fois par jour.

VARICOCÈLE

Suspensoir serré. Appareils de Terrillon et de Curling. Opérations diverses, et de préférence la résection scrotale. Traitement général des varices.

VARICOCÈLE DE LA FEMME

Injections chaudes matin et soir. Avant chaque repas, 30 gouttes de :

℞ Teinture d'hamamelis............... 20 gr.
— de capsicum............... 10
M. S. A.

VARIOLE

Prévention vaccinale. Isolement rigoureux du varioleux.

POMMADE DE WEIDENBAUM POUR LE TRAITEMENT DE LA VARIOLE

℞ Onguent gris...................... 1 gr.
Savon de potasse.................. 2
Glycérine......................... 4
S. Badigeonner les parties malades.

Bains d'eau tiède phéniquée.

MASQUE ANTIVARIOLEUX (Lewentaner)

℞ Amidon pur.................. } ãã 50 part.
Huile d'olives.................. }
Acide phénique.................. 3
M.

A étendre sur un masque de linge.

Une cuillerée, toutes les deux heures, de la potion suivante (Vovard) :

℞ Décoction de serpentaire........... 100 gr.
Sirop d'écorces d'oranges.......... 45
Teinture de myrrhe................ 2
Extrait mou de quinquina........... 5
Acétate d'ammoniaque.............. 8
M. S. A.

POMMADE ABORTIVE DES PUSTULES (Monin)

℞ Lanoline...................... }
Vaseline liquide.............. } ãã part. ég.
Onguent citron................ }
M. pour onctions.

Pommade de Baudon

℞ Coldcream	50 gr.
Salicylate de soude	3
M.	

Pulvérisations de Talamon

℞ Sublimé corrosif	1 gr.
Acide citrique ou tartrique	1
Alcool à 90°	5 cc.
Ether sulfurique	Q.S.
pour faire 100 cc.	

Cette solution étant caustique ne doit pas être projetée sur les yeux ni au voisinage des narines.

Les pulvérisations selon cette formule réussissent également contre l'érysipèle facial.

Traitement de Ducastel

1° Toutes les deux heures, une cuillerée à soupe de :

℞ Sirop d'éther	ãã 30 gr.
— de menthe	
— d'opium	

2° Tous les jours, vingt gouttes de perchlorure de fer dans 125 gr. d'eau ; matin et soir, 40 gr. de cognac et une injection sous-cutanée de 1 centimètre cube d'éther sulfurique.

Potion antiseptique

℞ Eau distillée	50 gr.
Sirop de quinquina	20
Alcool	15
Acide salicylique ou acide phénique.	1
M.	

Une cuillerée à soupe toutes les six heures jusqu'à flétrissure des boutons.

Traitement de Jenna

Une perle d'essence de térébenthine toutes les deux heures. Comme topique, vaseline iodoformée.

Hygiène des varioleux. Séjour au lit, inoculation vaccinale abondante, infusion de sarracenia purpurea.

Désinfection rigoureuse des locaux.

Variole hémorragique

Médecine des symptômes : inhalations d'oxygène, injections d'éther, potions au perchlorure de fer ou à l'ergotine.

Tamponner épistaxis et métrorrhagies.

Bains tièdes antiseptiques (avec 125 gr. d'acide borique).

Pommade pour le visage et les mains :

℞ Beurre de cacao	45 gr.
Acide salicylique	1
Salol	2
M.	

Angine de la variole (Saint-Philippe)

℞ Eau de chaux........................ 500 gr.
Hydrate de chloral.......... } āā 10
Teinture d'eucalyptus........ }
F. S. A. 1 gargarisme.

Complications cardiaques

Sangsues précordiales, digitale et quinquina, caféine, etc.
Voir : *Cardiopathie.*

VÉGÉTATIONS

Voir : *Condylômes.*

VERGETURES

Electrisations, bains et lotions de tannin (Besnier).
Badigeonnages avec la glycérine alunée au 10e (Monin).

VERRUES

Traitement des verrues

Appliquer chaque jour deux fois et maintenir le plus possible en contact un morceau de papier brouillard enduit de savon noir. La verrue disparaîtra peu à peu par le grattage.

Ce traitement très ancien est également applicable aux *cors aux pieds* (voir ce mot).

A l'intérieur, une pincée de magnésie tous les jours ou cinq ou six gouttes de teinture d'iode, ou de liqueur de Fowler.

POUDRE CAUSTIQUE D'ESMARCH

℞ Acide arsénieux..............	} ãã	1 gr.
Sulfate de morphine..........		
Calomel...........................		8
Gomme arabique pulvérisée........		48

TOPIQUE DE BARBIER

℞ Acide acétique...............	} ãã
Teinture d'iode...............	

Une goutte matin et soir.

REMÈDE CONTRE LES VERRUES (Kaposi)

℞ Bichlorure de mercure.............	1 gr.
Collodion..........................	30
Faire dissoudre.	

Enduire avec soin la verrue avec une petite quantité du liquide une fois par jour.

Vigier recommande les attouchements avec l'acide orthophénolsulfurique.

Voir notre *Hygiène de la beauté*.

VERS INTESTINAUX

Voyez : *Ascarides*, *Oxyures*, *Ténia*, etc.

VERTIGES EN GÉNÉRAL

Traiter la chloro-anémie, la dyspepsie, les vers. Améliorer l'hygiène générale, changer de climat ou simplement de domicile.

En cas de pléthore, sangsues à l'anus et hygiène spéciale préventive de l'apoplexie.

Vertige épileptique. Voir : *Epilepsie*.

Vertige des oreilles. Voir : *Mal de Ménière*.

Vertige naupathique. Voir : *Mal de mer*.

VERTIGE STOMACAL

Hydrothérapie, frictions, bains sulfureux.

Tous les matins, en se levant, une tasse de macération de quassia. Après chaque repas, l'un des paquets suivants :

℞ Phosphate de chaux pulv.....	} ãã	60 cent.
Poudre de craie préparée....		
— de carb. de magn....	} ãã	30 cent.
— d'ignatia am..........		
M.		

A prendre dans une infusion de menthe poivrée.

Ne jamais sortir le matin à jeun. Eviter l'abus du tabac.

VIPÈRES (Morsures de)

Ligature au dessus, inciser, sucer la

plaie ; la cautériser ensuite au fer rouge.

Séjour au lit bien bassiné. De demi-heure en demi-heure, une cuillerée à soupe de :

℞ Eau de menthe	300 gr.
Xérès	50
Ammoniaque	10
M.	

VITILIGO

Combattre les névralgies et le nervosisme.

Localement, frictions avec la mixture suivante (Monin) :

℞ Alcoolat de citron	ãã p. æ.
— de capsicum	
— de rose	
M. S. A.	

Compresses avec solution de bromure de potassium à 5 pour 100 (Besnier).

Essayer les injections sous-cutanées de pilocarpine (Besnier) et l'électrisation cutanée (Monin).

VOLVULUS

Voyez : *Iléus*.

VOMISSEMENTS

Nerveux : Ewald conseille, toutes les

heures, X à XV gouttes de la mixture suivante :

℞ Eau de laurier-cerise	25 gr.	
Teinture de belladone	5	
Chlorhydrate de cocaïne	0	30
— de morphine	0	20
M. S. A.		

Injections hypod. épigastriques avec l'*aqua fontis* froide (Tripier).

Gravidiques :

℞ Eau distillée	120 gr.
Iodure de potassium	6
Teinture d'iode	IV gtt
M. S. A.	

Potion Rivière, en additionnant de 2 grammes de bromure de potassium le flacon alcalin (Chéron).

MIXTURE DE HUCHARD

℞ Chloroforme pur	āā	5 gr.
Teinture d'iode		
M.		

V gouttes avant chaque repas.

VOMISSEMENTS REBELLES (Striver)

℞ Cocaïne	0gr.12
Antipyrine	1
Eau distillée	90
M.	

A prendre par cuillerées à café toutes les demi-heures ou toutes les heures.

VOMISSEMENTS DE LA GROSSESSE (Monin)

℞	Eau distillée de tilleul	250 gr.
	Sirop de coca	50
	Teinture de chanvre indien	15
	Bromure de potassium	10
	Iodure de potassium	5
	M. S. A.	

Une cuillerée à soupe avant chaque repas. Aux repas, couper le vin (ou mieux la bière) avec l'eau de Vals (Magdeleine). Après le repas, prendre, dans une tasse de café bien chaud, un verre à liqueur de vieux kirsch naturel. Respecter les caprices alimentaires.

VOMISSEMENTS DE LA GROSSESSE (Monin)

℞	Teinture de haschisch	ãã 10 gr.
	— de cannelle	
	— d'iode	
	M. S. A.	

X gouttes quatre fois par jour dans un peu d'eau de Seltz artificielle ou d'eau aiguisée de kirsch.

VOMISSEMENTS GRAVIDIQUES (Gottschalk)

℞	Menthol	1 gr.
	Alcool	20
	Sirop de sucre	50
	F. S. A.	

A prendre une cuillerée à café toutes les heures.

Autres méthodes. — Cautériser le col avec le nitrate d'argent, ou bien appliquer un tampon imprégné d'extrait de belladone. Donner X gouttes de teinture d'iode dans un demi-verre d'eau (cette médication agit aussi contre les vomissements des phtisiques). Injection sous-cutanée de cocaïne (Fraipont). Vin de coca Mariani. Valérianate de cérium (10 centigr. par jour).

POTION DE GAUBIUS

Prenez le suc d'un citron frais, que vous exprimez dans un demi-verre de bon vin additionné d'une cuiller à café de carbonate de potasse. Avalez au moment de l'effervescence.

Glace par petits fragments.

Lavage de l'estomac.

GOUTTES ANTIÉMÉTIQUES (Audhoui)

℞ Esprit de menthe............	ãã	3 gr.50
— d'anis..................		
Teinture thébaïque................		1
Paraldéhyde......................		2
M. S. A.		

Vingt à quarante gouttes, trois à quatre fois par jour, dans de l'eau froide sucrée.

Voyez aussi : *Dyspepsie, Gastralgie, Hématémèse, Nausées.*

VOMITO NEGRO

Voyez : *Fièvre jaune.*

VULVITE

1° *Chez les petites filles* :

Tous les deux jours, bain avec 1 kgr. de sel et 124 gr. d'amidon.

Avant chaque repas, une cuillerée à café de la

POTION DE J. CHÉRON

℞	Sirop de tolu	150 gr.
	Bromure de potassium	5
	Teinture d'iode	1

2° *Chez les femmes.* — Grands bains, lotions boriquées émollientes d'abord, puis insufflations de sulfate de zinc et amidon, cautérisation avec le nitrate d'argent.

Laxatifs doux et lavements.

Injection avec seringue munie d'une canule en *gutta* et huilée, poussée doucement au fond du vagin :

℞	Glycérine neutre	120 gr.
	Alun	3
	Laudanum Syd	2
	M.	

Une cuiller à café dans un demi-verre d'eau tiède, matin et soir. Laisser entre les lèvres un petit plumasseau imbibé de la solution glycérinée pure.

3° *Dans la vulvite diphtéroïde* :

Insufflations d'iodoforme. Ouate salicylée.

BOUGIES DE POTT

℞ Beurre de cacao.................... Q. S.
Iodoforme........................ 2 à 4 gr.
F. S. A. un crayon de 1 cent. d'épaisseur.

A introduire dans le vagin.

XANTHELASMA ou XANTHOME

Raclage, cautérisation, excision, ou mieux *électrolyse.*

Traiter le *diabète* : donner de l'huile de foie de morue phosphorée. Comme topique à essayer, choisir le collodion au sublimé à dix pour cent (Stern).

Besnier préconise, à l'intérieur, l'essence de térébenthine à hautes doses (10 gr. par jour) et la médication alcaline.

XÉRODERMIE

Arsenic à l'intérieur et en injections sous-cutanées ; onctions à base de lanoline et de glycérine.

Voyez : *Ichthyose.*

XÉROPHTALMIE

Voyez : *Conjonctivites.*

ZÉISME

Voyez : *Pellagre.*

ZINC (Empoisonnement par sels de)

Pas d'émétique.

1° *Lait* frais, *ad libitum* et en grande quantité ;

2° *Eau albumineuse* (quatre blancs d'œufs pour 1[1], 15 d'eau) ;

3° *Solution alcaline* (15 grammes de carbonate ou bicarbonate de soude dans 1[1], 15 d'eau, à prendre toutes les demi-heures 240 grammes). Purgatif doux pour éliminer le carbonate de zinc insoluble.

ZONA ou ZOSTER

Un verre d'eau purgative chaque matin pendant six jours. Boissons amères. Potion avec 4 gr. d'extrait de quinquina.

ONCTIONS CONTRE LE ZONA (Monin)

℞ Liniment oléo-calcaire	125 gr.		
Dermatol	5		
Chlorhydrate de cocaïne	0	50
— de morphine	0	10

M. S. A.

Pour onctions matin et soir et recouvrir de : poudre de vieux bois 3 parties, salicylate de bismuth 1 partie, ouate et bandage de corps.

Ne pas percer les vésicules ; recouvrir avec :

℞ Collodion élastique.................. 100 gr.
Iodoforme.......................... 2
M. (Landowski).

TRAITEMENT DE LAILLER

℞ Alcool à 90°...................... 10 gr.
Perchlorure de fer liquide......... 30
M.

Pour badigeonnages deux fois par jour. Onctions avec baume tranquille et poudrer d'amidon ; quand le tout est sec, renouveler par couches successives (Vidal).

TRAITEMENT DU ZONA (Jamieson)

On arrive à la guérison :

1° Par l'application locale protectrice de collodion élastique ; 2° par l'administration de la teinture suivante :

℞ Teinture de noix vomique..... } āā XX gtt.
— de gelsémium........ }

Lorsque, après la guérison, des douleurs persistent, on fait des lotions avec :

℞ Menthol.......................... 4 gr.
Alcool........................... 192

Si, malgré ces lotions, les douleurs persistent, elles cèdent à l'emploi de courants continus, un pôle étant placé sur le rachis, l'autre au niveau des points douloureux.

Dans les zonas chroniques, courants continus ; cure hyperthermale chlorurée hydrominérale.

Dans le zona *ophtalmique*, surveiller la cornée.

Traitement préventif de la *tuberculose*, dont le zona est parfois prodromique.

ZYMOSES ou Maladies ZYMOTIQUES

Propreté extrême, aération, ventilation, insolation.

Les agents de la médication antiseptique sont : les espèces aromatiques, les arsenicaux, l'acide benzoïque et les benzoates, l'acide borique et les borates, le camphre, le chloral, le chlore et ses composés, les produits pyrogénés de la houille (créosote, créoline, acide phénique, coaltar, antipyrine, etc.), le phénol Bobeuf, les essences d'eucalyptus, de myrbane, de girofle, de wintergreen, d'aunée, de thym, de lavande, d'anis, de térébenthine, de menthe, etc., la quinine, le soufre, l'iode et l'iodoforme, les mercuriaux, la naphtaline et le naphtol, le permanganate de potasse, l'acide salicylique et ses dérivés. Lotion Marie à la cinnaméine.

Pour l'antisepsie externe, voyez : *Plaies*.

L'antiseptique le plus puissant est ainsi composé, d'après Lépine :

℞ Eau distillée........................		1 litre.
Chloroforme..................	ãã	2 gr.
Bromhydrate acide de quinine..		
Acide phénique...............	ãã	1
— salicylique		
— benzoïque..............	ãã	0 50
Chlorure de chaux...........		
Brome........................		0 10
Sublimé..........................		0 01
M. S. A.		

Usage externe (ou même interne à doses faibles).

ANTISEPTIQUE PERFECTIONNÉ (Rotter)

℞ Sublimé corrosif................		5 part.
Chlorure de sodium..............		25
Acide phénique...................		200
Chlorure de zinc.............	ãã	500
Sulfo-phénate de zinc........		
Acide borique....................		300
Acide salicylique..............		60
Thymol	ãã	10
Acide nitrique...............		
Eau..........................		100,000

Usage externe.

DRAGÉES ANTISEPTIQUES (De Backer)

℞ Salol..............................	0gr.10
Naphtol............................	0 05
Acide lactique.....................	0 05
Sucre..............................	Q. s.
Pour une dragée.	

Absorber ces dragées, au moment des principaux repas, pour toute maladie microbienne : influenza, choléra, tuberculose pulmonaire, intestinale, fièvres paludéennes, etc.

ANTISEPTINE (Squibb)

℞ Sulfate de zinc		85 parties
Acide borique		10 —
Iodure de zinc	āā	25 —
Thymol		

M. S. A. (usage externe).

LISTÉRINE ANTISEPTIQUE (Scheppe)

℞ Essence d'eucalyptus	0 gr. 50
— Wintergreen	0 50
Menthol	0 50
Thymol	0 50
Acide borique	15
Alcool	135
Eau q. s. pour	1 litre.

Beaucoup d'autres formules ont été publiées, se rapprochant plus ou moins de l'idéal.

DÉSINFECTANT DES FÈCES (Meillière)

℞ Sulfate de zinc ordinaire	1000 gr.
Acide sulfurique	5 à 10 cc.
Essence de mirbane	2 cc.
Matière colorante (indigo, bleu Coupier)	0 gr. 15

Ce mélange revient à 50 centimes le kilogramme.

Le chlorol Marye (sublimé rendu maniable) est actuellement très employé pour la désinfection des fèces.

TABLE DOSIMÉTRIQUE

DES MÉDICAMENTS POUR 24 HEURES[1]

> « La dose doit croître avec
> » le danger : elle ne saurait être
> » uniforme. La dose pharmaceu-
> » tique officielle est un leurre ou
> » un péril. »
>
> (G. Sée.)

Absinthine, Absinthol (amers eupeptiques) : 0,50 à 1 gr., en potion ou capsules.
Acétanilide ou **Antifébrine** (antithermique) : par cachets de 0.25 centigr., de 2 à 8 par jour.
Acétate d'ammoniaque (contro-stimulant) : en potion de 1 à 8 gr.
Acétate de potasse (diurétique), de 1 à 8 gr. dans un ou deux litres de tisane ; — *de soude*, idem.
Acétone (parasiticide peu usité) : X à XX gtt en potions ou capsules.
Aconit (sédatif et défervescent) : poudre, 0,05 à 0,10 ; alcoolature de racines, V à XX gtt ; extrait de racine, 0,01 à 0,05 ; ACONITINE (nitrate) : 1/4 de millig. en granules (3 à 4 par jour, régulièrement espacés).
Adonis vernalis (tonique du cœur) : 2 à 4 gr. en infusion ; ADONIDINE : 5 à 15 milligr. en granules.
Agaric blanc (antisudoral drastique) : 0,50 à 1 gr. de poudre ; AGARICINE : 5 à 20 milligr.
Aloès (drastique) : poudre, 0,20 à 0,50 ; teinture, 5 à 20 gr.
Alun (astringent) : 0,10 à 1 gr. en potion. *Alumnol* ou sulfonaphtolate d'aluminium, en solution à 20 0/0 usage externe.
Ambre gris (antispasmodique et aphrodisiaque) : poudre, 0,30 à 0,75 ; éthérolé, 1 à 4 gr.
Ammoniaque (excitant, incisif, diaphorétique) : liquide, X à XX gtt ; benzoate, carbonate, chlorhydrate et acétate, 50 centigr. à 2 gr. ; phosphate, 1 à 4 gr.
Amylène (narcotique) : 1 gr. à 1 gr. 50 en capsules.
Andira inermis (drastique anthelmintique) : 1 à 2 gr. en poudre ou extrait fluide.

1. Nous avons, volontairement, omis dans cette énumération toutes les substances dont l'emploi médical peut se faire *larga manu*, ainsi que les médications d'usage externe.

Anémone pulsatile (excitant, incisif) : poudre. 25 à 30 centigr. ; alcoolature, V à XX gtt. — *Anémonine*, 1 à 5 centigr.

Angusture vraie (amer fébrifuge) : 1 à 2 gr. en poudre.

Aniline (antiépileptique) : 0,05 à 0,10 par jour.

Antimoine : oxyde blanc, 1 à 4 gr. (bronchites) ; soufre doré, 0,05 à 0,75 (voir *Kermès* et *Emétique*).

Antipyrine (analgésique et antithermique) : 1 à 3 gr. par jour en cachets de 0,50.

Apiol (emménagogue) : 10 à 50 centigr. en capsules.

Apocynum cannabinum (purgatif) : 1 à 2 gr. en poudre, 1 à 3 gr. en teinture.

Apomorphine (chlorhydrate) *vomitif* : 1 à 3 centigr. en potion ou mieux en injection sous-cutanée.

Arbutine (diurétique) : 50 à 60 centigr. dans 1 litre de tisane.

Arenaria rubra (id.) : 1 à 2 gr. en extrait.

Argent : nitrate, 1 à 5 centigr. en pilules (excito-moteur) ; 0,05 à 0,20 en lavements (antidysentérique) ; iodure, mêmes doses en pilules.

Aristol (antiseptique) : mêmes doses qu'*iodoforme*.

Arsénicaux (eutrophiques et eupnéiques) : liqueur de Fowler, V à X gtt ; liqueur de Pearson, X à XX gtt ; acide arsénieux, 1 à 5 milligr. ; arséniate de soude, 5 à 10 milligr. ; arséniate de fer, 1 à 5 centigr. ; iodure et bromure d'arsenic, 1 à 2 centigr. ; arséniate d'antimoine et de strychnine, 1 à 2 milligr. en granules.

Asaprol, 1 à 4 gr. (succédané du salicylate).

Asparagine (diurétique cardiaque) : *10 centigr.*

Atropine (narcotique, antisudoral) : sulfate, valérianate en granules à 1/2 milligr., 2 à 3 par jour ; usage externe, 0,05 à 0,10 pour 30 gr. d'eau.

Belladone (névrotropique) : poudre de racines, 10 centigr. ; extrait, 0,05 ; teinture, 0,50 ; sirop, 20 gr.

Benzine (antiseptique) : X à XXX gtt en 24 heures.

Benzoates de soude et d'ammoniaque, acide benzoïque (anticatarrhaux et antiarthritiques) : 1 à 2 gr. par jour dans de la tisane. Benzoate de Hg : 1 à 2 centigr. par jour.

Benzoate de lithine : 10 centig. à 1 gr. par jour (antiarthritique).

Benzonaphtol (antiseptique interne) : 2 à 4 gr.

Benzosol (antiseptique interne) : mêmes doses.
Berbérine (tonique) du berberis aquifolium 0,05 à 0,20.
Bétol ou **salinaphtol** (antiseptique interne) : 0,25 à 1 gr.
Bismuth (salicylate, sous-nitrate) : de 2 à 6 gr. par jour en potion. Le *dermatol* est un gallate de bismuth (1 à 2 gr. en cachets).
Bleu de méthylène, fébrifuge à 0,50 en cachets. Employé en pansements antiseptiques ainsi que le violet de méthyle et le jaune d'aniline (pyoktanins).
Boldo (cholagogue) : teinture, 1 à 2 gr.
Bonduc (tonique) : 1 gr. à 1 gr. 50 en poudre.
Borates de soude et d'ammoniaque : 1 à 2 gr. ; acide borique, 0,50 à 1 gr. (antiseptiques).
Brome (fondant antiseptique) : 0,05 à 0,30.
Bromoforme (anticoquelucheux) : 0,50 à 2 gr. dans une potion aromatique.
Bromures alcalins : 1 à 4 gr. et plus par jour.
Bromure de camphre : 0,50 à 2 gr. en capsules.
— **de fer** : 0.05 à 0,20 centigr.
— **de nickel** : 0,20 à 0,50.
— **d'or** : 0,05 à 0,15.
— **de zinc** : 0,30 à 1,50.
Brucine (excito-moteur) : 2 à 10 milligr. en granules.
Bryone (eméto-purgatif) : 2 à 4 gr. en teinture.
Butylchloral (névrosthénique) : 2 à 3 gr. en potion.
Buxine (fébrifuge) : 1 à 2 gr.

Cachou (astringent) : 50 centigr. à 5 gr. en poudre ; 20 à 30 gr. en teinture, etc.
Caféine : citrate et valérianate (cardio-vasculaires, vaso-moteurs), 0,20 à 0,75 centigr.
Cajeput (essence) : X à XXX gtt (antivomitif).
Calabar (fève de) : 0,05 à 0,25 en poudre ; 5 milligr. à 1 centigr. en extrait (paralysant du grand sympathique.)
Calomel : purgatif de 50 centigr. à 1 gr. ; contro-stimulant, à doses réfractées.
Camphre (sédatif) : 0,50 à 1 gr. par jour. *Acide camphorique* contre les sueurs (2 gr.).
Cannabis (stupéfiant) : en extrait gras de haschisch ou chanvre indien, 5 à 10 centigr. par jour ; teinture de cannabine, X à XXV gtt ; tannate de cannabine, de 10 à 75 centigr.
Cantharides (aphrodisiaque) : en teinture, de 10 cen-

tigr. à 1 gr. 50 dans une potion gommeuse. *Cantharidine* (proposée contre la phtisie à la dose d'un cinquième de milligramme en injection hypodermique).
Capsicum (antihémorroïdaire) : 1 gr. en poudre.
Cascara sagrada (purgatif) : 50 à 0,75 centigr. de poudre en cachets ; extrait fluide, 6 à 8 gr.
Castoreum (antinerveux) : en teinture, de 2 à 4 gr.
Cerium (oxalate) : antivomitif, de 5 à 10 centigr.
Chaulmoogra (huile) : antiherpétique en capsules de 10 à 30 centigr.
Chaux : eau de chaux, 50 à 100 gr. (antiacide) ; chlorhydro-phosphate et lacto-phosphate : 1 à 4 gr (ostéogénésiques), hypophosphite (antiphtisique), 1 à 2 gr. par jour.
Chélidoine (drastique) : 0,25 à 1 gr. en extrait.
Chloral hydraté : 1 à 4 gr. et plus par jour, comme narcotique, antispasmodique et antiseptique.
Chloralamide (hypnagogue) : 2 à 4 gr.
Chloralose (combinaison de chloral et de glucose) en cachets de 30 centigr. à 3 heures d'intervalle jusqu'à sommeil.
Chlorate de potasse : **2** à 10 gr. par jour dans des tisanes (anticatarrhal et antiscorbutique).
Chlorée (eau) : antizymotique, 5 à 10 gr.
Chlorhydrique (acide) : eupeptique à IV ou V gtt dans un verre d'eau ou une potion.
Chloroforme (sédatif) : en perles, 2 à 4 gr. par jour ; en eau saturée, 10 à 25 gr.
Chromate (bi) de potasse : antisyphilitique peu usité, à 0,05 centigr. par jour.
Chrysarobine (pommades à 10 0/0 contre les dermatoses). — Principe de la poudre de Goa.
Cicutine (bromhydrate) : 2 à 10 milligr. en granules ou injection sous-cutanée (narcotique).
Ciguë (sédatif, anticancéreux) : poudre, 20 centigr. ; extrait dépuré, 0,05 ; teinture, 1 gr.
Cinchonine (sulfate) : tonique à 10 centigr. ; fébrifuge à 1 gr. 50.
Citrate de fer et de quinine (tonique) : 0,50.
Citrates de soude, de potasse, d'ammoniaque, de magnésie : tempérants et diurétiques, de 1 à 4 gr. ; purgatifs, à haute dose (le citrate de magnésie usité surtout de 40 à 60 gr. en limonade).

Coca (dynamophore) : poudre, 4 à 6 gr. ; extrait, 1 à 2 gr. ; teinture, 5 à 10 gr. ; vin, 30 à 60 gr.
Cocaïne (chlorhydrate) : de 5 à 30 centigr. par l'estomac ; de 2 à 5 centigr. en injection sous-cutanée.
Cochenille (anticoquelucheux) : 50 centigr.
Codéine (calmant, soporifique) : 1 à 5 centigr.
Colchique (diurétique et drastique antigoutteux) ; poudre, 5 à 25 centigr. ; extrait, 1 à 10 centigr. ; teinture de semences, 1 à 3 gr. ; vin fait avec ladite teinture, 5 à 20 gr. ; COLCHICINE, 2 à 3 granules de 1 milligr. par jour.
Coloquinte (drastique) : poudre, 20 à 60 centigr. ; extrait, 10 a 20 ; COTOCYNTHINE, 1 à 2 centigr.
Condurango (dépuratif anticancéreux) : 1 à 2 gr. en extrait.
Convallaria maïalis (toni-cardiaque) : extrait, 1 à 2 gr. ; convallamarine, 1 à 5 centigr.
Coque du Levant (akinésique) : teinture, V à XV gtt ; picrotoxine, 2 milligr. par jour en granules de 1/2 milligr.
Coronille (cardiaque) : extrait, 0,25 à 1 gr. ; CORONILLINE, 0,20 à 0,50.
Coto (antidiarrhéique) : teinture, XX à LX gtt. *Cotoïne*, 10 à 20 centigr.
Créoline (antiseptique) : de 1 à 2 gr. en capsules (peu usité à l'intérieur).
Créosote de hêtre : 1 à 2 gr. par jour, mais suffisamment étendue dans du vin, de l'huile de foie de morue, de la glycérine, etc. (antiseptique et anticatarrhal). *Créosotal* ou carbonate de creosote (15 gr. par jour).
Croton-chloral (anesthésique) : 50 centigr. à 1 gr.
Croton-tiglium (huile de) : à l'extérieur, X à XX gtt en frictions révulsives ; à l'intérieur (drastique), une goutte dans une tasse de bouillon.
Cubèbe (antiblennorrhagique) : poudre, 15 gr. ; extrait oléo-éthéré, 1 à 4 gr.
Cuivre (irritant, vomitif) : acétate, 1 centigr. ; sulfate, 20 à 50 centigr. ; phosphate naissant, 1 à 2 centigr. (antiscrofuleux et antituberculeux).
Curare (paralysant) : 1 à 5 centigr. en injection hypodermique comme anti-tétanique et anti-strychnique.
Cyanhydrique (acide) : en solution médicinale, V à X gtt ; CYANURE de potassium, 1 à 6 centigr. ; CYANURE de zinc, 5 à 10 centigr. (narcotiques).

Damiana (stimulant) : 25 centigr. en extrait.

Datura stramonium (narcotique) : poudre, 5 à 60 cent. ; extrait, 2 à 15 centigr. ; teinture, VI à XXX gtt.

Delphine (stimulant, antinévralgique) : glucoside de la staphysaigre, usité à la dose de 5 milligr.

Dermatol (voir *Bismuth*).

Diascordium (électuaire antidiarrhéique) : 2 à 10 gr.

Diastase (eupeptique) : 5 à 30 centigr.

Digitale (toni-cardiaque) : poudre, 5 à 50 centigr. ; extrait, 0,05 à 0,20 ; teinture, X à L gtt ; alcoolature, V à XXV gtt ; Digitaline amorphe, 2 à 5 granules à 1 milligr. ; digitaline cristallisée, 1 à 4 granules à 1/4 de milligr.

Diurétine (salicylate de soude et de théobromine) : 0,50 à 6 gr. comme diurétique.

Doliarine (eupeptique analogue à la papaïne).

Doundaké (fébrifuge) : extrait, 20 à 50 centigr.

Drosera (antiasthmatique) : teinture, V à XXX gtt.

Duboisine (sulfate) : narcotique analogue à l'atropine.

Dulcine : succédanée de la saccharine.

Eau-de-vie allemande : teinture drastique de jalap composée du Codex, 5 à 30 gr.

Élixir de longue vie : teinture d'aloès composée, 1 à 4 gr. comme eupeptique.

Élixir parégorique de New-York : 1 à 15 gr. (il contient, par 10 gr., 0,05 d'extrait d'opium). Celui du Codex français est 5 fois plus actif.

Ellébore blanc (ou vératre blanc) : drastique hydragogue, inusité (50 centigr. à 1 gr.), agit par la Vératrine (1 à 3 centigr. par jour). L'ellébore noir, *idem*. Pour l'ellébore vert, voir Veratrum viride.

Embélate d'ammonium : ténifuge à 0,25.

Émétine (alcaloïde très vomitif de l'ipéca) : 10 à 20 cent. en potion ou injection sous-cutanée.

Émétique : à 5 centigr. vomitif ; à 10 centigr. dans un 1,2 litre de liquide, il est purgatif ; de 25 à 50 centigr., en potion à doses réfractées, il est contro-stimulant.

Ergot (excito-moteur, hémostatique, obstétrical) : poudre, 0,50 à 4 gr. ; Ergotine, 0,25 à 2 gr. ; Ergotinine, alcaloïde cristallisé, 1/4 de milligr. à 1 milligr. en potion ou en injection hypodermique surtout

Ésérine (sulfate et bromhydrate) : de 2 à 5 milligr. en

de sodium, 1 à 2 centigr. ; sulfocyanure d'or, 1 à 5 milligr. ; voir *bromure*.

Osmique (acide) : antinévralgique en injections hypodermiques à 5 milligr. (peu usité).

Oxymel scillitique (diurétique) : 10 à 30 gr.

Pambotano (écorce fébrifuge) : 50 gr. de poudre par jour en décocté.

Pancréatine (ferment digestif) : 0,50 à 1 gr. 50.

Papaïne (id) : 0,05 à 0,50.

Paraldéhyde (narcotique) : 2 à 4 gr. en capsules.

Pelletiérine (tannate de) : ténifuge, à 0,40.

Pepsine (eupeptique) : 1 à 2 gr. après repas, *peptones* 1 à 2 gr.

Phénacétine (antithermique) : 0,30 à 1 gr. *phénédine*, id.

Phénique (acide) (antiseptique) : 0,25 à 0,75.

Phosphore : voyez : *Rachitisme*.

Phosphure de zinc (névrosthénique) : 5 milligr. à 2 ou 3 centigr. en granules.

Pichi (diurétique, cholagogue) : extrait fluide, 3 à 4 cuillerées à soupe.

Picrotoxine (paralyso-motrice) : 1 à 2 milligr. en granules d'un demi-milligr.

Piliganine (antiasthmatique) : 1 à 2 centigr.

Pipérazine : antigoutteux (douteux) de 0,10 à 1 gr.

Pipérin (purgatif cholagogue) : 2 à 5 centigr.

Piscidia erythrina (sédatif) : extrait fluide, 3 à 6 gr.

Plomb (astringent) : acétate, 0,05 ; iodure, 0,15 (inusité).

Podophylle (purgatif) : poudre, 0,50 à 1 gr. ; Podophyllin : 1 à 3 centigr.

Propylamine ou chlorhydrate de triméthylamine : antirhumastimal, de X à XXX gtt.

Pyridine (antiasthmatique) : 4 à 5 gr. en inhalations. Inusité à l'intérieur (5 à 10 centigr.).

Quassine (eupeptique cholagogue) : Amorphe, de 2 à 25 centigr. ; *crist.*, de 2 milligr. à 1 centigr.

Quebracho apidospermum (febrifuge et eupnéique) : poudre, 0,50 ; teinture, 4 gr. : Apidospermine : alcaloïde, 0,05 en injection sous-cutanée.

Quinquina : poudre, 4 à 20 gr. ; extrait mou, 1 à 5 ; extrait sec, 1 à 3 ; teinture, 30 à 40 ; sirop et vin, 50 à 100. Sulfate de quinine, de 0,10 à 4 gr. ; chlorhydrate et bromhydrate, mêmes doses (ce dernier usité hypodermiquement); valérianate et tannate, 1 à 2 gr.; lactate, 1 gr. 50 à 3 gr.; sulfate de cinchonine, mêmes doses que celui de quinine; QUINIUM : de 0,50 à 1 gr.; QUINIDINE : 0,50 centigr. (enfants); HYDROQUINONE : 1 gr. en injections hypodermiques; phénate de quinine, salicylate, sulfovinate, mêmes emplois.

Ratanhia (astringent) : poudre, 1 à 10 gr.; extrait, 0,50 à 4 gr.; teinture, 10 à 20 gr.; sirop, 30 à 100 gr.
Résorcine (antiseptique) : 1 gr. en cachets de 0,15 centigr. ou en solution (ulcère de l'estomac).
Rétinol : propriétés et doses de la térébenthine.
Rhubarbe : poudre, 0,30 à 0,75; extrait, 0,10 à 0,30; teinture, 10 gr.
Rhus radicans, sumac ou toxicodendron (antiparaplégique) : poudre, 0,05 à 0,30.
Rue (emménagogue et abortif) : poudre, 1 gr.; extrait, 0,20; essence, IX gtt.

Sabine (mêmes emplois et mêmes doses que la *Rue*).
Saccharine (édulcorant antiseptique) : 0,05 à 0,50 et plus, en pastilles d'édulcor.
Salicine et phlorydzine (antithermiques) : 1 à 3 gr.
Salicylée (médication) : acide salicylique, 1 à 4 gr. en cachets ou solution; salicylate de soude, 5 à 7 gr.; de lithine, 4 gr.; SALOL, 2 à 6 gr. (antiseptiques et antiarthritiques); SALIPYRINE, 0,50 à 4 gr.; SALINAPHTOL (voir *Bétol*).
Sanguinarine : tonique à 1 centigr.
Santal (balsamique) : essence, 1 à 8 gr. en capsules.
Santonine (vermifuge) : 2 à 75 centigr. en dragées, tablettes ou biscuits.
Sarracénie pourprée (fébrifuge) : poudre, 5 à 10 gr.
Savon médicinal (cholagogue) : 1 à 10 gr.
Scammonée (drastique) : poudre, 0,40 à 1 gr. 20; résine, 0,25 à 0,70; teinture, 2 à 8 gr.
Scille (diurétique) : poudre, 10 à 30 centigr.; extrait, 0,02 à 0,15; teinture, 4 gr.; vin, 60 gr.: oxymel (voir ce mot); vin diurétique, 3 à 4 cuillerées par jour.
Séné (cathartique) : poudre, 4 à 8 gr.; sirop et teinture, 15 à 20 gr.
Solanine : glycoside antinévralgique, à 0,05 ou 0,10 cent.

Sozoïodols : antiseptiques.
Soufre (diaphorétique à 2 gr., purgatif à 6).
Spartéine (voir *Genêt*).
Strontium (sédatif alcalin) : 2 à 4 gr. de bromure ou de lactate de strontium en solution, aux moments des repas (névroses, dyspepsie hyperchlorhydrique, albuminurie).
Strophantus : en granules à 1/10 milligr. de strophantine (3 par jour), toni-cardiaque.
Strychnine (excito-moteur) : on emploie le sulfate aux doses de 1 à 2 centigr. en granules ou en sirop.
Sulfites (antiseptique) : l'hyposulfite de soude est le plus employé, en potion de 4 à 10 gr.
Sulfonal (narcotique) : 1 à 2 gr. en cachets.
Sulfure de carbone (antiseptique interne) : 1 à 2 gouttes dans 1/2 verre d'eau.

Tellure (antisudoral) : tellurate de soude, 5 à 10 centigr.
Térébenthine (balsamique) : cuite, 2 à 10 gr. par jour en capsules ou potion ; essence, 1 à 2 gr. en perles ; TERPINE et TERPINOL, 20 centigr. à 1 gr. par jour ; sève de pin, 1 à 4 verres par jour.
Thalline (sulfate) : 0,25 à 0,50 (antithermique).
Thériaque : électuaire dont 4 gr. valent 0,01 centigr. d'extrait d'opium.
Thuya occidentalis (balsamique) : 1/2 cuiller à café de teinture.
Thymol (usages et doses de l'acide phénique).
Tribromure d'allyle (antispasmodique) : X à XX gtt par jour, en capsules.
Trinitrine : nom médicinal de la nitroglycérine.

Uréthane : 1 à 4 gr. en potion hypnotique (carbonate d'éthyle).

Valdivine (fébrifuge) : 1 gr. (extr. de la noix de cédron).
Valérianique (acide) et valérianate d'ammoniaque : 0,05 à 0,40 en pilules ; valérianate de fer et de zinc, mêmes doses (antispasmodiques).
Vanilline : 0,05 à 0,15 (même emploi).
Veratrum viride : stimulant vasculaire employé en teinture, X à XXX gtt (voyez : *Ellébore*).

Viburnum prunifolium (emménagogue) : extrait fluide, 4 à 10 gr.

Xylol (antiseptique interne) : 2 à 8 gr. par jour.

N. B. Les doses indiquées dans cette *Table* sont marquées pour 24 heures. Elles doivent être réduites à moitié pour les sujets de 15 ans, au dixième pour ceux de 2 ans : on déduira donc aisément la posologie intervallaire.

Lorsqu'il n'y a qu'un chiffre indiqué, ce chiffre représente la dose *maxima*.

Pour les propriétés thérapeutiques des divers médicaments, je renvoie le lecteur soucieux d'amples informations, au livre récent *Les Remedes qui guerissent*, par le *Dr E. Monin.*

FIN

Châteauroux. — Typ. et Stéréot. A. Majesté et L. Bouchardeau.

www.ingramcontent.com/pod-product-compliance
Ingram Content Group UK Ltd.
Pitfield, Milton Keynes, MK11 3LW, UK
UKHW022321090726
13658UKWH00001B/10